한방 123처방 임상 해설

## 저자의 辯

　병중에 이 책을 써낸다. 기력이 도무지 나지 않는 날도 있어, 내용에 빈틈이 생긴 곳도 있다. 오고리한방학원 선생들과 가쿠타 씨의 격려가 없었다면 집필을 이어나갈 수 없었을 것 같다. 또한 아내 후미에의 간호와 도움이 없었다면, 이 책을 써 나갈 수 없었을 것 같다. 감사인사를 전한다.

# 한방 123처방 임상 해설

후쿠토미 토시아키 著 / 야마가타 유지 編 / 권승원 譯

청홍

KAMPO 123 SHOHO RINSHO KAISETSU    SHI·YAMAMOTO IWAO NO OSHIE
by Toshiaki Fukutomi
edited by Yuji Yamagata
Copyright ⓒ 2016 by Fumie Fukutomi
All rights reserved.
Original Japanese edition published by Medical Yukon Publishing Co.,Ltd.
Korean translation rights ⓒ 2021 by Jisang Publishing Co.
Korean translation rights arranged with Medical Yukon Publishing Co.,Ltd.,Kyoto
through EntersKorea Co., Ltd. Seoul, Korea

# 시작하며

이 책은 오고리한방학원에서 진행된 처방강의를 정리한 것이다. 해설은 고(故) 야마모토 이와오 선생이 1989년부터 열었던 제3의학연구회 강의 내용을 기본으로 하고, 선생의 저서인 『동의잡록(東醫雜錄)』 1~3권과 『찬영관료 치잡화해설(餐英館療治雜話解說)』을 참조했다.

각 처방 해설은 적응증상보다는 그 증상을 만들어 낸 서양의학적 병태를 파악할 수 있도록 주안점을 두었다.

「야마모토 이와오류 한방」은 병태를 파악하여, 거기에 맞는 처방을 투약한다. 여기서 병태파악이란, 서양의학적 병명과 병태 파악을 첫 번째로 하고, 거기에 한방 고유의 병태 파악을 추가로 시행하는 것이 특징이다.

서양의학적 병명과 병태를 한방치료에 도입함으로써 서양의학과 병태를 공유할 수 있게 된다. 그 위에 한방 고유의 병태를 추가하게 되면, 앞서 분류한 서양의학적 병태가 다시 몇 가지로 나눠진다. 이렇게 해보면 기존의 서양의학적 병태만으로는 충분하지 않았다는 것을 더욱 잘 이해할 수 있게 된다.

기존의 한방과 가장 다른 점은 서양의학적 병명 병태는 해부학적으로 직접 장부에 연결되기 때문에 전통 동양의학의 음양오행론에 기초한 탁상공론으로 여겨지기도 하는 장상이론(臟象理論)이 필요 없어진다는 것이다.

다음으로 서양의학과 한방의학의 치료 효과를 비교할 수 있다는 특징이 있다.

기능성 소화불량을 예로 들어 「야마모토 이와오류 한방」의 구체적 예시를 들어보겠다.

서양의학적 병명: 기능성 소화불량(기질 병변을 동반하지 않는 상복부의 다양한 호소). 상부소화관 위주의 질환이므로, 위(胃)라는 장부(臟腑) 이상에 해당한다.

진단기준은 ❶식후 불편감, ❷조기 포만감, ❸명치통증, ❹명치부 작열감이며, 임상 아분류는 ①식후불편감증후군(❶, ❷), ②상복부통증증후군(❸, ❹)이다. 서양의학치료로는 ①소화관운동기능개선제, ②산분비억제제, ③진경제, ④항불안제, ⑤항우울제를 사용하며, ⑥한방약(육군자탕, 안중산, 반하사삼탕) 적용도 가능하다. 이 내용 표로 정리하면 다음과 같다.

| 기능성 소화불량의 병태진단과 치료 | |
|---|---|
| 기질 병변을 동반하지 않는 상복부의 여러 증상<br>상부소화관 위주로 위(胃)라는 장부 이상에 해당 | |
| 진단기준 | ❶식후 불편감  ❷조기 포만감<br>❸명치통증  ❹명치부 작열감 |
| 아분류 | ①식후불편감증후군(❶, ❷)  ②상복부통증증후군(❸, ❹) |
| 서양의학적치료 | ①소화관운동기능개선제<br>②산분비억제제<br>③진경제<br>④항불안제<br>⑤항우울제<br>⑥한방약(육군자탕, 안중산, 반하사삼탕)<br>※육군자탕: 위배설촉진작용, 위적응이완촉진작용, 위점액증가<br>　　작용, 그렐린상승작용 |

여기까지가 서양의학의 기능성 소화불량 진단과 치료이다.

여기에 한방 고유의 병태를 추가하면 다음과 같다.

기능성 소화불량은 「기허(氣虛)」와 「기체(氣滯)」로 나누어진다. 한방의학에서는 기능을 기(氣)로 다루며 그 병태로 「기허」와 「기체」가 있다. 「기허」는 기능저하이며, 「기체」는 기능이상이다.

「기허」는 전신성 기능저하로, 이 경우는 위의 기능저하 즉, 위 기능감퇴, 위 근육 이완과 연동운동 감퇴에 따른 위십이지장 배출시간 지연에 해당한다. 「기체」는 위 근육의 과긴장, 역연동, 유문괄약근 과긴장에 따른 위십이지장 배출장애에 해당한다.

기능성 소화불량은 한방의학적으로 보면 「기허」와 「기체」로 분류되며, 그것을 서양의학적으로 풀어내자면 근긴장저하에 의한 것과 근긴장이 과도한 것, 두 가지로 분류할 수 있다.

| 기능성 소화불량의 한방병태분류와 치료 | | |
|---|---|---|
| **병태분류** | 기허(氣虛)<br>‖<br>위 근육 이완과 연동운동 감퇴 | 기체(氣滯)<br>‖<br>위 근육의 과긴장과 역연동<br>유문괄약근의 과긴장 |
| **적용처방** | 육군자탕 | 복령음(합반하후박탕)<br>대시호탕 |

이완성(기허)에는 육군자탕을 긴장성(기체)에는 복령음, 대시호탕을 처방한다.

이완성의 경우, 서양의학적 치료 중 항불안제, 진경제, 항우울제 등이 증상을 악화시키는 경우가 많은 것 같다. 육군자탕은 이완성에서는 치료 효과를 내지만 긴장성에서는 효과를 내지 못하는 것 같다. 하지만 실제 임상에는 긴장성이 많다.

기능성 소화불량이라는 병명에서 진료를 시작하면 일반 의사들도 알고 있는 서양의학적 병태를 공유할 수 있다. 하지만 한방적으로 진단하면 한 번 더 병태를 세밀하게 분류할 수 있어 보다 병태에 맞는 치료를 할 수 있다. '기허'는 서양의학적으로는 이완성, '기체'는 과긴장으로 번역해 읽을 수 있는 것이다.

실제 임상에서는 사용할 한방처방의 적용병태를 명확히 알고 있어야만 한다. 이 책은 한방 고유의 병태 파악에 쓰이는 기허(氣虛)·기체(氣滯), 혈허(血虛)·어혈(瘀血), 수체(水滯)·담음(痰飮), 한증(寒證)·열증(熱證) 같은 용어를 가능한 서양의학적 해부생리학에 기초한 병태로 풀어내는 것을 목적으로 하려하며, 이를 토대로 실제 임상에서 사용할 수 있는 한방처방의 적용병태를 명확히 해보려 한다.

후쿠토미 토시아키

# 목 차

# 1 기허(氣虛)와 보기제(補氣劑)

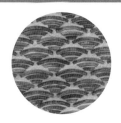

# 사군자탕(四君子湯)

『화제국방(和劑局方)』 『성제총록(聖濟總錄)』

## 구성

인삼·백출·복령·감초·(생강·대조)

## 약능과 방의

❶ 인삼……대보원기(大補元氣), 소화흡수기능을 개선하여 원기(元氣)를 북돋는다. 체내 수분을 유지시킨다.

❷ 백출……위장기능을 개선한다. 이수작용(利水作用)이 있다.

❸ 복령……위장기능을 개선한다. 이수작용(利水作用)이 있다.

❹ 감초……위장기능을 개선한다. 체내 수분을 유지시킨다.

## 해설

사군자탕은 기허를 보(補)하는 기본처방이다. 기허란 "기능저하"라는 기본병태이다. 질병에 걸려 기허를 보인다면, 이른바 사군자탕이 포함된 처방을 사용한다. 사군자탕 가감이 여러 처방 속에 포함되어 있다. 사군자탕 단독으로 사용할 일은 거의 없다.

인삼이 주약(主藥)으로 백출·복령·감초가 그 작용을 돕는다. 위장기능을 개선하여 신진대사, 흡수와 동화작용을 키워 튼튼하게 만드는 처방이다. 하지만 기허 증상으로 위장 근육이 이완되어 연동운동이 저하된 사람 중에는 원기를 북돋아주는 사군자탕마저도 위(胃)에 딱 걸려 잘 복용하지 못하는 경우도 있다. 그런 사람은 사군자탕 단독으로 복용할 수 없으므로 위 운동을 향상시켜 주는 작용이 있는 진피를 추가하면 위 불편감, 막힌 느낌 등을 잡을 수 있다. 바로 사군자탕가진피, 이것이 이공산(異功散)이다.

구성약재들이 특별히 더 몸을 식히거나, 따뜻하게, 설사시키거나, 발한시키는 작용을 가지고 있지는 않다. 다만 체력을 보하는 작용만 있기 때문에 '군자 같은 약'이라는 의미에서 사군자탕이라는 이름 붙었다. 처방 중의 인삼과 감초는 체내에 수분을 축적하는 작용이 있기 때문에 부종을 일으킬 수 있다. 하지만 백출과 복령을 배합하면 과잉

수분을 제거할 수도 있기 때문에 사군자탕으로 부종이 생기는 일은 거의 없다.

### 적용병태

이 처방은 기허, 즉 기능저하에 사용하는 기본처방으로, 이 처방을 단독으로 쓸 일은 거의 없다. 이른바 질환으로 기허를 동반한 경우에 이 처방에 가감하여 처방에 배합하는 경우는 많다.

이 처방을 적용할 수 있는 기본병태 중 하나는 신진대사 저하에 따른 전신증상 중 하나인 원기저하이다. 또 다른 하나는 소화관의 국소적 근긴장저하이다.

❶신진대사 저하에 따른 전신증상 중 하나인 원기저하
❷관강장기, 특히 소화관의 근긴장저하 이완에 따른 운동저하

| | | |
|---|---|---|
| 기허란 | 망진(望診) 상 | 안색이 창백, 입술에 혈색 부족 |
| | 문진(問診) 상 | 손발 무겁고, 쉽게 피로함 |
| | 문진(聞診) 상 | 말에 힘이 없고, 숨이 이어지질 않음 |
| | 절진(切診) 상 | 맥에 힘이 없음 |

### 적용질환

특정 질환뿐 아니라 기허를 동반한 다양한 서양의학적 질환에 적용하며, 다양한 치료처방에 배합하여 사용한다.

## ●── 사군자탕류(四君子湯類)

질환에 걸려 기허를 보일 때는 사군자탕을 처방에 넣는다. 육군자탕·보중익기탕·십전대보탕 등이 그 예이다.

사군자탕은 원기를 보하며, 기능저하를 정상화시키는 처방이나, 위 기능이 너무 저하되어 있을 때 복용하면 위 불편감이 더 심해진다. "보하려 하지만, 받아들이지 못하는 상태"이다. 위 기능이 저하되어 있을 때는 건위이기제(健胃理氣劑)인 진피를 추가하여 위의 기능, 연동을 개선시켜 본다. 이 사군자탕가진피를 이공산이라 부른다. 그리고 구토·오심·위염이 있을 때는 반하를 추가한다. 이 진피와 반하를

추가한 것이 육군자탕이다. 따라서 기허가 있는데, 위 상태가 좋지 않을 때는 육군자탕을 주로 사용한다.

만약 기허가 있고 자한(自汗) 도한(盜汗)이 함께 있으면 황기를 추가한다. 이 사군자탕가황기를 대사군자탕(大四君子湯)이라 한다. 황기에는 자한·도한을 멈추는 작용이 있다.

그리고 기허일 때는 소화관 근육이나 골격근 긴장저하가 있다. 황기에는 이 이완된 근육의 긴장도를 정상화시키는 작용이 있다. 위장의 무력, 탈항, 방광마비, 성대마비 등에 사군자탕가황기로 사용한다. 대표처방은 보중익기탕이다.

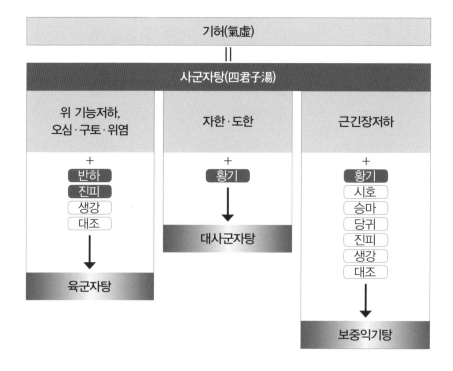

# 육군자탕(六君子湯)

『영류검방(永類鈐方)』 「세의득효방(世醫得效方)」

## 구성

인삼·출·복령·감초·진피·반하·(생강·대조)

## 약능과 방의

이 처방은 사군자탕가진피·반하이다.

❶인삼·출·복령·감초=**사군자탕**

❷인삼·출·복령·감초·진피=**이공산**

❸반하·진피·복령·감초=**이진탕**

❹진피……행기약(行氣藥), 위의 연동을 개선한다.

❺반하……중추성·말초성 진구작용(鎭嘔作用), 진해거담작용(鎭咳祛痰作用)이 있다. 위염에 진피-반하를 조합하여 사용한다.

## 해설

육군자탕은 사군자탕(보기제)과 이진탕(거담제)을 합방한 것으로 볼 수 있다. 사군자탕은 신진대사, 흡수와 동화 작용을 촉진하여 몸을 튼튼하게 만드는 처방이다. 기허한 사람의 위는 이완되어 기능저하가 있으며, 복부팽만감, 복부불편감, 오심구토 등의 증상이 나타나 약이나 음식물을 받아들이지 못할 수 있다. 그래서 위의 운동을 약간 높여주는 작용이 있는 진피를 추가하면 약 복용이 보다 편해진다. 이런 상황에 위염[담음(痰飮)]이 있으면 오심·구토·복부팽만감·가슴쓰림·트림·식욕부진 등이 추가로 나타나곤 한다. 이 위염을 치료하는 것이 진피에 반하를 배합한 이진탕이다. 즉 육군자탕은 위의 기능저하에 담음(위염)이 있는 병태에 적용할 수 있는 처방이다.

## 적용병태

**전신적 기허와 소화관의 근육 긴장저하, 이완(기허)에 기체(오심이나 구토·복부불편감 등)와 담음이 있는 경우**

복부불편감이나 복부팽만감은 기허에 의한 위 근육 긴장저하와 연동운동 저하로 음식물 배출능이 저하되어 발생한 것이다.

適用질환

위 이완성 연동운동저하에 동반된 만성 위염

위 이완성 연동운동저하에 동반된 기능성 소화불량

## 육군자탕 감별진단

위(胃)의 증상이 이완성인지 긴장성인지를 감별해야 한다. 이완성이면 육군자탕, 긴장성이면 복령음·복령음합반하후박탕·사역산·대시호탕 등을 적용한다.

육군자탕은 평소부터 위장이 약하고 식욕이 적으며 아무리 음식을 조심해 섭취해도 사소한 일에 복부 상태가 무너져 버리는 사람에게 사용한다. 복령음은 먹으면 바로 포만감이 생겨 좀더 먹고 싶어도 먹을 수 없는 상황에 쓴다. 복령음류는 육군자탕과 달리 위 근육이 과긴장된 경련성 상태이다. 특히 유문부·유문괄약근의 긴장이 심해, 위 십이지장 기능성 통과장애가 발생한다. 또한 위체부의 생리적 확장이 나쁘다. 결국, 위의 과긴장이 있어 유문괄약근의 연축이 심하면, 역연동이 일어나 위식도역류까지 일어난다.

안중산·인삼탕도 위의 과긴장과 연축을 기본병태로 하지만, 여기에는 냉증과 관련된 요소도 섞여 있다.

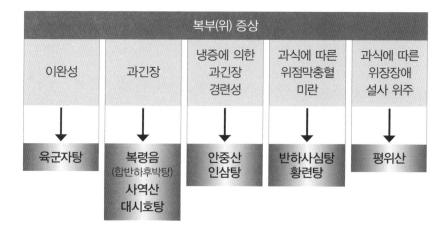

| 복부(위) 증상 | | | | |
|---|---|---|---|---|
| 이완성 | 과긴장 | 냉증에 의한 과긴장 경련성 | 과식에 따른 위점막충혈 미란 | 과식에 따른 위장장애 설사 위주 |
| ↓ | ↓ | ↓ | ↓ | ↓ |
| 육군자탕 | 복령음 (합반하후박탕) 사역산 대시호탕 | 안중산 인삼탕 | 반하사심탕 황련탕 | 평위산 |

반하사심탕, 황련탕은 과식이나 과음으로 위점막충혈이나 미란이 동반된 위염에 쓴다.

평위산은 식상(食傷), 곧 과식 과음으로 위장이 아프고 설사하는 것이 주증상인 장 증상에 사용한다.

위 증상은 비슷한 자각증상을 호소하지만, 자각증상의 기저에 있는 병태를 감별하여 각 처방을 응용해야 한다.

## 서양의학적 병태파악과 한방 고유의 병태파악

*

기능성이란 한방에서는 기(氣)의 작용을 말한다. 한방에서는 기를 「기허(氣虛)」와 「기체(氣滯)」로 나눈다. 기허와 기체를 서양의학적 병태로 읽어내자면 어떻게 해석할 수 있을까?

기능성 소화불량을 예로 들어보자. 기능성 소화불량은 서양의학적 병명이자, 병태이다. 서양의학적 병태생리로 나누어보면 한 가지는 위의 소화흡수기능의 저하와 위 근육의 이완성 연동운동 저하, 또 다른 하나는 위 근육의 과긴장과 역연동으로 전혀 다른 병태로 나눌 수 있다.

서양의학의 기능성 소화불량은 한방적으로 보면 「비위기허(脾胃氣虛)」와 「비위기체(脾胃氣滯)」로

나눌 수 있다. 소화흡수 기능저하와 위 근육의 이완이 비위기허이고, 과긴장 역연동이 기체에 해당한다.

이완성 연동운동 저하에는 육군자탕이 그 병태에 딱 맞다. 과긴장 역연동에는 복령음이나 복령음합반하후박탕이 적합하다.

서양의학적으로는 기능성 소화불량이라는 증상은 비슷하지만, 병태는 전혀 다른 것이다.

육군자탕을 적용할 이완형은 매우 적으며, 과긴장형의 1/10 정도의 빈도로 나타난다.

기능성 소화불량이라는 진단 하에 육군자탕(六君子湯)을 투여해도 효과가 나지 않는 경우가 많은 이유이다.

# 계비탕(啓脾湯)

『만병회춘(萬病回春)』『내경습유방론(內經拾遺方論)』

### 구성

인삼·백출·복령·감초·산약·연육·진피·택사·산사·(대조·생강)

### 약능과 방의

❶인삼·출·복령·감초·진피(=**이공산**)……사군자탕가진피

❷택사·백출·복령……이수작용(利水作用), 설사를 멈춘다.

❸산약·연육……설사를 멈춘다.

❹산사……소화상태를 개선시킨다.

### 해설

이 처방은 정기허(正氣虛, 기허〈氣虛〉)로 인한 설사에 쓴다. 정기허에는 사군자탕을 쓰는데, 사군자탕에 설사라는 증상에 맞춰 가감을 한 것이 이 처방이다.

평소부터 위장이 약하며(기허), 음식 섭취에 주의를 기울여 결코 과식하거나 소화시키기 어려운 음식을 섭취하지 않았는데도 생겨버린 이런 설사를 정기허에 의한 설사라고 한다. 정기가 허하며 소화력이 없는 사람의 대표처방은 사군자탕이다. 정기를 보하는 것은 사군자탕인데, 여기에 위 상태가 나쁘고 오심·구토 등의 증상이 추가로 있으면 육군자탕이 좋다. 정기허에 따른 설사에는 사군자탕에 설사 증상에 맞춘 가감을 한 계비탕 같은 처방을 사용한다. 한방에서는 설사에 이수약(利水藥)을 배합해 사용한다. 장관 수분을 흡수하여 설사를 치료하는 것이다.

정기허에 따른 설사에 대응되는 개념이 서양의학에는 없다.

### 적용병태

**정기허(기허) 설사**

### 적용질환

**정기허(기허)에 따른 만성설사**

## 설사의 분류와 임상

서양의학에선 인식조차하지 못하고 있는 타입의 설사가 있다. 「정기허에 의한 설사」와 「중한(中寒)에 의한 설사」이다. 중한에 의한 설사에 대해서는 「한증(寒證)과 거한제(祛寒劑)」(→229페이지)에서 서술하겠다.

한방에서는 설사를 다음과 같이 분류하는데, 이렇게 생각하면 실제임상에 큰 도움이 된다.

| 설사 | | | | |
|---|---|---|---|---|
| 내인성 | 외인성 | | | |
| 이완성연동저하 소화흡수저하 = 만성설사 | 과민성 대장증후군 무통설사형 히스테리 전환반응 | 식중독 물갈이 = 수양무통성 설사 | 장부중한 (臟腑中寒)에 의한 연동항진 = 니상변 | 감염성대장염 = 이급후중 (裏急後重), 복통 |
| 기허(氣虛) | 심열(心熱) | 습증(濕證) | 한증(寒證) | 열증(熱證) +기체(氣滯) |
| ↓ | ↓ | ↓ | ↓ | ↓ |
| 계비탕 삼령백출산 보중익기탕 | 감초사심탕 가복령 반하사심탕 + 감맥대조탕 | 평위산 위령탕 | 인삼탕 진무탕 | 황금탕 하간작약탕 (河間芍藥湯) |

또한 한방에서는 설사를 「설사(泄瀉)」와 「이질(痢疾)」로 분류한다. 설사(泄瀉)는 수양성이며 소장성 설사, 이질은 이급후중(裏急後重)을 동반한 설사로 대장성 설사이다. 대장성 설사에는 이급후중에 대응하기 위해 이기약(理氣藥)을 배합해야 한다.

# 귀비탕(歸脾湯)·가미귀비탕(加味歸脾湯)

『설씨의안(薛氏醫案)』

## 구성

| 귀비탕 | 황기·인삼·백출·복령·감초·대조·생강<br>목향·산조인·용안육·당귀·원지 |
|---|---|
| 가미귀비탕 | 귀비탕 + 시호·산치자 |

## 약능과 방의

❶황기·인삼·백출·복령·감초·목향……사군자탕가황기로 불리는 대사군자탕(大四君子湯)에 목향을 가미한 조합으로, 목향은 진피처럼 행기(行氣) 건위작용(健胃作用)이 있다. 따라서 원기(元氣)를 보하여 체력저하, 쉬이 피로, 허약에 사용할 수 있는 조합이다.

❷인삼·복령……안심(安心) 영신작용(寧神作用)

❸산조인·용안육·원지·복령……진정작용(鎭靜作用)

❹시호·산치자……초조해하거나 화가 나 있는 사람에게 추가한다.

## 해설

'사군자탕가황기·목향'은 원기를 보하는데, 목향은 위의 기능을 향상시키는 건위작용(健胃作用)이 있다. 원기를 보하여 체력저하, 쉬이 피로, 허약에 사용할 수 있는 조합이다. 산조인·용안육·원지에는 진정작용(鎭靜作用)이 있다. 이런저런 걱정으로 마음이 고달프거나(우수사려〈憂愁思慮〉) 고뇌하며 식욕도 없어지고 체력이 저하되며 쉽게 놀라고, 두근거리거나 불면이 생기는 경우에 쓰는 조합이다.

그리고 초조해하거나 화가 나 있는 경우에는 '시호–산치자' 조합을 추가하여 가미귀비탕을 만든다. 정신적 스트레스에 대한 진정효과와 그 번뇌로 인해 식욕이 없고 영양장애, 체력저하, 기력저하가 생긴 경우에 사용할 수 있는 처방이다. 심인성, 초조하거나 화가 나거나 하는 경향이 있는 사람에게는 가미귀비탕을 주로 사용한다.

당귀·목향은 뇌혈류를 좋게 한다. 노인성 치매에 사용한다. TV를 보다말고 잠에 들기도 하지만 정작 밤에는 한 숨도 못자거나, 식사를 하면서 입에 음식을 물고 자버리는 노인성 치매에 사용한다.

### 적용병태

❶정신적 스트레스나 고민 때문에 식욕이 없고 영양장애, 체력저하, 기력저하가 있는 경우

❷식사를 하면서 입에 음식을 물고 자는 노인성 치매

❸비불통혈(脾不統血)의 출혈

### 적용질환

❶정신적 피로에 따른 식욕부진, 원기 없음, 불면, 초조함

❷신경증······걱정을 많이 하며 다른 사람들 보기에는 아무 것도 아닌 일에 걱정하거나, 초조해하거나, 화를 낸다. 비위허약(脾胃虛弱), 식욕부진, 체력저하, 쉬이 피로 등이 있는 경우에 사용한다.

❸노인성 치매······식사하면서 잠에 들거나 기운이 없는 치매에 사용한다.

---

## 비불통혈(脾不統血)

*

중의학에서는 비(脾)의 작용 중 하나로 「비주통혈(脾主統血)」, 「기섭혈(氣攝血)」 등을 이야기한다. 기허(氣虛) 출혈의 상황을 「비불통혈(脾不統血)」, 「기불섭혈(氣不攝血)」로 설명한다. 하지만 그 기전은 불분명하다.

기운이 없고, 얼굴이나 입술에 혈색이 없다. 출혈된 혈액색이 담담하다. 곧 저단백혈증으로 응고가 잘되지 않아 발생하는 출혈과 근육이나 혈관의 긴장과 수축이 나빠 발생한 출혈이 여기에 해당한다.

서양의학적으로 근육이 이완되어 멈추지 않는 출혈을 비불통혈(脾不統血) 등으로 이야기하며 저단백혈증으로 응고가 되지 않는 출혈을 기불섭혈(氣不攝血)이라 부르는 것으로 보인다.

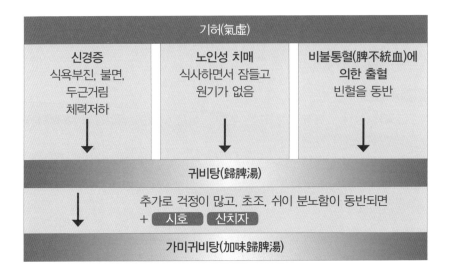

## 신경증에 응용

불면, 두근거림, 건망 등 노이로제 경향을 보이는 환자이며 혈색이 좋지 않고 식욕부진, 원기가 없는 기허(氣虛) 상태일 때 사용한다. 일반적으로 여성들이 시어머니가 마음에 들어 하지 않아 고민하고, 남편에게 사랑받지 못하거나, 과부가 되어 고통스러운 정신적 스트레스가 있을 때 진정효과를 노려 쓰고, 그 괴로움으로 식욕이 없고, 영양장애, 체력저하, 기력저하가 생긴 경우에 사용한다.

또한 독특한 형태를 보이는 신경증이 있다. 주로 불안을 견디지 못해 자신의 일만 신경 쓴다. 신체적 증상을 위주로 호소한다. 신체증상을 자세히 묘사하며 혹시 나쁜 병은 아닐까, 암은 아닐까 걱정하며 병원을 전전한다. 신체증상에 대한 호소가 집착적이다. 검사소견을 보고 병의 상태를 설명해도 좀처럼 받아들이질 않는다. 가족도 처음에는 걱정해서 병원에 데리고 다니지만, 나중엔 지쳐 상대도 하지 않게 된다. 그런데 병원에는 혼자선 오지 않고 꼭 가족을 동반하여 등장한다. 가족들은 뭔가 불만이 많은 표정으로 뒤에 서 있다. 힘들다며 친척이나 지인들에게 자신의 병 상태를 전화로 알린다. 처음에는 그들도 상대해 주지만, 점차 피하게 된다. 주위 사람들을 정말 지치게 하는 신경증이다.

## ●── 노인성 치매에 응용

TV를 보다 잠에 들고, 밤에는 한 숨도 못 잔다. 식사하면서 입에 음식을 넣고 자는데, 그래놓고는 잠을 못 잔다고 한다. 주소, 이름도 잊고 가족이나 형제도 잊는다. 1~2시간 전에 식사한 것도 잊는다. '목향－당귀－천궁－정향' 조합은 뇌혈류를 개선시킨다. 건망이 심해지거나 하품을 연발하고, 식사하면서 잠에 드는 모습은 뇌혈류가 나빠 산소가 부족해진 상태로 볼 수 있으며, 이때 귀비탕을 사용한다. 사군자탕이나 보중익기탕에 정향·목향을 추가하여 사용해도 비슷한 방의를 낼 수 있다.

## ●── 출혈에 응용

❶대량 출혈이 일어나 기허(氣虛)해지고, 안면창백, 숨참, 심계항진, 뇌빈혈, 이명, 눈앞이 캄캄해지는 등 증상을 보이는 경우에 많이 사용한다. 즉, 지혈보다도 빈혈의 자각증상 개선에 사용한다.
❷출혈에 대한 지혈작용은 혈장단백이 감소하여 부종이 생기고 혈액응고가 나빠져 조금씩 출혈하는 경우, 단백 동화를 도와 지혈한다.
❸근육이나 혈관의 이완에 의한 출혈에는 그 수축을 강화하는 기전으로 지혈하는데, 산후 이완성출혈에 사용하기에는 귀비탕의 지혈작용이 부족하다. 따라서 이 경우 진통미약을 보일 것으로 생각되는 무력적(기허〈氣虛〉)인 사람에게는 미리미리 보기(補氣) 치료법을 사용해두어야만 한다.
❹장기간 출혈과 빈혈의 합병……빈혈을 일으켜 혈장단백도 적어진 경우, 두근거림을 호소하곤 한다. 기허(氣虛)이다. 가미사군자탕, 곧 사군자탕가황기백편두를 사용한다. 보중익기탕도 좋다. 식욕이 있는데 손발이 무거울 때는 보중익기탕이 좋다. 보중익기탕가황련오수유로 사용할 수도 있다.

## 출혈에 대해

*

출혈은 부위에 따라 객혈(喀血)·해혈(咳血)·토혈(吐血)·변혈(便血)·요혈(溺血)·붕루(崩漏) 등으로 분류한다. 하지만 출혈부위의 차이가 있더라도 원인은 다음과 같이 3가지로 분류하는 것이 치료 방법 선택에 도움이 된다.

「열(熱)」, 「허(虛)」, 「어혈(瘀血)」 3종류이다. 허는 기허와 혈허로 나누어진다.

기허출혈은 사군자탕에 가감하여 처방을 만든다. 혈허는 사물탕에 가감한다.

열에 의한 출혈에는 황련해독탕에 가감한다. 어혈 출혈에는 구어혈제(驅瘀血劑)를 사용한다.

하지만, 임상에서는 단독 원인으로 나타나는 출혈은 적고 몇 가지 원인이 동시에 있어 출혈이 생기는 경우가 많다. 예를 들어 황련해독탕합사물탕으로 사용하는 방법이 있다. 또한 동양의학적으로 특발성 혈소판 감소성 자반병의 경우, 초기에는 대부분 실열(實熱)이기 때문에 청열양혈(淸熱凉血)을 통한 지혈을 한다. 만성기가 되면 대부분 기허로 보기(補氣)하면 좋아진다.

열에 의한 출혈은 「열증(熱證)과 청열제(淸熱劑)」(255페이지)에서, 혈허는 「혈허(血虛)와 보혈제(補血劑)」(109페이지), 어혈은 「어혈(瘀血)과 구어혈제(驅瘀血劑)」(135페이지)에서 서술하겠다.

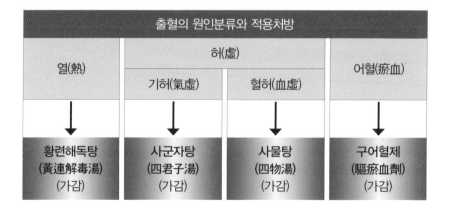

출혈의 원인분류와 적용처방

| 열(熱) | 허(虛) | | 어혈(瘀血) |
| --- | --- | --- | --- |
| | 기허(氣虛) | 혈허(血虛) | |
| ↓ | ↓ | ↓ | ↓ |
| 황련해독탕<br>(黃連解毒湯)<br>(가감) | 사군자탕<br>(四君子湯)<br>(가감) | 사물탕<br>(四物湯)<br>(가감) | 구어혈제<br>(驅瘀血劑)<br>(가감) |

# 보중익기탕(補中益氣湯)

『내외상변혹론(內外傷辨惑論)』

## 구성

황기·인삼·백출·감초·생강·대조·진피·당귀·시호·승마

## 약능과 방의

보중익기탕의 주약은 황기이다.

❶황기·인삼·백출·감초·생강·대조·진피……원기(元氣)를 보하며 소화흡수기능을 높인다.

❷진피……이완되어 저하된 소화관 운동을 호전시킨다(행기작용〈行氣作用〉)

❸황기·시호·승마……승제작용(升提作用), 곧 근육 긴장도를 정상화하며 무력상태(중기하함〈中氣下陷〉)를 개선한다.

❹황기·당귀……자한(自汗) 도한(盜汗)을 멈추게 한다.

❺황기·인삼·당귀……육아(肉芽) 발육을 촉진하여 난치성 궤양이나 욕창 치유를 촉진한다.

## 해설

보중익기탕은 대사군자탕(사군자탕가황기)에 건위작용이 있는 진피를 추가한 처방이다. 따라서 기허처방이다. 다른 사군자탕류와 가장 다른 점은 황기를 주약으로 하며 시호·승마가 추가되어 있다는 점이다. 황기에 시호·승마를 배합하면 이완된 근육의 긴장도를 정상화시키는 작용이 있다. 황기를 단독으로 사용하는 것보다 효과가 더 강해진다.

그리고 위장의 이완성 연동운동저하, 탈항, 직장탈, 방광마비에 따른 요폐, 괄약근 긴장저하에 따른 요실금 등에 사용한다. 이 무기력 상태를 중의학에서는 「중기하함(中氣下陷)」이라 부르며, 이것을 끌어당기는 작용을 「승제(升提)」라고 한다.

또한 황기는 체력이 저하되고 자한(自汗)·도한(盜汗)이 있을 때 사용한다. 황기와 당귀에 인삼 조합은 육아(肉芽) 발육을 촉진한다.

## 보중익기탕(補中益氣湯)

‖

### 승제작용(升提作用)……이완된 근육의 긴장도를 정상화

↓

황기

+

시호

승마

### 보기작용(補氣作用) 소화흡수기능을 높여준다

↓

사군자탕거복령+황기(≒대사군자탕)+진피

황기

인삼

백출

감초

생강

대조

진피

### 자한(自汗)·도한(盜汗)을 멈춘다

↓

황기

당귀

### 육아(肉芽) 발육촉진

↓

황기

인삼

당귀

**적용병태**

❶전신 체력저하

❷면역기능저하에 따른 감염증 예방

❸만성질환, 만성염증의 만성화요인에 기허(氣虛)가 있는 것으로 추정될 경우

❹골격근, 관강장기의 평활근, 괄약근 긴장저하(이완성)

❺항암제, 방사선치료 등의 부작용 예방

**적용질환**

❶급성피로, 만성피로

육체적 정신적 피로로 권태무력감, 손발 무거움 등이 있을 때는 체력 유무에 관계없이 이 처방을 사용한다. 매우 건강했던 사람이 무리해서 생긴 급성피로에는 한 번 또는 몇 차례 복용만으로도 좋고, 허약자의 만성피로에는 회복될 때까지 연속해서 복용시킨다.

❷체력저하

①병후(病後)

병후에 몸이 무거워 일어날 수 없다. 꾸벅꾸벅 졸게 되며 계속 자고 싶다. 손발이 무겁다. 권태감, 자한·도한 등이 나타나거나 일을 하면 바로 피곤하다. 출근할 힘이 없다 등 충분한 체력회복이 없을 때 또는 퇴원할 때가 되었지만 아직 체력이 충분하지 않을 때.

식욕부진, 구역이 있으면 육군자탕이 좋다.

②수술 전후

체력이 약할 때 수술 전 사용한다. 또한 수술 후 체력회복을 목적으로도 사용한다. 위수술 후 빈혈, 덤핑증후군의 예방이나 치료에 사용한다. 수술 후 딸꾹질, 방광마비, 요실금, 변실금에 사용한다.

③더위 먹음

더위로 몸이 무겁다. 피곤하다. 식욕부진을 보일 때 사용한다.

④임신 중

허약자·무력체질의 진통미약이나 이완성 출혈 예방 목적도 고려하여 사용한다. 저단백혈증이나 빈혈로 인한 기립성 어지럼·이명·심계항진에 응용한다.

## 허실(虛實)에 대해

\*

허(虛)와 실(實)에 대한 정의를 명확히 해 둘 필요가 있다. 왜냐하면 치료법(治療法)이 달라지기 때문이다.

허와 실은 정기(正氣), 병사(病邪) 모두에 있다. 하지만 치료 시에는 정기의 허(虛)와 병사의 실(實)이 문제가 된다. 정기의 허는 보(補), 곧 보법(補法)을 사용한다. 병사의 실에는 사법(瀉法)을 사용한다.

정기의 허란 기허(氣虛)·양허(陽虛)·혈허(血虛)·음허(陰虛)로 나눌 수 있다. 병사의 실은 세균·바이러스·기체(氣滯)·수체(水滯)·어혈(瘀血) 등이다.

실제 임상에선 정기의 허와 병사의 실이 공존하는 경우가 많다.

특히 만성질환에서는 병사의 실과 함께 정기의 허에 대한 배려가 필요하다.

만성질환의 기허에는 보중익기탕(補中益氣湯)을 사용하는 경우가 많다. 병사에 사용하는 처방과 함께 보중익기탕을 합방 또는 겸용하는 경우도 많다.

또한 방사선요법이나 항암요법은 정기를 손상시키므로 그것을 방지하기 위해 미리 투여해두기도 한다.

만성염증(慢性炎症)에 시호청간탕(柴胡淸肝湯)이나 형개연교탕(荊芥蓮翹湯), 용담사간탕(龍膽瀉肝湯) 등을 사용할 때 보중익기탕을 합방하는 것은 정기에 대한 배려이다.

임신부종·임신신(妊娠腎)·임신중독증 등의 예방과 치료에는 당귀작약산 엑스제와 향소산 엑스제를 합방하여 사용한다.

### ⑤산후(産後)

산후 체력회복에 궁귀조혈음(芎歸調血飮)과 병용한다. 산후 탈항·자궁탈에도 사용한다.

### ⑥피부화농증(내탁⟨內托⟩의 효과)

염증증상(炎症症狀)이 적으며 화농되더라도 터지지 않고, 또는 터져서 육아(肉芽)가 차오르지 못하는 등, 치료가 잘되지 않는 피부화농증(절⟨癤⟩, 창⟨瘡⟩)에 응용한다.

정기에도 허실(虛實)이 있고, 병사에도 허실이 있다
치료 시에는 "정기의 허"와 "병사의 실"이 문제가 된다

| 정기<br>(正氣) | 실(實) | 허(虛) | 병사<br>(病邪) |
|---|---|---|---|
| | 실(實) | 실(實)<br>세균·바이러스<br>기체(氣滯)·수체(水滯)·<br>어혈(瘀血)<br>↑<br>사법(瀉法)을 사용한다 | |
| | 허(虛)<br>기허(氣虛)·양허(陽虛)<br>혈허(血虛)·음허(陰虛)<br>↑<br>보법(補法)을 사용한다 | 허(虛) | |

**❸무기력체질(관강장기의 이완성 운동저하, 괄약근의 긴장저하, 근육의 긴장저하)**

**①위·장 무기력**

소화관의 근긴장이나 운동이 저하되어 식욕부진, 장내가스배출이 불충분하여 복부팽만감, 이완성 변비 등이 확인될 때, 보중익기탕을 위주로 운용하며, 한 번씩 마자인환이나 이기제(理氣劑)를 병용한다.

보중익기탕은 비위허(脾胃虛), 중기하함(中氣下陷)한 사람에게 사용하는데 이런 사람들은 변비이기도 하고, 설사를 하기도 하며, 복통이나 구토할 경우, 부종도 있으면 역으로 탈수에 이르기도 한다. 이 처방을 중심으로 병태에 따라 응용해야 한다.

**②눈피로·시력저하**

체력이나 근력이 허약하면 안근도 약해져 쉽게 피로해진다. 눈피로가 생기고 그것을 조절할 시간이 걸리다보니 초점이 잘 맞지 않게 된다. 또한 근시인 아이들에게 시력회복을 목적으로 먼 곳과 가까운 곳을 반복해서 보게 하는 훈련을 하기도 하는데, 이걸 하다보면 점점 안근이 피로해져 조절이 어려워지기도 한다. 이런 상황에 보중익기탕을 사용하면 좋다.

### ③괄약근의 긴장저하

항문괄약근·방광괄약근의 긴장저하가 있으면 복압이 늘거나 크게 웃으면 소변이나 대변이 새고, 요의나 변의를 느껴 화장실에 가다가 참지 못하는 경우가 많다. 또한 방귀만 뀌려했는데 대변이 나오거나 단단한 변이면 괜찮겠지만 무른 변이면 실금을 하기도 한다. 이런 상태에 사용하면 좋다. 괄약근 이완에 따른 탈항에도 사용한다.

### ④방광 수축력저하

방광의 긴장과 수축력이 약해져 한 번에 배변하지 못하고 도중에 쉬었다 다시 배출하는 2단 배뇨를 보이며, 두 번째는 방울방울 소변이 나오는 경우, 또는 경증이면 소변줄이 약해 배뇨시간이 길어지는 경우에 사용한다.

### ⑤자궁탈

자궁지지조직 이완에 따른 자궁하수에 사용한다.

### ⑥성대이완

### ❹약물 부작용방지

항생제·항암제·소염제 등에 의한 간기능이상·위장장애·빈혈을 예방하는데 사용한다. 인삼탕·육군자탕·소시호탕 등도 여기에 좋다. 설사할 때는 오령산을 병용한다.

### ❺방사선 조사 부작용 방지

방사선 부작용을 방지하여 건강하게 치료를 완수하게 할 수 있다.

### ❻기타

### ①아토피 피부염

주로 소아기에 사용하며 성인에서도 사용하는 경우가 있다.

### ②피부감염증 예방

헤르페스, 물사마귀, 전염성 농가진, 다발성 감염농양, 모낭염 등이 반복되는 환자에게 사용한다.

# 청서익기탕(淸暑益氣湯)

『의학육요(醫學六要)』

## 구성

인삼·창출(백출)·황기·진피·맥문동·오미자·당귀·황백·감초

## 약능과 방의

❶인삼·창출·황기·감초·진피……소화기능을 호전시켜 식욕을 개선시키고 원기를 북돋는다.

❷황기·창출……자한(自汗)·도한(盜汗)을 억누른다.

❸인삼·맥문동·오미자(=**생맥산**)……발한(發汗)이나 설사에 의한 체내와 혈중 수분이 감소하여 맥이 약해졌을 때 투여하면 맥이 되살아난다.

❹당귀·황기(=**당귀보혈탕**)……몸이 약해져 갈증이 있고, 피부가 후끈 달아오를 때 사용한다.

❺황백……서열(暑熱)을 제거한다.

## 해설

청서익기탕은 허약한 사람, 여기에 더위에 약함, 더위 먹은 사람들의 원기를 북돋아주는 처방이다.

평소부터 체력이 약한 사람(기허〈氣虛〉)을 인삼·황기·백출·감초로 원기를 보하고 진피로 위장기능을 호전시킨다. 몸이 약해지고, 피부가 뜨겁고, 갈증이 있으며, 미열이 나는 증상에는 당귀·황기를 합친 당귀보혈탕을 조합하고, 황백으로 보조한다. 발한이 지속되어 체내 수분이 감소하고 혈중수분이 적어져 맥이 약해졌을 때에 대비하여 인삼·맥문동·오미자(생맥산)를 배합해 두기도 했다. 설사가 있으면 창출을 추가해서 쓴다.

더위와 수분부족으로 탈수상태가 되었을 때, 또는 발한이나 구토가 있고 수분을 섭취할 수 없는 상태일 때, 혈중수분이 부족해져 맥이 가늘어지고 잡기 어렵게 된다. '인삼-맥문동-오미자' 조합은 혈중수분을 보존하는 작용이 있어 복용하면 맥이 다시 나타나게 된다. 이

작용을 익혈복맥(益血復脈)이라 하며, 이 3가지 약재 조합을 생맥산이라 부른다.

### 적용병태

**평소 비위가 허약(虛弱)한 자[氣虛]가 더위에 약하여 더위 먹은 경우**

### 적용질환

#### 더위먹음(허약자의 중서병〈中暑病〉)

중서병(中暑病)은 외부에서 서열(暑熱)이 매우 강하게 작용하면 건강한 사람이라도 걸리게 된다. 신체가 허약한 사람, 병후 회복기, 산후 등 체력이 저하되어 있을 때는 더위에 약해진다. 그 때문에 신체가 피폐하며 체력도 쇠약해져 발병한다.

더위에 약한 사람은 여름이 되면 더위를 먹는다. 몸이 약해지고 힘이 없어진다. 손발은 무겁고 골골거리며 늪게 되고 움직이면 숨이 차다. 가만히 있어도 땀이 난다. 일어나면 어지럽다. 빙빙 돌아 일을 할 수 없다. 식욕이 없어진다. 찬물만 마시고 싶다. 그런데 찬물을 마시면 위 속에서 참방거리는 소리가 나고 명치가 팽창되며 그득한 느낌이 든다. 배는 꾸르륵 소리를 내며 설사한다. 소변은 소량이며 색이 짙다. 이런 병태에 청서익기탕을 사용한다.

#### ◉──── 중서(中暑)

중서는 여름에 더위를 맞아 발생하는 것으로 「서열(暑熱)」, 「서습(暑濕)」, 「주하병(注夏病, 더위먹음)」 세 가지로 분류된다.

「서열」이란 일사병, 열사병이다. 대부분 여름철 더위 속에서 다니다가 발병한다. 현재는 일사병이나 열사병을 한방으로 치료할 일은 없다.

주요 치료대상은 「서습(暑濕)」이다. 몸이 비만하며 물살 경향으로 큰 체격이며 소변량이 적고 체내에 수분이 정체되는 사람은 고온다습하며 땀이 흐르듯 나와도 충분히 체온을 방산하지 못하고 「서습」이 생기게 된다. 경증인 사람이 비교적 많다. 미열이 길게 이어지고, 사지가 무겁고, 식욕이 없어지며, 오심·구토를 보인다. 대변은 연변이며 설사하기도 한다. 이 「서습」에는 저령탕을 사용한다.

## ●——더위먹음(주하병)과 한방

여름철이 되면 가장 많은 것은 더위먹음(주하병)이다. 청서익기탕을 사용한다. 땀으로 탈수되기 때문에 배뇨 시 점막자극증상이 있으면 청심연자탕을 사용한다.

또한 목이 말라 물을 과도하게 마셔 그 물이 흡수되지 않고 위에서 참방거리고, 심할 때는 구토, 수양성 설사와 수역(水逆) 구토상태를 보이게 된다. 이때는 오령산을 사용해야 한다.

또한 5월경, 갑자기 더워지는 시기에 아침에 일어나지 못하고, 기립성 어지럼이 생기는 등 더위먹음과 유사한 증상을 보이는 사람도 있다. 이른바 「올빼미형 체질」(→177페이지)이 더위에 적응하지 못하는 병태이다. 5월경, 갑자기 더워질 때 순환동태가 대응하지 못하는 것으로 생각할 수 있다. 이 시기에는 이것이 열사병이라며 꽤 소란스럽게 내원하곤 한다. 여기에는 영계출감탕이 잘 든다.

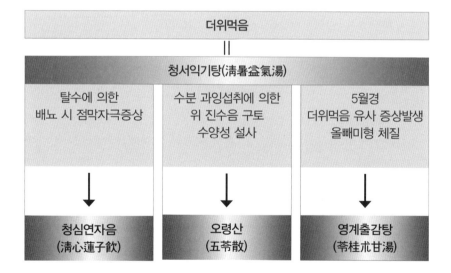

| 더위먹음 |
| :---: |
| ‖ |

| 청서익기탕(清暑益氣湯) | | |
| :---: | :---: | :---: |
| 탈수에 의한<br>배뇨 시 점막자극증상 | 수분 과잉섭취에 의한<br>위 진수음 구토<br>수양성 설사 | 5월경<br>더위먹음 유사 증상발생<br>올빼미형 체질 |
| ↓ | ↓ | ↓ |
| 청심연자음<br>(清心蓮子飮) | 오령산<br>(五苓散) | 영계출감탕<br>(苓桂朮甘湯) |

# 청심연자음(淸心蓮子飮)

『화제국방(和劑局方)』

### 구성

연자육·맥문동·지골피·황금·인삼·황기·복령·차전자·감초

### 주치

「治心中蓄積, 時常煩躁, 因而思慮勞力憂愁抑鬱, 是致小便白濁, 或有泄, 遺瀝澁痛, 便赤如血, 或因酒色過度, 上盛下虛, 心火炎上, 肺金受克, 成消渴, 睡臥不安, 四肢倦怠, 男子五淋, 婦人帶下赤白, 及病後氣不收斂, 心煩熱」『화제국방(和劑局方)』

### 약능과 방의

❶연자육·황금·맥문동·지골피……청심제열작용(淸心除熱作用)

❷인삼·황기·연자육·복령·감초……보기작용(補氣作用)

❸차전자·복령……이수통림작용(利水通淋作用)

### 해설

　청심연자음은 방광염, 요도염 같은 요로감염과는 전혀 관련이 없는 처방이다. 청심연자음은 발한에 따른 탈수로 발생한 혼탁뇨와 기허(氣虛)로 인한 방광, 방광괄약근의 이완성 기능실조에 사용한다. 기허에 따른 원기저하가 있으면서, 평소부터 땀이 많이 나는 사람에서 이런 상태가 잘 생긴다. 여름철 또는 노동으로 땀을 많이 흘려도 소변이 농축되어 혼탁해지고, 배뇨 시 요도에 열감이나 불쾌감이 동반될 수 있다. 배뇨 시 이러한 임증(淋證)을 동반하기 때문에 이 증상을 「노림(勞淋)」이라고도 한다. 또한 기허로 방광근, 방광괄약근의 이완, 무력이 생겨 소변 끝에 방울이 떨어지거나 소변이 중간에 끊어졌다가 다시 나오는 (일명, 2단뇨) 병태이기도 하다. 이러한 증상이 방광염이나 염증에 의한 것이 아니란 점에 주의하자.

　청심연자음은 사군자탕에서 출(朮)을 빼고 황기를 추가하였다. 곧 기허증(氣虛證)에 사용하는 처방이다.

　쉽게 피로하며, 기운이 없고, 손발은 무거우면서 식욕도 없을 만큼

위(胃) 기능이 나쁘다. 안면과 입술에도 혈색이 없고, 근육도 이완되며 위장 같은 내장도 무기력해서 그 기능이 좋지 않다. 탈장이 생기는 경우도 있는데 항문 괄약근의 조임이 나빠, 방귀뀔 때나 웃을 때 마다 점점 빠져나와 탈항이 생기기도 한다. 방광도 비슷하게 긴장과 수축력이 쇠약해져 배뇨에 들어갈 힘이 사라지고, 힘을 주어 복압을 가하더라도 소변에 힘이 없어 잘 뻗어가질 않는다. 또한 한 번에 시원하게 보지 못하고 다 본 것 같아도 방울이 떨어지거나, 잠시 뒤 다시 조금씩 나오는 현상을 보인다.

### ❶보기허(補氣虛)

식욕이 없고 사지가 무거우면서 기력과 체력이 없고 유정(遺精)·몽정(夢精) 등도 있으며, 방광의 수축력과 괄약근 조임도 나빠 요실금이나 소변을 보는 중 끊어지는 현상이 발생한다. 바로 원인은 기허이다. 원기를 보충하고 근육의 힘을 기르는 황기를 주약(主藥)으로 하고, 인삼과 복령·감초 조합을 활용하여 치료한다.

### ❷이수통림(利水通淋)

차전자를 사용하여 소변량을 늘린다. 소변량이 많아지면 소변의 혼탁함도 없어지며 작열감과 통증이 감소한다.

## "심열(心熱)"의 서양의학적 해석

❶두부 뇌내 충혈
❷열병, 염증성 질환
❸탈수로 인한 허열(虛熱)

위 ❶~❸이 발생했을 때 정신불안, 쉽게 분노, 불면, 가슴이 불타오르는 느낌의 고통(번열〈煩熱〉), 가슴 두근거림 등을 나타내는 경우가 「심열(心熱)」이다. 청심연자음은 허열(虛熱), 곧 탈수로 인한 열 증상에 쓰이는 처방으로 염증과는 관계가 없다. 청심연자음을 적용할 「심열」이란 탈수로 인해 소변량이 감소하여 소변색이 적탁(赤濁)해진 경우이며, 소변이 방울방울 떨어지고 끊어지는 것은 방광이나 방광괄약근의 이완(기허〈氣虛〉)에 의한 것이다. 본 처방은 연자육·지골피·황금·맥문동으로 열을 잡고, '맥문동-인삼' 조합으로 체내수분을 보충하며, 차전자로 이수(利水)하여 요로 자각증상을 개선시키고, '인삼-황기-복령-감초' 조합으로 이완상태를 개선하는 배합으로 구성된다.

### 적용병태

기허한 사람의 탈수로 인한 혼탁뇨, 기허한 사람의 소변이 방울방울 떨어지며 잘 끊어지는 상황

### 적용질환

**기허한 사람의 혼탁뇨**······원인이 세균감염이 아니라 탈수이다. 여름철 고령자나 영유아에서 잘 나타난다. 오림산(五淋散), 저령탕(猪苓湯)으로 치료할 수 있는 경우도 있다.

**기허한 사람의 2단뇨, 방울방울 떨어지는 소변**······기허로 방광수축이 불충분하여 발생하는 증상으로 열을 동반했더라도 한열평형 상태이거나 한에 치우친 경향이다. 보중익기탕을 사용하는 경우도 많다.

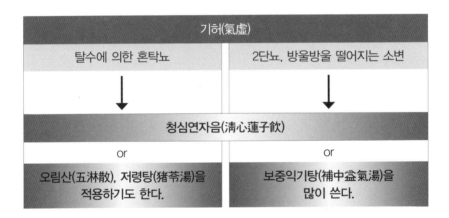

---

●────「심열(心熱)」과 「사심(瀉心)」에 대해

「사심탕(瀉心湯)」이라는 명칭은 「심열(心熱)을 청사(淸瀉)하는 처방」이라는 의미이다. 「심열」이란 열증(熱證) 중에서도 다음과 같은 상황에 해당한다.

❶심중(心中), 곧 가슴중심이 뜨끈하며 고통스럽게 타오르는 것 같

## 요로감염은 본 처방의 적응증이 아니다

*

일본 청심연자음 엑스제 적응증에는 '방광염'이 들어 있고,[1] 그래서인지 방광염에 사용했다는 보고가 있다. 하지만 이 처방의 적용병태는 방광염의 병태와는 맞지 않다. 청심연자음은 방광염, 요도염, 만성임질 같은 요로감염과 전혀 관계가 없다. 쇼와시대 한방의 방증상대식(方證相對式) 처방 사용의 잘못된 예이다. 증을 넘어선 병태를 생각하고 있지 않은 방법이다. 이런 방식으로는 한방의 발전을 기대하기 어렵다.

은 느낌이 든다. 이것을 「번열(煩熱)」이라 부른다.

❷정신불안, 기분초조, 숙면불가.

❸고열이 있으며 미친 것처럼 난폭하거나 헛소리(섬어〈譫語〉)를 한다. 고열로 인한 의식장애이다.

❹안면과 두부가 충혈되어 빨개지거나 상열된다. 혀도 빨개진다.

❺코피·토혈.

❻혀나 구강의 염증, 미란이 있고 불면이나 초조, 가슴 안이 뜨거워 고통스러운 증상이 있을 때, 이를 「심화상염(心火上炎)」이라 부른다. 혀는 심(心)의 「규(竅)」 또는 심의 「묘(苗)」라고도 부른다.

❼소변량이 감소하며 배뇨통이 있을 때, 이것을 「심열(心熱)이 소장으로 이동했다」고 한다. 이것은 체내 수분이 열로 인한 발한 또는 설사나 구토로 손실되어 소변량이 감소한 경우이다.

소변은 소장에서 방광으로 전달되어 생성된다고 생각했기 때문에 심열이 소장으로 이동하고, 이 소장이 열로 건조해지면 소변이 적어져 붉은 색이 되고, 임력(淋瀝)하거나 배뇨통이 생긴다는 사고방식이다. 여기엔 도적산(導赤散)·청심연자음 등을 사용한다.

---

1) 역자 주: 일본 청심연자음 엑스제에는 '방광염'이 적응증으로 붙어있지만, 국내 청심연자음 엑스제의 적응증은 '전신권태감이 있고 입과 혀가 마르고 소변이 잘 나오지 않는 사람의 다음 증상: 잔뇨감, 빈뇨, 배뇨통'으로 방광염이 들어있지 않다.

이것은 오행적 오장설(五臟說)에 따른 해석이다. 또한 오장설에 따르면 「심(心)」은 「신의 집(神之舍)」, 곧 영혼의 집으로 정신현상, 의식, 기억, 지혜를 다루는 것이 「심(心)」이다. 따라서 심병증(心病證)이란 정신불안, 심기부정(心氣不定), 초조, 불면, 심계(心悸), 정충(怔忡), 건망(健忘), 고열 시 섬어, 의식장애로 말할 수 있다.

### ●──── 중의학의 "음허화동(陰虛火動)"

중의학에서는 상초심폐(上焦心肺)의 열이 생기는 원인을 신수(腎水)가 허하여 명문화(命門火)가 항진되는, 곧 음허화동(陰虛火動)이라고 설명한다.

옛사람들은 신체 내부의 구조, 기능을 잘 몰랐다. 그래서 다양한 가설로 해석을 진행했다. 옛사람들은 나름의 언어, 예를 들어 「명문지화(命門之火)」, 「음허화동」 같은 용어나 가설로 인체의 다양한 상태를 표현했는데, 이것을 현대의학적 신체관으로 풀어낼 필요가 있다. 과거의 역사나 누가 어떻게 생각했는지, 그리고 어떻게 분류할 것인지도 그 치료법이나 처방을 이해하는데 중요하나, 앞으로는 서양의학적 지식을 도입하여 새로운 분류나 치료체계를 만들 필요가 있다. 그렇게 해야 한방의학의 새로운 발전을 만들어 낼 수 있을 것이다.

중국은 있지도 않은 명문(命門)을 수백 년간 논의하는 나라이다. 이것이 학문의 나라라고 불릴만한 이유이기도 하다. 최근에는 일본에서도 「명문화(命門火)」를 논의하기 시작하고 있다.

# 2 기체(氣滯)와 이기제(理氣劑)

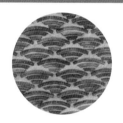

# 작약감초탕(芍藥甘草湯)

『상한론(傷寒論)』

### 구성

작약·감초

### 주치

❶「傷寒, 脈浮, 自汗出小便數, 心煩微惡寒脚攣急, 反與桂枝湯欲攻其表此誤也. 得之便厥, 咽中乾煩躁吐逆者, 作甘草乾薑湯與之, 以復其陽. 若厥愈足溫者, 更作芍藥甘草湯與之, 其脚卽伸, 若胃氣不和譫語者, 少與調胃承氣湯. 若重發汗復加燒鍼者, 四逆湯主之」『상한론(傷寒論)』

❷「복중연급(腹中攣急)하며 아픈 것을 치료한다. 소아가 밤새 울음을 멈추지 않고, 복중연급(腹中攣急)이 심한 경우에도 또한 기효(奇效)가 있다.」『유취방광의(類聚方廣義)』

❸「芍藥甘草湯. 止腹痛如神」『의학심오(醫學心悟)』

### 약능과 방의

❶작약……완급지통(緩急止痛)·진경진통(鎭痙鎭痛) 작용이 있다. 사지와 체간의 골격근, 관강장기의 평활근 경련에 진경진통작용이 있다. 또한 중추신경계를 억제하는 진정효과가 있는 것으로 알려져 있다.

❷감초……완급지통작용(緩急止痛作用). 감초는 근육경련을 완화하는 작용이 있다. 평활근과 골격근 모두에 진경진통작용이 있다. 또한 중추신경계를 억제하는 진정효과가 있다.

### 해설

주치에도 나오는 것처럼 작약감초탕은 원래 각련급(脚攣急)이 있는 사람을 치료하기 위해 구성된 처방이다. 상한(傷寒)이라는 급성열병 중에 발한이 과다했거나, 구토와 설사로 탈수가 발생하여 비복근 경련이 생겼을 때 사용하도록 만들어진 처방이다. 하지만 현재는 『상한론(傷寒論)』에 등장하는 환자를 만나기가 오히려 더 어렵다.

현재는 갑자기 발생한 근육의 구련(拘攣)을 동반한 통증에 바로바

| 계지가작약탕<br>(桂枝加芍藥湯) | 소건중탕<br>(小建中湯) | 당귀건중탕<br>(當歸建中湯) | 황기건중탕<br>(黃耆建中湯) |
|---|---|---|---|
| 작약 | 작약 | 작약 | 작약 |
| 감초 | 감초 | 감초 | 감초 |
| 계지 | 계지 | 당귀 | 황기 |
| 생강 | 생강 | 계지 | 계지 |
| 대조 | 대조 | 생강 | 생강 |
|  | 교이 | 대조 | 대조 |
|  |  | 교이 | 교이 |

| 사역산<br>(四逆散) | 가미소요산<br>(加味逍遙散) | 황금탕<br>(黃芩湯) |
|---|---|---|
| 작약 | 작약 | 작약 |
| 감초 | 감초 | 감초 |
| 시호 | 시호 | 황금 |
| 지실 | 백출 | 대조 |
|  | 복령 |  |
|  | 당귀 |  |
|  | 박하 |  |
|  | 생강 |  |
|  | 목단피 |  |
|  | 산치자 |  |

기체(氣滯)와 이기제(理氣劑)

로 복용하는 경우가 많다. 사지는 물론이요, 다른 부위의 골격근뿐 아니라 내장 평활근의 경련, 경련성 통증에까지 폭넓게 사용한다.

『의학심오(醫學心悟)』에서는 '복통을 멈추는데 신효(神效)가 있다'고 기록했는데, 소화관의 극심한 경련성 통증 같은 관강장기의 경련성 통증에 사용할 수 있다. 또한 일명 거장탕(去杖湯)이라고도 불리며 뇌혈관장애의 경성마비(痙性痲痺)에도 사용한다(지팡이 없이도 걸을 수 있게 만든다는 뜻). 하지만 다리 근육이 유연(柔軟, 이완)해진 경우에는 사용할 수 없으며, 경련성 마비에 의한 장애에만 치료 효과가 있다.

그 응용범위가 매우 넓어 작약-감초라는 조합으로 다양한 처방에 배합되어 있다. 예를 들어 소건중탕(小建中湯), 당귀건중탕(當歸建中湯), 황기건중탕(黃耆建中湯), 사역산(四逆散), 가미소요산(加味逍遙散), 황금탕(黃芩湯) 등이 있다.

### 적용병태

다음과 같은 병태에 사용하는 기본처방이다. 진경진통(鎭痙鎭痛)을 목적으로 여러 처방에 배합한다.

**소화관·담낭·담관·요관·방광·기관지 등 관강장기의 평활근 과긴장·연축, 골격근 경련성 통증**

**❶소화관 근육의 경련·연동항진·역연동**

(1) 식도·분문부······인중자련(咽中炙臠), 흉부팽만감

(2) 위······심하견(心下堅)·심하팽만(心下膨滿)·트림·구토(嘔吐)·명치통

(3) 대장······무지근한 배·잔변감·복통·팽만감

**❷담낭·담도 근육의 경련**

옆구리 통증, 명치와 옆구리의 창만감

**❸방광근·방광괄약근·요관경련**

빈뇨, 잔뇨감, 배뇨통, 하복부통

**❹자궁경련**

하복부통, 월경통

**❺기관·기관지경련**

호흡곤란, 기침, 흉부팽만감

**❻정신 스트레스(간기울결〈肝氣鬱結〉·기울〈氣鬱〉·심기부정〈心氣不定〉·기상초〈氣上焦〉 등)**

초조, 짜증, 우울, 불안, 분노, 공포 등

### 적용질환

❶소화관 경련성 통증, 담석증 발작, 요관결석 발작

❷골격근 경련성 통증, 신경통, 낙침(落枕), 어깨결림, 요배부 근육통

❸사지 경성마비

❹뇌혈관성 경성마비

❺반복성 소아제산통(小兒臍疝痛)

# 기(氣)란?

*

기의 병태는 기허(氣虛)와 기체(氣滯)로 나눌 수 있는데, 서양의학적으로 기허는 기능저하, 기체는 기능이상으로 생각하면 이해가 쉽다.

기허란 "기능저하"에 해당하는 기본병태이다. 소화흡수·신진대사기능 저하와 관강장기의 이완, 운동저하로 볼 수 있다. 위장무기력체질 같은 소화관 근육의 긴장저하, 기능저하는 기허에 해당한다. 그 외 항문괄약근, 방광괄약근 같은 괄약근의 긴장저하로 일어나는 요실금, 대변실금, 방광수축력 저하에 따른 2단뇨, 자궁지지조직 이완에 따른 자궁탈도 여기에 해당한다.

기체란 "관강장기 기능이상"과 "정신 스트레스" 두 측면으로 다룰 수 있다. 주로 자율신경지배하에 있는 평활근 기능이상이다. 곧 기관 기관지, 식도부터 직장에까지 걸쳐진 소화관, 담낭 담도, 방광 방광괄약근, 난관 자궁 같은 관강장기의 과긴장 경련 역연동 연동항진 등이다.

다른 하나는 「간울(肝鬱)」, 「심기부정(心氣不定)」, 「기울(氣鬱)」 등으로 일컬어지는 정신 스트레스이다.

옛사람들은 정신(精神) 스트레스가 관강장기의 기능 이상, 여성 월경이상(충임실조〈衝任失調〉)을 일으키는 것으로 보았다. 이러한 상황을 간울기체(肝鬱氣滯)라 부른다.

**기체**(氣滯)**에 사용하는 약물**

2 기체(氣滯)와 이기제(理氣劑)

| 관강장기 기능이상 | 행기약(行氣藥) | 진피·목향·향부자·사인 곽향·오약·(작약) |
| | 강기약(降氣藥) | 지실·지각·후박·시체·반하 (오수유·촉초·마황) |
| 향정신작용 | 초조, 짜증, 긴장 | 시호·작약·감초 |
| | 쉽게 분노, 흥분 | 황련·산치자 |
| | 불안·심계항진 | 계지·감초·모려 |
| | 불안·우울경향 | 소엽·후박·향부자·박하 |
| | 히스테리, 전환반응 | 감초·대조 |
| | 불면·진정 | 황련·산치자·복령·조구등 산조인·모려 |

## 같은 기체(氣滯)여도 부위에 따라 사용할 약물이 다르다

| | |
|---|---|
| 위장 기능이상 | 반하·생강……진구토(鎭嘔吐) |
| | 진피·곽향·향부자·사인·침향……진구토(鎭嘔吐)와 순연동(順蠕動)(행기〈行氣〉) |
| | 목향·오약·향부자……진경(鎭痙)과 순연동(順蠕動) (행기〈行氣〉) |
| | 지실·후박·빈랑자……진경(鎭痙)과 연동기능향상(강기〈降氣〉) |
| | 작약·감초……진경(鎭痙)·진통(鎭痛), 연동항진 억제 |
| | 오수유 ……진구토(鎭嘔吐)·온리(溫裏)·이수작용(利水作用), 연동기능 향상 |
| | 촉초……진구토(鎭嘔吐)·진경(鎭痙)·온리작용(溫裏作用) |
| 폐 기능이상 | 마황……경련성 기침·호흡곤란(기관지근 연축) 억제 |
| | 반하……중추성·말초성 진해작용 |
| | 후박·목향·사인……기관지경련 완화 |
| | 소자·상백피……진해(鎭咳)와 이수작용(利水作用) |
| 자궁 기능이상 | 당귀·천궁·작약·감초 |
| 담낭·담관 기능이상 | 지실·작약·촉초·청피 |
| 요관 기능이상 | 당귀·오약·작약·감초 |

# 작약감초부자탕(芍藥甘草附子湯)

『상한론(傷寒論)』

### 구성

작약·감초·부자

### 주치

「작약감초탕증(芍藥甘草湯證)이면서 오한(惡寒)한 경우」

### 약능과 방의

❶작약·감초……관강장기의 경련성 통증, 골격근의 긴장성·경련성 통증을 개선한다.

❷부자……냉증을 개선한다. 진통작용이 있다.

### 해설

부자에는 진통작용과 몸을 따뜻하게 하는 작용이 있다. 사지가 차면서 경련성 통증이 일어났을 때나, 사지가 차갑고 복부에 경련성 통증이 있을 때 사용한다. 또는 진통을 목적으로 다른 처방에 배합하기도 한다.

### 적용병태

❶냉증을 동반한 관강장기 경련성 통증, 골격근 통증

❷경련성 통증이 심할 경우

### 적용질환

❶경련성 복통에 사지냉증이 동반된 경우

❷좌골신경통

# 감맥대조탕(甘麥大棗湯)

『금궤요략(金匱要略)』

### 구성

소맥·대조·감초

### 주치

「婦人藏躁, 喜悲傷, 欲哭, 象如神靈所作, 數欠伸, 甘麥大棗湯主之」
『금궤요략(金匱要略)』

### 약능과 방의

❶소맥·대조······진경진통작용(鎭痙鎭痛作用)

❷자감초·대조······항경련작용(抗痙攣作用)

❸소맥·대조·감초······①히스테리를 치료하는 작용

②전간(癲癇)을 치료하는 작용

### 해설

　본방의 주치 조문에는 장조(臟躁)라 부르는 히스테리에 이환되어 감정 변화가 심하여 울었다 슬퍼했다 귀신에게 홀린 것처럼 행동하기도 하고, 종종 하품하는데, 이 처방을 사용할 수 있다고 기록되어 있다.

　'감초-대조-소맥' 조합은 히스테리나 근경련성 질환에 잘 듣는다.

### 적용병태

❶히스테리 전환반응······경련, 쓰러짐, 실행(失行), 연극적 태도, 유치증, 교태부림 등을 보일 때 사용한다.

❷본태성 떨림······전신 또는 신체 일부가 비교적 리드미컬하게 불수의적으로 떨림.

❸뇌전증······항경련작용이 있어 뇌전증 경련발작 억제에도 유효하다. 장기복용하면 발작이 잘 일어나지 않게 할 수 있다.

❹파킨슨증후군······항경련작용을 이용한다. '후박-작약' 조합을 추가 배합한다. 소경활혈탕에 이 처방을 합방하기도 한다.

## 적용질환

❶히스테리 전환반응
❷과민성대장증후군 무통설사형(無痛泄瀉型)
반하사심탕에 합방한다('감초사심탕가복령'의 방의).
❸공황발작·과환기증후군
영계출감탕에 합방한다.
❹뇌전증
❺경추부 근긴장이상(dystonia)·편측성 안면경련·안검경련
구어혈제에 합방한다.
❻파킨슨증후군

## 감초·자감초의 약능

❶위장기능을 개선시켜 몸의 원기를 북돋는다(익기보비〈益氣補脾〉) → 사군자탕
❷심계항진을 억누른다(익기복맥〈益氣復脈〉) → 자감초탕
❸소염작용, 항화농성염증(해독의창〈解毒醫瘡〉) (생감초) → 길경탕
❹기침, 천식에 사용한다(윤폐거담〈潤肺祛痰〉) (생감초) → 죽엽석고탕
❺근육경련이나 통증을 개선한다(완급지통〈緩急止痛〉) → 작약감초탕
❻진정작용……정신신경증상을 완화한다 → 감맥대조탕

## 대조의 약능

❶위장기능을 개선시킨다(건비지사〈健脾止瀉〉) → 사군자탕
❷진정작용(양심안신〈養心安神〉)이 있다 → 감맥대조탕
❸완화작용이 있다 → 정력대조사폐탕 같은 처방에서 준하작용(峻下作用)을 완화시킨다
❹반하의 부작용을 억제한다 → 맥문동탕
❺지혈작용(보혈지혈〈補血止血〉)

# 계지가작약탕(桂枝加芍藥湯)

『상한론(傷寒論)』

### 구성

계지·작약·생강·대조·감초

### 주치

「本太陽病, 醫反下之, 因而腹滿, 時痛者, 屬太陰也, 桂枝加芍藥湯主之. 大實痛者, 桂枝加大黃湯主之』『상한론(傷寒論)』

### 약능과 방의

❶작약·감초(=**작약감초탕**)……관강장기의 경련성 통증을 개선한다.

❷계지·생강……복부를 따뜻하게 한다. 작약의 한량(寒涼)한 약성을 견제한다.

❸계지·감초·대조·작약……항(抗)불안작용

### 해설

상한(傷寒)이라는 급성열병의 초기인 태양병(太陽病)은 발한요법으로 치료해야만 한다. 하지만 발한시켜야 할 때, 반대로 하제(下劑)를 투여하여 사하시키면 복부가 약해지고, 그 때문에 복부가 팽만되며 경련성 통증이 일어나게 된다. 계지가작약탕은 이때 사용해야 하는 것으로 주치 조문에는 적혀 있다. 하지만 현재는 급성열병 치료 보다는 관강장기의 경련성 통증에 더 자주 응용한다.

계지가작약탕의 주요 작용은 '작약-감초' 조합의 진경진통(鎭痙鎭痛)이다. 통증도 여러 가지가 있는데, 이 처방은 소화관·담관·요관·방광·자궁 같은 관강장기의 평활근 연축에 의한 경련성 통증을 대상으로 한다. 실질장기의 종대로 인한 지속적인 통증, 혈관 박동과 함께 지끈지끈하게 아픈 것과는 다른 통증이다. 이런 점에서 작약감초탕과 목표 대상이 비슷하다. 하지만 작약감초탕은 주로 급성적이고 심한 통증에 바로바로 사용하는 처방이며, 계지가작약탕은 비교적 만성적이며 은은한 통증에 사용하는 경우가 많다. 작약은 약성이 약간 한량(寒涼)하기 때문에 복부를 차갑게 할 수 있다. 그 때문에 계지가작약탕에서는 '계지-생강' 같은 따뜻하게 하는 약재를 배합하여 이것을 막고, 장기복용이 가능하도록 배려해 두었다.

또한 '계지-감초-대조-작약' 조합에는 항불안작용이 있는 것으로 추정되므로 불안을 동반한 관강장기 경련을 동반했을 때도 이 처방을 응용할 수 있다. 대표적인 예가 과민성대장증후군이나 방광신경증이겠다.

### 적용병태

❶관강장기의 과긴장·경련

❷골격근 연축·경련

❸불안에 따른 관강장기의 긴장과 경련

'계지-감초-대조-작약' 조합에는 항불안작용이 있는 것으로 추정된다.

### 적용질환

❶소화관의 경련성 복통

복통·복만(腹滿)을 목표로 쓴다. 특히 하복부 팽만을 호소하는 경우가 많다. 통증과 팽만감 중에는 팽만감 위주로 호소하는 편이다. 복통은 여러 통증 중 경련성 통증의 특징을 보인다. 작약의 약성은 한(寒)하다. 따라서 냉증에 의한 복통에 작약감초탕만을 단독으로 사용하는 것은 좋지 않다.

❷경련성 변비

❸과민성대장증후군

과민성대장증후군은 대부분 대장 위주의 소화관 과긴장과 경련을 보이는 상태이다. 약간 냉증에 치우진 경우에 이 처방을 적용한다. 또한 이 질환은 심인(心因)의 영향이 큰 질환이다. 불안신경증으로 사회환경 부적응 상태인 경우에도 이 처방을 사용하기 좋다. '계지-감초-대조-작약' 조합의 항불안작용을 응용하는 것이다.

강박적 성격, 적응과잉형에는 시호가 배합된 가미소요산·사역산·시호계지탕·대시호탕 등을 쓰는 경우가 많다. 하지만 막상 실제로 눈앞에 있는 환자를 보면 바로 어떤 타입인지 판단하기 어려운 경우가 많으므로, 그때그때 판단대로 사용해 보고, 효과가 좋지 않으면 변방(變方)하는 방식으로 치료를 진행하면 된다.

❹방광신경증·과민성방광

방광의 경련성 빈뇨, 조금씩 빈뇨를 보이며 잔뇨감이 있어 소변이 기분 좋지 않게 나올 때 사용한다.

❺수술 후 협착에 따른 통증

❻소아의 반복성 제산통(臍疝痛)

### 작약감초탕류

작약감초탕은 사지는 물론, 기타 골격근뿐 아니라 내장 평활근의 경련과 경련성 통증에도 널리 사용된다.

『의학심오(醫學心悟)』에는 담석·신장결석·위경련·장산통·방광경련·담도이상운동 등의 경련성 통증에 응용한다. 또한 기관지의 경련성 기침이나 기관지천식에도 사용된다. 이렇듯 그 적용범위는 매우 넓다. 하지만 작약에는 몸을 차갑게 하는 작용이 있어 주의가 필요한 경우가 있다. 바로 복통이 있는데 내장의 냉증이 있는 경우이다. 이때는 계지·당귀·부자 같은 따뜻하게 하는 약물을 배합하여 소건중탕, 계지가작약탕, 당귀건중탕으로 만들어 사용하며, 이렇게 하면 장기사용도 가능해진다.

계지가작약탕은 냉증 환자의 장관경련으로 인한 복통이나 경련성 변비, 이급후중(裏急後重)을 보이는 설사, 방광의 경련성 빈뇨 등에 사용한다. 몸이 야위고 허약한 경련성 체질인 사람에게는 여기에 추가로 교이를 더하여 소건중탕, 자한(自汗)·도한(盜汗)을 동반한 경우에는 여기에 또 황기를 추가하여 황기건중탕으로 사용한다. 당귀건중탕은 소건중탕에 당귀를 추가한 것인데 당귀는 자궁경련을 완화시켜 통증을 멈추는 작용이 있어, 월경통 등의 증상이 있을 때 자주 배합한다.

| 작약감초탕 | | | |
|---|---|---|---|
| + | + | + | + |
| 계지 | 계지 | 계지 | 계지 |
| 생강 | 생강 | 생강 | 생강 |
| 대조 | 대조 | 대조 | 대조 |
| | 교이 | 교이 | 교이 |
| | | 황기 | 당귀 |
| 계지가작약탕 | 소건중탕 | 황기건중탕 | 당귀건중탕 |

# 소건중탕(小建中湯)

『상한론(傷寒論)』, 『금궤요략(金匱要略)』

### 구성

계지·작약·감초·생강·대조·교이

### 주치

❶「傷寒, 陽脈濇, 陰脈弦, 法當腹中急痛, 先與小建中湯, 不差者, 小柴胡湯主之」『상한론(傷寒論)』

❷「傷寒, 二三日, 心中悸而煩者, 小建中湯主之」『상한론(傷寒論)』

❸「虛勞, 裏急, 悸, 衄, 腹中痛, 夢失精, 四肢痠疼, 手足煩熱, 咽乾口燥, 小建中湯主之」『금궤요략(金匱要略)』

❹「男子黃, 小便自利, 當與虛勞小建中湯」『금궤요략(金匱要略)』

❺「婦人腹中痛, 小建中湯主之」『금궤요략(金匱要略)』

### 약능과 방의

❶작약·감초(=작약감초탕)·대조……경련성 통증을 개선한다.

❷계지·생강……작약의 한성(寒性)에 의한 폐해를 예방한다.

❸교이……완화약

### 해설

계지가작약탕에 교이를 추가한 것으로 복통에 쓰는 처방이다. 몸이 야위고 허약, 병후(病後), 산후(産後) 등 피로하고 약해졌을 때 교이를 추가한다.

### 적용병태

❶계지가작약탕과 비슷하며 계지가작약탕보다 몸이 야위었고 잘 피로해 지는 병태

❷교이가 배합되어 있기 때문에 복용하기 편하여, 소아에게 자주 사용한다

### 적용질환

❶반복성 소아제산통(小兒臍疝痛)

제산통은 야간에 잘 일어난다. 과민성대장증후군은 낮에 잘 일어나며 야간에는 잘 일어나지 않는다. 소아제산통은 발달단계 연령에 따라, 과민성대장증후군은 스트레스로 인해 발생하는 경우가 많다.

**❷부인산후·월경 시 복통**

수체(水滯)가 있을 때 사용하는 당귀작약산과는 달리 수체가 없는 경우에 적용한다.

**❸경련성 변비**

소아의 경련성 변비에 응용한다. 단단할 때는 토끼똥, 부드러울 때는 변이 가늘고 시원치 않다.

**❹과민성대장증후군**

**❺방광신경증·과민성방광**

**❻치핵의 경련성 탈출형**

**❼담석증 발작, 요관결석 발작**

## 소아 장관경련성 통증

『유취방광의(類聚方廣義)』 작약감초탕 항에는 "아이가 야간에 갑자기 울어 종종 응급실에 달려간다. 병원에 도착할 때 즈음에는 나아있는 경우가 많다" 이것은 한방에서 말하는 산통(疝痛), 곧 장관의 경련성 통증이다. 이러한 증상이 있을 때, 작약감초탕을 바로 투약하면 잘 듣는데, 일반적으로는 소건중탕을 장기 복용시킴으로써 재발을 억제할 수 있다.

## 건중탕류와 사군자탕류

건중탕류를 적용해야 할 소화관은 '과긴장상태'이며, 사군자탕류는 '이완상태'에 적용한다. 병태가 다르다는 것에 주의해야 한다.

소건중탕은 예로부터 허로병(虛勞病) 처방이었다. 「중(中)」 곧, 복부기능을 튼튼하게 하며 만성허약자, 쉽게 피로해지는 병에 사용하는 처방이다. 겉보기에는 후세의 사군자탕이나 보중익기탕과 비슷해 보이지만, 사군자탕류나 보중익기탕을 적용할 소화관은 이완된 무기력상태, 곧

위장 자체가 퍼져있어 연동이 적어지고, 소화관 전체의 운동과 소화기
능도 쇠약하여 식욕도 없고, 먹더라도 바로 배가 부르며, 먹은 음식을
몸이 제대로 사용하지 못하는 상태이다. 몸은 무겁고 기력도 없으며 사
지권태를 느끼고, 누웠다하면 바로 잠드는 상태가 대상이 된다.

소건중탕류는 관강장기, 특히 위의 과긴장에 의한 소식(小食)과 위
장 연동항진에 의한 영양장애 위주의 허약과 쉽게 피로함에 쓴다. 배
합되어 있는 '작약-감초' 조합은 관강장기의 과긴장을 완화시키고 위
장의 긴장항진, 과민성대장증후군, 경련성 변비, 반복성 제산통, 분문
유문 식도의 경련, 방광 긴장항진에 따른 빈뇨나 야뇨……등 경련성
체질자의 영양장애, 허약, 쉽게 피로함에 사용한다.

사군자탕류, 보중익기탕은 반대로 무기력에 체력저하 상태일 때 쓴
다. 따라서 사군자탕류는 '인삼-백출' 조합을 중심으로 구성되며 진피
승마 등을 가감하여 쇠퇴해진 위장의 움직임을 고무시키도록 설계되
어 있다. 같은 비위허(脾胃虛)지만 소건중탕과는 완전히 상반되는 병
태라는 것에 주의할 필요가 있다.

이 중 소아는 경련적 과민적 경향인 경우가 많고, 고령자일수록 무
력적 무기력적 경향을 보인다. 이것이 소아기에는 소건중탕을 사용할
일이 많고, 고령자가 되면 보중익기탕류를 사용할 일이 많은 이유로
생각해 볼 수 있겠다.

## 건중탕류

허로(虛勞)일 때는 자한(自汗)·도한(盜汗)을 동시에 보이는 경우가
있는데, 여기에는 황기건중탕(→60페이지)이 좋다.

염증증상이 없이 몸이 냉하다는 것을 "소변자리(小便自利)"로 표현
해 둔 것이다. 염증이 없이 발한이 적기 때문에 소변량이 청장(淸長)
하게 많다. 담관연축을 '작약-감초' 조합으로 완화함으로써 담석이 배
출되고, 그 결과 황달이 치료되는 것이다.

여성의 복통일지, 남성의 복통일지 구분할 필요는 없다. 다만 자궁
그 외의 부인과질환에 의한 복통에는 당귀건중탕(→57페이지)을 더
자주 쓴다.

# 당귀건중탕(當歸建中湯)

『금궤요략(金匱要略)』

### 구성

당귀·계지·작약·감초·생강·대조·(교이)

### 주치

「治 婦人産後虛羸不足, 腹中刺痛不止, 吸吸少氣, 或苦少腹中急, 摩痛引腰背, 不能食飲」『금궤요략(金匱要略)』

### 약능과 방의

❶작약·감초(=**작약감초탕**)……관강장기의 경련성 통증을 개선한다.

❷당귀……자궁근 경련성 통증을 개선한다.

❸계지·당귀……약성이 온(溫)하며 작약의 한성(寒性)을 견제한다.

❹계지·대조·감초……항불안작용이 있다.

❺교이……만약 허로(虛勞)로 쉽게 피로하고 허약하다면 교이를 추가한다.

### 해설

당귀건중탕은 주치에 적혀있듯 산후 복통을 치료할 목적으로 조합된 처방이다. 계지가작약탕 또는 소건중탕에 당귀를 추가한 것이다. 당귀는 자궁근육의 경련성 통증을 제거하는 작용이 있어 월경통에 상용적으로 배합된다. 작약은 그 약성이 한(寒)하므로 열성 복통에는 좋지만 냉증 설사나 복통에 사용할 때는 일반적으로 온성 약물을 배합해야 한다. 당귀나 계지는 온성이므로 당귀건중탕의 당귀, 계지는 이렇게 작약의 한성을 견제한다는 의미도 가지고 있다.

작약감초탕에 계지·당귀·생강 같은 따뜻하게 하는 약물이 배합된 처방이라고 생각하면 부인 산후뿐 아니라 보다 폭넓은 운용이 가능할 것이다.

### 적용병태

당귀 배합을 통해 계지가작약탕이나 소건중탕의 적용병태가 확대되어, 자궁근 경련성 통증에까지 그 적용범위가 넓어졌다.

2

기체(氣滯)와 이기제(理氣劑)

**❶월경통·산후복통**

당귀작약산의 적용병태와 달리 수체(水滯)는 없다.

**❷경련성 복통, 과민성대장증후군**

**❸담석증·요관결석의 경련성 통증**

담석이나 요관결석에 의한 담낭, 요관의 과긴장·연축에 의한 통증에 적용한다. 염증성, 곧 열이 있을 때는 적용하지 않는다.

**❹방광·요도의 경련성 통증**

평소부터 방광긴장이 심하여 방광용량이 작아져 빈뇨가 발생한 사람에게 적용한다.

**❺경련성 내치핵 돌출 및 경련성 탈항**

직장도 경련성 상태가 되어 경련성 변비가 생기고, 소량씩 여러 번 변을 보다보니 치핵이나 탈항이 발생한 사람에게 응용한다.

## 부인복통에 대한 「당귀건중탕」과 「당귀작약산」

두 처방 모두 원전에서는 부인복통에 사용하도록 하고 있다. 그 감별점은 적용병태 상 수체(水滯)의 유무에 있다. 당귀작약산의 적용병태에는 수체가 있고, 당귀건중탕에는 수체가 없다.

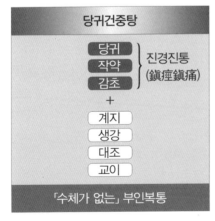

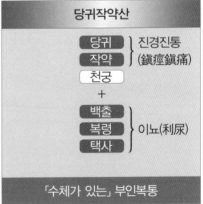

## 관강장기의 과긴장·연축을 기본병태로 하는 기능성 질환

과민성대장증후군이나 과민성방광 등에 계지가작약탕이나 건중탕류 등, 작약감초탕을 기본으로 하는 처방을 응용할 수 있다. 비슷하게 사역산처럼 '시호–지실–작약–감초' 조합을 가진 처방도 응용할 수 있다. 구성약물로 시호가 포함된 처방을 한방에서는 간기울결(肝氣鬱結)로 표현하는 병태, 곧 뭔가 신경 쓰이는 일로 관강장기의 과긴장·연축(기체(氣滯)) 등을 일으킨 병태에 사용한다. 가미소요산은 '시호–작약–당귀–감초'가 배합되어 있고, '시호–작약'으로 소간해울(疏肝解鬱)하며, 여기에 추가로 '당귀–작약–감초' 조합도 포함되어 있어, 자궁연축에 따른 통증에까지 응용할 수 있게끔 응용범위가 확장되어 있는 편이다.

| 관강장기의 과긴장·연축을 기본병태로 하는 기능성질환 | | | |
|---|---|---|---|
| 작약 | 작약 | 시호 | 시호 |
| 감초 | 감초 | 작약 | 작약 |
| 계지 | (당귀) | 감초 | 감초 |
| 생강 | 계지 | 지실 | 당귀 |
| 대조 | 생강 | | 박하 |
| | 대조 | | 복령 |
| | 교이 | | 백출 |
| | (황기) | | 목단피 |
| | | | 산치자 |
| | | | 생강 |
| | | | '시호–작약' 조합의 소간해울(疏肝解鬱) 작용이 추가 |
| 계지가작약탕 | 건중탕류 | 사역탕 | 가미소요산 |

# 황기건중탕(黃耆建中湯)

『금궤요략(金匱要略)』

### 구성

작약·감초·황기·계지·대조·생강·교이

### 주치

「虛勞, 裏急, 諸不足, 黃耆建中湯主之」『금궤요략(金匱要略)』

### 약능과 방의

❶계지·작약·생강·대조·감초(=**계지가작약탕** → 51페이지)

❷황기……자한(自汗)·도한(盜汗)을 개선한다.

❸교이……몸이 야위고 허약한 사람이 쉽게 피로한 경우(허로).

### 해설

소건중탕에 자한(自汗)을 개선할 수 있는 황기를 추가한 처방이다.

### 적용병태

**소건중탕의 적용병태에 자한(自汗)·도한(盜汗)이 동반된 경우**

### 적용질환

소건중탕 적용질환에 준한다.

# 반하후박탕(半夏厚朴湯)

『금궤요략(金匱要略)』

### 구성

반하·후박·복령·생강·소엽

### 주치

❶「婦人, 咽中如有炙臠, 半夏厚朴湯主之」『금궤요략(金匱要略)』

❷「胸滿, 心下堅, 咽中帖帖, 如有炙肉臠, 吐之不出, 咽之不下」『비급천금요방(備急千金要方)』

❸「칠정상(七情傷)이 있어 장기평(臟氣平)을 유지하지 못하게 되어, 심복창만(心腹脹滿)한 것을 치료한다. 또한 칠정기울(七情氣鬱)로 결취담연(結聚痰涎)하여 솜 같은 것이 인후 사이에 걸려 토하려 해도 토해지지 않고, 삼키려 해도 내려가지 않는 것과 중완비색(中脘痞塞)하여 상기천급(上氣喘急)하는 것을 치료한다」『중방규거(衆方規矩)』

### 약능과 방의

❶후박·소엽·반하·복령……항우울작용

❷반하·생강……진구작용(鎭嘔作用)

❸반하·복령·생강(=소반하가복령탕)·후박·소엽……이수작용

❹후박……평활근 진경작용(鎭痙作用)

❺후박·반하……후박은 기관지 경련에 의한 경련성 기침을 진정시키며, 반하는 진해작용이 있다.

### 해설

이 처방은 소반하가복령탕에 후박과 소엽을 추가한 처방으로 생각되며, 소반하가복령탕을 사용할 수 있는 구토·딸꾹질·담음(痰飮, 위염) 같은 증상은 기본이고, 식도·분문 위의 경련이나 긴장이 항진되어 발생한 인두부 이물감, 명치부 팽만감과 막힌 느낌을 호소하는 경우, 또는 인후부 부종에 의한 쉰목소리, 안면과 사지부종, 마지막으로 기관지경련에 의한 경련성 기침에까지도 사용할 수 있다.

　　후박은 관강장기의 과긴장·연축에 의한 위나 복부의 팽만감이나 복통, 배가 꼬이는 것 같은 느낌, 흉부 팽만감, 기침이나 천식을 치료한다. 식도·분문부의 경련에 의해 인후부에 구운 고기가 걸려있는 것 같은 느낌이 들며 토하려 해도 나오지 않고 삼키려 해도 삼켜지지 않는 증상이 있을 수 있다. 하지만 식사를 할 때는 음식물이 부드럽게 위로 들어가며 이물감이 없다. 위의 긴장이 항진되면, 위의 형태가 우각위(牛角胃)처럼 작아져 바륨이나 음식물을 섭취해도 확장되지 않는다. 따라서 조금만 음식을 먹어도 바로 위가 가득 찬 것처럼 팽만감이 생겨 고통스럽고, 한 번에 많은 음식을 먹을 수 없게 된다.

　　기관·기관지에 이러한 이상이 생기면 흉부 팽만감과 천식·기침이 일어난다. 후박은 이러한 경련성 기침에 적용할 수 있다.

　　소엽은 우울한 기분을 치료한다. 또한 진구작용(鎭嘔作用)과 건위작용(健胃作用)이 있다. 후박에도 항우울작용이 있으며, '반하-복령' 조합에도 진정작용이 있다.

　　'후박-반하-복령-소엽-생강' 조합에는 이수작용이 있어 인후부 부종에 의한 쉰 목소리, 안면·사지부종에 사용한다.

### 적용병태

❶기체(氣滯) 즉 위·식도의 과긴장·경련. 이에 따른 인두부 이물감, 명치부 팽만감과 비색감(이기작용〈理氣作用〉)

❷오심·구토(이기작용〈理氣作用〉)

❸인두부 부종에 따른 쉰 목소리, 안면·사지부종(이수작용〈利水作用〉)

❹말초성·중추성 기침, 기관지 경련성 기침, 심인성 기침(진해작용)

❺우울증상(향정신작용)

### 적용질환

❶식도경련, 분문부 및 유문부 경련, 위 긴장항진

❷인후부 이상감각

❸오심·구토

❹기도 경련성 기침

　　기관지천식, 경련성 기침, 심인성 기침, 백일해 기침(이 경우, 소시호탕합반하후박탕)

❺성대부종

❻불안신경증, 불안 우울 기분

## ──── 반하후박탕의 병태에 대해

『비급천금요방(備急千金要方)』, 『중방규거(衆方規矩)』에는 「흉만(胸滿)」, 「심하견(心下堅)」, 「심복창만(心腹脹滿)」, 「중완비만(中脘痞滿)」에 쓴다는 기록이 있는데, 이러한 증상은 모두 위의 긴장·유문전정부의 긴장이 병태인 상황이라고 볼 수 있다.

『중방규거(衆方規矩)』에서는 「인중자련(咽中炙臠)」의 원인으로 「칠정(七情)」이라는 정신적 요인이 있음을 언급했다. 정신적 요인에 의한 기체(氣滯), 곧 위의 과긴장이 기저 병태인 것이다.

후박의 약능에 대해 야마모토 이와오는 임상과 위 투시검사[2] 등의 경험을 통해 식도에서 직장까지 이르는 소화관 전체의 긴장이나 경련을 완화시킨다고 했다. 인중자련은 식도 일부의 경련성 수축이라고도 했다. 『중방규거(衆方規矩)』에 언급된 「상기천급(上氣喘急)」은 기가 올라온 천급으로, 곧 호흡곤란을 치료할 수 있는 것으로 생각된다. 이 호흡곤란 역시 기관지 경련에 의한 호흡곤란이다.

## ──── 반하후박탕 사용법❶

매핵기·인중자련 같은 인두부 이물감이나 칠정에 의한 기울 등의 증상이 있는지에 꼭 구애받지 말고, 「위 상태가 좋지 않으며 오심이나 구토가 있고, 가슴에 막힌 느낌이 있으며, 조금만 먹어도 명치부에 팽만감(위의 과긴장)이 생겨 힘들다」 싶을 때 사용하는 것이 좋다. 또한 이 처방을 단독으로 사용하지 말고, 급·만성위염 환자에서 오심·구토, 조금만 먹어도 위부 팽만감이 있거나 막힌 느낌이 들어 힘들다고 할 때 다른 처방에 합방해서 사용해도 좋다. 이렇게 사용해 보면 적응증을 찾기 편하다.

---

2) 역자 주: 여기에서는 상부위장관 엑스레이 검사와 상부위장관 내시경검사를 포괄하는 용어로 사용되었다.

## 반하후박탕 사용법❷

반하후박탕에는 기관지·소화관의 과긴장(기체〈氣滯〉)을 개선하는 작용과 이수작용(利水作用), 우울감을 개선하는 향정신작용이 있으며, 오심·구토를 동반한 위염을 치료하는 작용도 있다.

반하후박탕에도 다양한 효과가 있다. 소반하가복령탕에 후박과 소엽을 추가한 처방이라고 생각하면, 구토·기침·딸꾹질·위염 같은 증상은 기본이며, 식도·분문 위의 경련이나 긴장이 항진되어 발생한 인후부 이물감, 명치부 팽만감과 비색감, 또는 인후부 부종에 의한 쉰목소리, 안면·사지부종에까지 사용할 수 있다. 기관지 경련에 의한 경련성 기침에도 사용할 수 있다. 특히 기침을 계속 하다 보니 언젠가부터 안면이나 눈꺼풀이 붓는다고 할 때 가장 좋은 효과를 낼 수 있다. 또는 심인성 기침에도 사용한다.

따라서 반하후박탕은 신경질적 성격이나 우울 같은 심인성(心因性) 인자 유무에 관계없이 위염 등으로 오심·구토·딸꾹질·트림, 명치부 팽만감, 복부 팽만감이나 배가 꼬이는 듯한 증상, 기침, 호흡곤란, 성대부종에 의한 쉰목소리, 부종에 다른 처방과 함께 가감·합방하여 사용하면 좋다.

대부분의 쉰목소리는 성대 부종을 동반한다. 감기에 걸려 목소리가 쉰 경우, 계지탕이나 소시호탕 등과 합방하여 사용하면 좋겠다.

**매핵기, 인중자련, 심인성 요소가 꼭 동반되어야 하는 것은 아니다!**
**적용병태에 해당된다면 합방·응용해보자!**

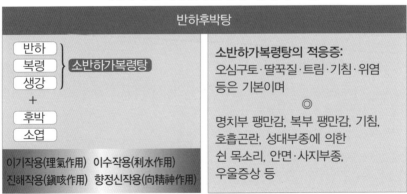

| 반하후박탕 | |
|---|---|
| 반하<br>복령<br>생강 〉 소반하가복령탕<br>+<br>후박<br>소엽 | **소반하가복령탕의 적응증:**<br>오심구토·딸꾹질·트림·기침·위염<br>등은 기본이며<br>◎<br>명치부 팽만감, 복부 팽만감, 기침,<br>호흡곤란, 성대부종에 의한<br>쉰 목소리, 안면·사지부종,<br>우울증상 등 |
| 이기작용(理氣作用) 이수작용(利水作用)<br>진해작용(鎭咳作用) 향정신작용(向精神作用) | |

# 복령음(茯苓飮)

『금궤요략(金匱要略)』

### 구성

진피·지실·생강·백출·복령·인삼

### 주치

「治 心胸中有停痰宿水, 自吐出水後, 心胸間虛, 氣滿不能食. 消痰氣, 令能食」『금궤요략(金匱要略)』

### 약능과 방의

❶진피·지실·생강……유문경련, 역연동운동을 진정시키고, 연동운동을 항진시킨다.

❷백출·복령·생강……위내정수(胃內停水)를 제거한다(이수약〈利水藥〉).

❸인삼……심하비(心下痞)를 치료한다.

### 해설

복령음은 '진피-지실-생강' 조합으로 유문경련을 제거하여 연동운동을 순조롭게 만들고, '복령-백출' 조합으로 위내(胃內) 수분을 제거하여 소화관 통과장애와 유음(留飮)을 완화시키는 처방이다.

복령음의 주요 약재는 지실이다. 지실은 역연동운동을 억제하고, 연동운동을 빠르게 하며, 율동운동을 정상화시켜 하방(下方)으로의 운동이 원활해지게 한다. 이 효능을 강기작용(降氣作用)이라고 한다.

'복령-백출-생강' 조합으로 위내 수분을 제거하며 '진피-백출-생강-인삼' 조합은 식욕을 키우며 건위작용(健胃作用)이 있다. 복령음이 적합한 위내정수(胃內停水; 유음〈留飮〉, 정담〈停痰〉, 숙수〈宿水〉)는 위에 과도한 긴장이 있어 유문의 경련성 통과장애가 생긴 결과, 위내정수가 발생한 상황이다. 또한 「마음껏 먹을 수 없다」는 호소를 하는 하는데, 식욕이 없는 것이 아니라 유문 통과장애로 먹더라도 바로 팽만감이 생겨 더 이상 음식을 입에 넣을 수 없게 되는 상황이다. 인삼은 명치부의 막힌 느낌과 통증을 잡기 위해 배합되어 있다. 복령음은 유문의 연축(기체〈氣滯〉)이 주요병태이며, 수체는 그로 인해 발생한 이차적인 것이다. 적용병태는 위의 과긴장 상태이며, 따라서 육군자탕류를 사용할 병태인 이완성과는 그 병태가 완벽히 다르다.

### 적용병태

**주요 병태는 위의 과긴장과 유문부 연축·역연동운동 같은 기능장애 그 결과 발생한 (이차적인) 위내정수(胃內停水)**

### 적용질환

**❶기능성소화불량**

위 과긴장과 유문부 연축에 의한 통과지연에 의한 상황이다.

식후 불편감, 조금 더 먹고 싶지만 소량 만 먹어도 바로 만복감을 느낀다. 식욕부진은 아닌데, 먹고 싶어도 먹을 수 없는 조기 포만감이다. 육군자탕을 사용할 기능성소화불량은 이완성이므로 그 병태가 완전히 다르다.

**❷위식도역류현상**

반추(反芻, rumination),[3] 트림, 탄산(呑酸) 등

**❸역류성식도염**

역류현상의 기본병태는 복령음으로 치료하고, 식도염은 청열제인 황련해독탕 같은 처방을 합방하여 해결한다.

### 복령음과 역류성식도염

역류성식도염은 위·식도 역류현상이 주요병태로, 여기에 위산역류에 따른 식도염이 추가된 병태이다.

복령음은 위의 과긴장과 유문부 및 유문괄약근의 연축에 의한 십이지장까지의 통과장애에 기인한 역류현상을 개선한다. 주요 약재는 지실이다. 지실은 소화관 연축과 역류를 개선하여 연동운동을 정상화하며 연동운동을 촉진하는 작용이 있다. 진피가 그 작용을 돕는다.

위산 역류에 의한 식도염에는 황련의 소염작용이 필요하다. 따라서 황련해독탕을 합방하여 복령음합황련해독탕으로 처방한다. 만약 구토가 있다면 복령음합반하후박탕에 황련해독탕을 합방한다. 스트레

---

3) 역자 주: 한번 삼킨 음식을 구강내로 올려 다시 삼키는 현상.

스 같은 심인(心因)이 관여되어 있을 때도 반하후박탕의 향정신작용이 포함된 복령음합반하후박탕으로 처방한다. 이는 서양의학적 병태진단과 각 처방별 적용병태를 종합적으로 사고하여 합방해 가는 예시이다.

### 순기화중탕(順氣和中湯)……역류성식도염에 응용할 수 있는 후세방

**【구성】** 진피·지실·생강·반하·백출·복령·사인·향부자·신곡·감초·황련·산치자

**【주치】** 「구토(嘔吐)·번위(飜胃)·조잡(嘈囃)·탄산(吞酸)·비민(痞悶)·애기(噯氣)·열격(噎膈)·심복자통(心腹刺痛)·오심(惡心)·담수(痰水)를 토하는 것을 치료한다」

옛사람들이 남겨둔 처방구성과 적응증을 보면 임상에 참고가 된다. 하지만 증상은 기록되어 있지만, 그 증상을 보이는 병태에 대한 기록은 없다. 처방 구성약물을 통해 처방별 적용병태와 적용할 수 있는 서양의학적 병태를 생각해 보는 것이 임상에 큰 도움이 된다.

순기화중탕은 '귤피지실생강탕가백출복령'으로 복령음이 포함되어 있으며, 구토에 대해 반하·사인이 배합되어 있고, 위염증과 위산과다에 대해 황련·산치자가 배합되어 있다. 심복자통을 잡기 위해 향부자를 배합해 두기도 했다. 신곡은 소화약이다.

적용병태는 위의 과긴장, 위저부의 확장장애·역연동운동과 유문부·유문괄약근의 과긴장연축에 의한 십이지장까지의 배출지연이 주요병태이며, 여기에 오심·구토와 위염, 위산과다가 동반된 병태이다.

❶위 과긴장과 위염

❷위 과긴장과 위산과다

❸역류성식도염

이상이 서양의학적 적용질환이다. 심인(心因)에 대한 배려는 없다. 따라서 이 상태에 심인성 인자가 동반되었다면 사역산 같은 처방의 합방을 고려해 봐야 한다.

# 복령음합반하후박탕(茯苓飮合半夏厚朴湯)

일본경험방

### 구성

복령음에 반하후박탕을 합방한 것.

진피·지실·생강·백출·복령·인삼·반하·후박·소엽

### 해설

복령음에는 오심·구토에 대한 약물이 배합되어 있지 않다. 오심·구토가 있으면 반하후박탕을 합방한 복령음합반하후박탕을 사용한다. 또한 불안·우울 등이 있을 때도 반하후박탕을 합방한다.

### 적용병태

**복령음 적용병태에 오심·구토가 있는 경우, 불안·우울이 동반된 경우**

### 적용질환

❶**기능성소화불량**……위 과긴장과 오심·구토가 있는 경우

❷**역류성식도염**……오심·구토가 있는 경우

복령음합반하후박탕합황련해독탕으로 사용한다.

❸**위 과긴장·역연동운동 발생에 심인(心因)이 관계된 경우**

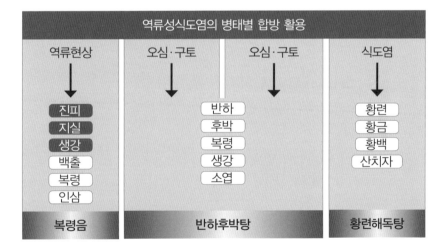

# 시박탕(柴朴湯)

일본경험방

## 구성

시호·황금·반하·생강·인삼·감초·대조·후박·복령·소엽

## 약능과 방의

❶시호·황금……소염해열작용(주로 흉협부 염증)

❷반하……진해작용(鎭咳作用), 거담작용(祛痰作用), 진구작용

❸후박……진해작용(기관지확장작용), 소화관 과긴장을 완화한다.

❹반하·복령·생강·소엽·후박(=**반하후박탕**)……이수작용

❺시호·복령·반하·후박·소엽……향정신작용

❻인삼·생강·대조·감초……건위작용(健胃作用)

## 해설

소시호탕합반하후박탕이다.

## 적용병태

소시호탕의 불안·초조·긴장상태와 반하후박탕의 기관지경련, 상부소
화관의 과긴장과 우울경향증상

## 적용질환

❶신경성 기침

❷백일해

❸상부소화관의 과긴장(인중자련〈咽中炙臠〉)

❹소아천식 체질개선

❺신경증

●────── 소아천식 체질개선에 「시박탕」

시박탕을 소아 기관지천식 체질개선에 사용한다. 계속 복용하면 발
작을 막을 수 있는 경우가 꽤 있다. 육군자탕이나 육미환을 합방하기
도 한다.

# 사역산(四逆散)

『상한론(傷寒論)』

### 구성

시호·작약·지실·감초

### 주치

「少陰病, 四逆, 其人或悸, 或咳, 或小便不利, 或腹中痛, 或泄利下重者, 四逆散主之」『상한론(傷寒論)』

### 약능과 방의

❶시호·작약······정신적 우울·초조 같은 성정의 급조(急躁, 간기울결(肝氣鬱結))를 치료한다.

❷작약·감초·지실(=**작약감초탕·지실작약산**)······관강장기의 과긴장과 연축·역연동운동을 치료한다(기체〈氣滯〉).

### 해설

사역산은 주치에 적힌 것처럼 급성열병 경과 중 발생한 열궐(熱厥, 열이 체내에 있으면서, 손발은 차가움) 상태이면서 심계(心悸)나 기침, 소변이 나오지 않거나, 복통이 있고 설사를 하며 이급후중(裏急後重)한 사람을 치료하기 위해 구성된 처방이다.

현재는 열병보다는 간기울결(肝氣鬱結), 곧 정신적 스트레스에 의한 관강장기의 과긴장연축·역연동운동에 자주 사용한다.

시호는 초조, 긴장, 불안, 우울 같은 정신적 스트레스를 해소하는 「소간해울(疏肝解鬱)」 작용이 있다. 이러한 스트레스에 동반된 자율신경지배영역의 운동기능이상(주로 소화관 같은 관강장기)이나 배부·흉협부 근긴장항진에 따른 팽만감·이상감각·결림 등에 효과가 있다. 또한 여성의 정신적 스트레스에 의한 월경불순, 유방종창에도 유효하다. 그 경우 사역산은 '시호−작약' 조합이 정동중추나 자율신경중추에 작용하여 초조·긴장을 완화하고, 자율신경을 조정하는 향정신약이 배합된 것이라 생각하며, 여기에 작약감초탕과 지실작약산이 가미된 것으로 보아 사용하는 것이다.

작약감초탕은 횡문근 경련에도 사용하는데, 특히 자율신경지배하에 있는 관강장기 평활근 경련을 풀어주는 작용과 진통작용이 매우 강하다. 담석이나 요로결석, 소화관 경련성 통증을 잡기 위해 가장 많이 사용하는 기본처방이다.

'시호–작약' 조합은 소간작용(疏肝作用)이 있어 간울(肝鬱)을 치료한다. 간울이란 정신적 우울이나 초조, 곧 감정의 급조(急躁)에 해당한다.

지실작약산의 지실은 소화관 과긴장·연축을 완화하며 역연동운동을 멈춰 정상적인 연동운동을 돕는다. 따라서 '작약–감초' 조합으로 경련을 멈추면서 지실로 소화관 율동을 호전시키는 것이다.

사역산은 '시호–작약–감초' 조합의 소간해울(疏肝解鬱) 효과를 토대로 심신증, 신경증에 많이 사용된다. '작약–감초'에 지실을 배합하여 대장·방광의 경련이나 이급후중, 방광의 경련성 빈뇨를 치료하기도 한다. 노이로제, 심신증, 정신적 스트레스가 만드는 역류성식도질환 식도경련 유문경련 같은 상부소화관 운동장애, 담도이상운동증, 담석증, 담낭염, 경련성 변비 같은 과민성대장증후군, 방광신경증, 신경성 월경불순 등에 응용된다.

다만 사역산은 기본적인 골격에 해당하는 처방이므로 사역산만 단독으로 사용하는 경우는 드물다.

| 사역산 |
|---|
| 시호 / 작약 } 정신적 스트레스·우울 개선(소간해울〈疏肝解鬱〉) |
| 작약 / 감초 } 관강장기의 과긴장·연축 완화 ······ 작약감초탕 |
| + / 지실 ······역연동운동의 정상화 } 지실작약산 |

## 적용병태

❶정신적 스트레스에 따른 관강장기의 연축, 역연동운동(간울기체〈肝鬱氣滯〉)

❷신경증

❸급성열병의 열궐(熱厥)

## 적용질환

❶노이로제, 심신증

❷정신적 스트레스로 발생한 위장신경증

❸담석증의 경련성 발작

❹방광신경증

❺치핵 경련성 탈출

❻과민성대장증후군·경련성 변비형

❼스트레스에 의한 월경불순

❽기관지천식

❾위십이지장궤양

### 간울(肝鬱)과 간울기체(肝鬱氣滯)

*

신경 쓰이는 일이 있으면 거기에 의식이 집중되어 그 외의 일이 눈에 들어오지 않는다. 그 때문에 정신적으로 우울해지거나 초조·긴장·불안 등의 감정이 생기게 된다. 이런 상황을 간울(肝鬱)이라 부르며 정신적 기체(氣滯)라고 한다.

이러한 간울(정신적 기체)로 발생한 기체(氣滯, 관강장기의 과긴장, 충임실조〈衝任失調〉 등)를 간울기체(肝鬱氣滯)라고 한다. 이것

을 치료하는 것을 「소간해울(疏肝解鬱)」이라 한다.

신경 쓰이는 일이 계속되면 정신적으로 우울상태가 되며, 초조하고 불안·긴장이나 분노의 감정을 일으켜 과민성대장증후군, 담도이상운동증, 담석증, 담즙구토, 비굴곡증후군으로 협통이나 배통, 방광신경증의 빈뇨·잔뇨감 등, 다양한 관강장기의 과긴장이나 경련을 일으키게 된다. 또한 무월경이나 월경불순 등 옛사람

들이 충임실조(衝任失調)라 부르던 증상을 보이게 된다.

옛사람들은 이러한 상황을 「간기울결(肝氣鬱結)」에 의한 「기체(氣滯)」, 「기역(氣逆)」이라 불렀고 이것을 치료하는 것을 「소간해울(疏肝解鬱)」이라 불렀다. 현대의학적으로 해석하면 신경 쓰이는 불쾌감정이 대뇌피질하 감정중추에 작용하여 시상하부 자율신경중추에 영향을 준 결과, 관강장기의 연축·과긴장 등이 발생하게 되는 심신증이나 심인반응을 일으킨 상황이다.

또한 뇌하수체에 작용하여 자율신경계, 내분비계 변조가 일어나 월경불순이나 무월경을 보인 것으로 볼 수도 있다.

옛사람들은 질병이 자연환경이나 사회환경에 영향을 받아 발생한다고 보았다. 간울기체란 질병이 사회환경, 특히 인간관계 속에서 발생한다는 것을 시사하는 표현이다.

## 간울(肝鬱)이란 "마음의 병"

자기 생각대로 세상 일이 돌아갈 때는 기쁘고 즐겁다. 신경 쓰이는 일이 생기면 우울해진다. 신경 쓰이는 일에 의식(기〈氣〉)이 집중되면 다른 일을 할 수 없게 된다. 이러한 기울(氣鬱)을 간울(肝鬱)이라 한다.

「세무서에서 호출이 왔다」, 도대체 무슨 일인가 싶어 TV를 보더라도 집중을 할 수가 없다.

「넌 안 되겠구나!」라는 말을 들은 뒤 왠지 모르게 위축되어 버렸다.

「어이~ 빨리 좀 하자고!」라는 말을 화장실에서 한 번 들은 뒤로는, 공중화장실에서 소변을 볼 때도 항상 대변칸에 들어가 일을 본다. 집에 돌아와서 소변을 보기도 한다.

「교통사고 처리 업무」를 하며 양쪽 이야기를 다 들어주는 성실한 사람.

「모친과 아내 사이에서」 양쪽 모두에게 공격받는 사람.

「시어머니와 동거하는 신혼인 아내」의 무월경.

「내 일은 내가!」라며 부하를 잘 활용하지 못하고 스스로 일에 묻혀

사는 사람.

「회사일, 가정일 모두 완벽히 하고 싶다」며 몸과 마음 모두 피폐해진 사람.

착실한 사람은 간울(肝鬱)이 되기 쉽다. 적당히 일을 처리하지 못해 지친 자신의 몸과 마음의 상태를 파악하지 못하고 과잉 반응한 결과, 피로해져 신경증 유사 양상을 보이게 된 사람이 많다.

이 사람들은 갑자기 화내거나, 공포에 사로잡히거나, 불안해하는 사람들, 곧 심한 정동반응을 보이는 사람들과는 주변 환경에 대한 반응이 조금 다르다. 곧 황련이나 산치자를 쓸 사람, 그리고 '인삼·반하·계지·대조·감초'로 대응해야 할 사람들과 다르다.

하지만 간울도 길어지면 강한 정동반응을 보이는 방식으로 변해간다. 옛사람들은 그 일부를 「간울화화(肝鬱化火)」라 불러 그 병태를 표현해 두었다.

# 대시호탕(大柴胡湯)

『상한론(傷寒論)』, 『금궤요략(金匱要略)』

### 구성

시호·황금·반하·작약·지실·생강·대조·대황

### 주치

❶「太陽病, 過經十餘日, 反二三下之, 後四五日, 柴胡證仍在者, 先與
小柴胡. 嘔不止, 心下急, 鬱鬱微煩者, 爲未解也, 與大柴胡湯下之則
愈」『상한론(傷寒論)』

❷「按之, 心下滿痛者, 此爲實也, 當下之, 宜大柴胡湯」『금궤요략(金匱
要略)』

### 약능과 방의

❶시호·황금……소염해열(消炎解熱)

❷시호·작약……소간해울작용(疏肝解鬱作用)

❸지실·작약……관강장기의 과긴장·연축·역연동운동을 개선하여,
연동운동을 촉진한다. 작약은 과긴장을 억제하며 연동운동항진을 완
화시켜 통증을 개선한다. 지실은 역연동운동을 개선하여, 연동운동
을 촉진한다.

❹반하·생강……오심·구토를 개선한다.

❺대조……반하의 조성(燥性) 부작용을 막는다.

❻대황·지실……사하작용(瀉下作用)

### 해설

대시호탕은 상한(傷寒)이라는 열병으로 소양병과 양명병 병태, 두
가지가 함께 있을 때 사용하는 처방이다. 따라서 소시호탕과 소승기
탕의 합방 가감으로 볼 수 있다.

주치 조문에 적힌대로 구역이 있을 때 승기탕 같은 '대황-망초'류로
사하하면 구토는 점차 격해져, 항상 메슥거리게 된다. 상한 같은 열병
에서 구토·오심이 있을 때 대황이나 망초 같은 한제(寒劑)로 사하시키
는 치료법은 좋지 않다. 오히려 오심·구토가 더 심해진다. 오심이 계

속되며 메슥거리고 구토가 빈발한다. 이것이 주치에 등장하는 「嘔不止. 鬱鬱微煩」에 해당하는 상태이다. 명치부를 압진하면 배꼽 근처까지 단단하고, 압박하면 통증, 구토할 것 같은 느낌이 든다. 이것이 「心下急」이다. 동시에 명치부터 복부에 걸쳐 경련성 통증이 나타난다.

이 병태일 때, 위의 긴장이 항진된 결과, 위체부부터 유문전정부에 걸친 부위가 가늘어지고 연동운동은 항진되어 과연동운동이 발생한다. 여기에 추가로 유문부가 폐색되면 위 내용물은 십이지장으로 좀처럼 이동하지 못하게 된다.

'시호-황금' 조합으로 소염해열(消炎解熱)하고 '반하-생강' 조합으로 오심·구토에 대응하며, 지실로 위의 과연동, 역연동운동을 제거하면서 유문을 열어 위 내용물이 빠르게 장으로 이동하게끔 한다. 작약은 위와 소화관 전체 근육의 경련을 멈춰 복통을 치료한다.

대시호탕은 원래 이와 같이 열병의 소양·양명의 병병기(倂病期)에 사용하는 처방인데, 현재는 심신증 같은 잡병에 사용할 일이 더 많다. 열병 이외에 사용할 때는 다음과 같은 적용병태에 사용한다.

### 대시호탕을 잡병에 사용할 경우

잡병에 사용할 경우에는 지실로 유문을 열고, 작약으로 소화관 평활근 경련을 멈추어 복통을 완화하고, '반하-생강'으로 오심·구토를 개선하며 '시호-작약'으로 소간해울(疏肝解鬱)을 도모하는 처방으로 사용한다. 이 경우 감초를 배합하여 사용하는 편이 더 좋겠다.

작약은 관강장기 평활근의 경련성 통증에 좋은데, 잡병일 경우에는 감초를 추가하여 작약감초탕의 방의가 포함되게 만드는 것이 좋다. 여기에 지실이 함께 배합되면 관강장기 운동장애인 이상운동증에도 좋다.

| 대시호탕(大柴胡湯)……심신증 같은 잡병에 사용할 때의 활용방법 | |
|---|---|
| 시호-작약 | 소간작용(疏肝作用) |
| 지실-작약 | 이기작용(理氣作用) |
| 반하-생강 | 진구작용(鎭嘔作用) |
| 시호-작약-대조-반하-대황-(감초) | 향정신작용(向精神作用) |

'시호–작약' 조합은 정신적 스트레스에 의한 불안긴장·초조 등에 유효하고, '지실–작약' 조합은 자율신경지배하 평활근의 운동기능이 상(기체〈氣滯〉·기역〈氣逆〉)에 좋기 때문에 심신증에 자주 쓴다.

곧 향정신약이 포함되어 있고, 관강장기의 과긴장·연축·역연동운동을 억제, 순연동운동을 촉진하고, 진구작용을 겸비하도록 만들어 둔 처방인 것이다.

### 적용병태

❶열병의 소양병·양명병 병병(併病)

❷염증성질환(소염해열제로써)

❸심신증·신경증(향정신약으로써)

❹체질개선

### 적용질환

❶감염증이며 소양병·양명병 병병(併病)

❷과민성대장증후군

❸위의 과긴장, 위식도역류질환

❹방광신경증

❺역류성식도염

❻담낭염·담석증

❼비만

'지실–대황' 조합으로 소화관의 연동운동을 촉진하여 음식물을 항문 쪽으로 보낸다, 식독(食毒)을 제거할 목적으로 사용한다.

❽심신증·신경증

❾기관지천식의 체질개선

## 역류성식도염에 응용

역류성식도염의 병태는 위·식도역류(유문부·유문괄약근의 경련·역연동운동)와 위산역류에 의한 식도점막의 염증이 주요병태이며, 위내정수(胃內停水)나 구토를 동반하는 경우도 있고, 스트레스 같은 심인(心因)이 관여된 경우도 있다.

유문부·유문괄약근의 연축과 역연동운동·구토의 한방적 병태는 기체(氣滯)나 기역(氣逆)이며 염증은 열증(熱證)이고, 스트레스는 간울(肝鬱)·기역(氣逆)으로 볼 수 있다.

병태에 기반한 실제 처방운용은 다음과 같다. 복령음을 기본처방으로 사용하면서, 구토나 심인성이 관여되어 있을 때는 반하후박탕 등을, 염증에는 황련해독탕을 합방하는 것이 좋다. 대시호탕을 기본처방으로 할 수도 있는데, 이때는 염증에 대하여 황련해독탕을 합방해 사용하면 좋다.

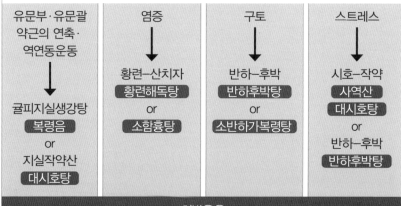

| 역류성식도염의 병태와 치료 |
| --- |

위·식도역류: 유문부·유문괄약근의 연축·역연동운동,
구토(기체〈氣滯〉·기역〈氣逆〉)

식도점막의 염증(열증〈熱證〉)

위내정수(胃內停水, 담음〈痰飮〉)

스트레스(간울〈肝鬱〉·기울〈氣鬱〉)

| 유문부·유문괄약근의 연축·역연동운동 | 염증 | 구토 | 스트레스 |
| --- | --- | --- | --- |
| ↓ | 황련–산치자 ↓ | 반하–후박 ↓ | 시호–작약 ↓ |
| 굴피지실생강탕 복령음 or 지실작약산 대시호탕 | 황련해독탕 or 소함흉탕 | 반하후박탕 or 소반하가복령탕 | 사역산 대시호탕 or 반하–후박 반하후박탕 |

| 처방운용 |
| --- |

복령음을 사용한다면 → 복령음합반하후박탕합황련해독탕

대시호탕을 사용한다면 → 대시호탕합황련해독탕

## 담낭·담도 기능이상에 대시호탕 응용

담도질환은 염증, 결석, 종양 등 기질적 질환이 많다. 하지만, 자율신경지배하에 있는 기관은 정신적 스트레스의 영향을 쉽게 받는다. 담낭·담관의 이상운동에 의한 통증은 늑골 밑·흉협부의 당김과 통증, 명치부통증으로 나타나며, 심하비경(心下痞硬)·구토 등을 동반하는 경우도 있다.

담도의 경련성 통증과 연동운동이상에는 지실작약산을 주로 사용하고, 흉협부 통증에 '시호-작약' 조합을 배합하여, 이른바 사역산을 주요 병태에 따라 가감하여 처방을 구성하게 된다. 발열에는 '시호-황금' 조합을 배합하고, 황달에는 인진호탕을 배합한다. 간농양이 있으면 치자대황탕을 합방한다. 실제 임상에서는 대시호탕에 가감하는 경우가 많다.

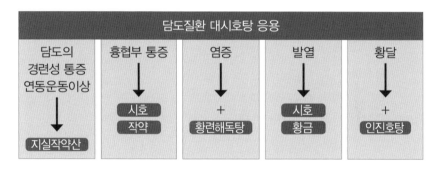

옛사람들은 담석이나 담도질환을 감별하기 어려웠던 것 아닌가 싶다. 서양의학적 해부생리 지식을 가지고 있는 우리로서는 담석발작과 거기에 이어지는 담도질환을 감별하는 것이 어렵지 않다. 옛사람들이 보기에 복부통증은 기체(氣滯)에 해당했는데, 우리로서는 이 경우 담석에 의한 담도 기능이상·연축인 것이며, 이는 곧 오디근의 연축에 해당한다. 그리고 기체란 관강장기의 연축·경련 같은 기능이상을 의미한다. 대황은 열이 있는 황달에도 사용된다. 이담작용이 있고, 담즙분비를 증가시켜 간염이나 담석증으로 발열을 동반한 황달일 경우에 삼황사심탕, 그리고 인진호탕을 추가한다. 또한 인진호탕의 의미로 '인진호-산치자' 조합을 추가하여 사용하기도 한다.

# 소시호탕(小柴胡湯)

『상한론(傷寒論)』, 『금궤요략(金匱要略)』

### 구성

시호·황금·반하·생강·인삼·대조·감초

### 주치

❶「傷寒五六日, 中風, 往來寒熱, 胸脇苦滿, 嘿嘿不欲飮食, 心煩喜嘔, 或胸中煩而不嘔, 或渴, 或腹中痛, 或胸下痞鞕, 或心下悸小便不利, 或不渴身有微熱, 或咳者, 小柴胡湯主之」『상한론(傷寒論)』

❷「嘔而發熱者, 小柴胡湯主之」『금궤요략(金匱要略)』

❸「傷寒中風, 有柴胡證, 但見一證便是, 不必悉具」『상한론(傷寒論)』

### 약능과 방의

❶시호·황금……소염해열(消炎解熱).

❷반하·생강……오심·구토를 치료한다.

❸반하·감초·대조……진해작용(鎭咳作用).

❹인삼·대조·감초……반하의 조성(燥性)에 의한 부작용을 예방한다.

❺반하·생강·인삼·감초·대조……건위작용(健胃作用)

❻시호·반하·감초·대조……향정신작용

### 해설

소시호탕은 주약이 '시호-황금-반하' 조합이며, 시호와 황금으로 소염해열, 반하는 오심·구토개선과 진해작용이 있어, 위염·기관지염 같은 염증상태에 유효하다. 따라서 열병으로 구고(口苦), 구토, 해수(咳嗽)가 있을 때 사용하는 처방이다. 인삼은 명치부의 갑갑함·통증, 대조는 반하의 건조한 성질을 억누르며 신체를 윤택하게 하기 위해 배합한다. 생강은 반하를 도와 구토를 멈추며, 건위효과가 있다.

### 적용병태

❶**열성질환에 응용……열병의 소양병기(少陽病期)**

소시호탕은 열병의 소양병기에 사용한다. 그 병태는,

| 시호의 약능 | ❶해표(解表), 퇴열(退熱)작용 |
|---|---|
| | ①외감병 표증(오한·발열 또는 왕래한열)을 해소하는 작용<br>②해열작용, 항염증작용 |
| | ❷소간해울(疏肝解鬱)작용 |
| | ①정신적 스트레스 제거, 진정작용·진통작용<br>②정지·정동(스트레스)이 시상하부나 뇌하수체에 작용하여 발생한 자율신경계·내분비계실조를 치료하는 작용 |
| | ❸승양거함(升陽擧陷), 승제작용(升提作用) |
| | ①근육의 긴장·수축력을 강력하게 하는 작용<br>②만성설사에 사용하는 경우가 있다.<br>③탈항·자궁탈에 사용한다. |

①특징적인 열의 형태는 왕래한열(往來寒熱)이다.

②염증이 주로 있는 부위는 흉협부이며, 폐·기관·늑막·간·췌장 등 횡격막을 중심으로 위아래에 위치한 장기 부위이다. 그리고 인후부·측경부·귀의 염증에도 사용한다.

소양병의 열은 화해(和解)라는 발한(發汗)도 하법(下法)도 아닌 치료법으로 잡는데, 시호와 황금이라는 소염해열효과를 가진 약물을 주요 약재로 쓴다. 소시호탕이 그 대표처방이다. 대시호탕, 시호계지탕, 시호계지건강탕, 시호가용골모려탕 등은 모두 시호와 황금 조합이 있어 소염해열한다.

❷향정신약으로 응용

『상한론(傷寒論)』에서는 소시호탕을 주로 소염작용으로 사용했지만, 일반 잡병에는 시호의 소간해울작용(疏肝解鬱作用)을 이용하여 향정신약으로 사용한다. 소시호탕에 계지탕을 합방한 시호계지탕이나 소요산 및 소시호탕합계지복령환(여기에는 시호계지탕이 포함됨)을 월경전증후군에 사용한다. 따라서 정동중추인 시상하부의 자율신경계에 작용하여 자율신경-내분비계 조절작용을 가지고 있다고 생각할 수 있겠다.

### 적용질환

#### 열성질환

**❶감염증 중 화법(和法)을 써야 할 시기(소양병기)**

태양병도 양명병도 아닌 중간의 반표반리(半表半裏) 시기

**❷감염증 급성기**

①태양병이더라도 마황탕이나 갈근탕을 사용하면 식욕이 없어지거나 오심·위 상태가 나빠지는 사람에게는 처음부터 소시호탕을 합방하도록 한다.

②입이 쓰다, 침이 끈적거린다, 오심 같은 위의 증상이 있을 때는 소시호탕을 위주로 사용하면서, 갈근탕류를 합방한다.

③감염증 열감형(熱感型, 온병)에 갈근탕가석고를 사용할 때는 소시호탕을 합방한다.

④양약 해열제·소염제·항생제를 사용할 때는 소시호탕을 병용한다.

**❸화농성염증**

①위가 약하고 식욕이 없으며, 입이 쓰다면 소시호탕합길경석고를 사용한다.

②만성편도염, 부비동염, 만성중이염에서 항생제가 그다지 효과가 없을 경우에도 소시호탕합길경석고, 갈근탕합길경석고합소시호탕을 사용한다.

**❹호흡기질환 염증**

상기도염, 기관지염으로 기침·객담 등의 증상이 있을 경우, 일반적으로 소청룡탕합마행감석탕을 사용한다. 만약 식욕부진, 오심·구토, 흉협부가 당기는 듯한 통증이 있을 경우에는 소시호탕을 합방한다.

**❺발한금기의 열병**

산후빈혈, 체력저하, 자한(自汗)이 많은 열병에는 발한요법을 사용할 수 없다. 방광염이 병발한 경우에도 발한요법은 방광염을 악화시킬 수 있다.

이럴 경우 소시호탕을 사용한다.

**❻이장열[4]을 보이는 열병**

---

4) 역자 주: 하루 동안 체온이 1도 이상 오르내리고, 최저 체온이 37도 이상으로 열이 나타나는 상황을 보이는 열병

신우신염, 담낭염, 산욕열 등 신체 심부 장기의 화농성 염증은 이 장열을 보이는 경우가 많다. 이럴 때 대시호탕이나 소시호탕을 기본 으로 다른 처방을 병용한다.

### ❼급성간염

급성간염은 소시호탕합황련해독탕(소량)을 사용하며, 황달이 있으 면 인진호탕이나 인진오령산을 합방한다.

### ❽소아 감염증

소아 열병은 소시호탕을 기본으로 다른 처방을 합방한다.

### 부인과질환

### ❶월경 중 열병

월경 중 발열에 소시호탕을 사용한다.

### ❷성기 염증

난관·난소·자궁 등의 염증 때문에 발열이 있으면 소시호탕을 기본 으로 쓴다.

### ❸부인잡병

월경 중 두통에는 소시호탕이 잘 듣는 경우가 많다. 특히 이유 없 는 무월경에는 소시호탕합계지복령환, 시호계지탕을 사용한다.

소시호탕, 사물탕, 당귀작약산, 계지복령환, 향소산을 조합하여 배 합한 처방은 부인잡병(婦人雜病)의 심신증, 자율신경·내분비계의 이 상, 갱년기장애, 월경전증후군 등 다양한 병태에 응용할 수 있는 기본 처방이 된다.

### 신경증·심신증

시호는 초조·불안긴장을 치료한다. 중추성으로 작용하여 감정·정 동을 조정하며, 시상하부에서 뇌하수체에까지 작용하여 자율신경계· 내분비를 조정하는 것이 아닐까 생각된다.

사물탕은 뇌하수체 이하 난소·자궁에 작용하여 내분비·자율신경 이상을 조정하는 것이 아닐까 임상경험을 통해 생각하고 있다.

소시호탕, 시호계지탕, 시호계지건강탕, 시호가용골모려탕, 대시호 탕, 사역산 등은 모두 신경증·심신증에 응용할 수 있는 처방이다.

## 소시호탕 사용법

소시호탕은 '시호–황금' 조합이라는 항염증약물을 주요 약재로 배합한 소염제로 만들어 진 처방으로『상한론(傷寒論)』에서는 열병 시 발한법과 하법을 사용할 수 없을 때 쓰는 화법(和法) 처방으로 등장한다. 화법은 청열법 중 하나로 생각할 수 있다.

그런데 약물 배합을 살펴보면, '반하–생강' 조합은 진구(鎭嘔) 작용이 있으며, '인삼–반하–생강–대조–감초'는 위장약이다. 여기에 '시호–황금'이 배합되어 있는 것이라고 생각해보면, 위염 같은 염증성 상태일 때 위장약으로도 응용할 수 있다.

식상(食傷)에 의한 설사를 동반한 경우에는 평위산 또는 오령산을 합방하여 시평탕, 시령탕으로 사용한다.

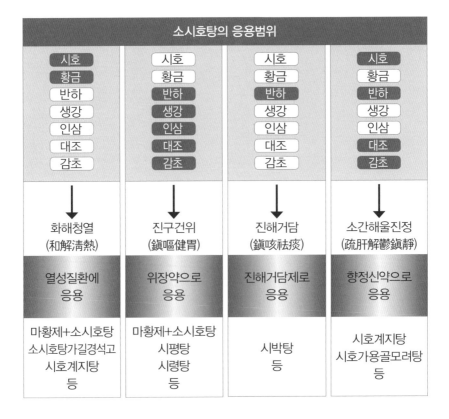

| 소시호탕의 응용범위 | | | |
| --- | --- | --- | --- |
| 시호<br>황금<br>반하<br>생강<br>인삼<br>대조<br>감초 | 시호<br>황금<br>반하<br>생강<br>인삼<br>대조<br>감초 | 시호<br>황금<br>반하<br>생강<br>인삼<br>대조<br>감초 | 시호<br>황금<br>반하<br>생강<br>인삼<br>대조<br>감초 |
| ↓ | ↓ | ↓ | ↓ |
| 화해청열<br>(和解淸熱) | 진구건위<br>(鎭嘔健胃) | 진해거담<br>(鎭咳祛痰) | 소간해울진정<br>(疏肝解鬱鎭靜) |
| 열성질환에<br>응용 | 위장약으로<br>응용 | 진해거담제로<br>응용 | 향정신약으로<br>응용 |
| 마황제+소시호탕<br>소시호탕가길경석고<br>시호계지탕<br>등 | 마황제+소시호탕<br>시평탕<br>시령탕<br>등 | 시박탕<br>등 | 시호계지탕<br>시호가용골모려탕<br>등 |

또한 반하를 주약으로 하여 '인삼–대조–감초–생강' 조합을 추가한 진해약으로도 사용할 수 있다.

'시호–반하–감초–대조' 조합 같은 향정신작용을 가진 약물을 위주로 보면, 불안·긴장·초조·히스테리 등에 사용하는 처방으로도 볼 수 있다.

**2**

---

### 흉협고만(胸脇苦滿)과 왕래한열(往來寒熱)

*

소시호탕을 임상에서 응용할 때, 널리 알려진 「흉협고만」이나 「왕래한열」이 없다면 사용할 수 없다는 사고를 버린다면, 그것만으로도 활용범위가 꽤 넓어진다. 복증(腹證)도 좋지만, 거기에 매몰되면 오히려 자신의 발목을 잡는 꼴이 되고 만다. 어디까지나 참고만 하는 것이 좋겠다. 「傷寒中風, 有柴胡證, 但見一證便是, 不必悉具」『상한론(傷寒論)』

---

# 소시호탕가길경석고(小柴胡湯加桔梗石膏)

하나오카 세이슈 경험방

### 구성

시호·황금·반하·생강·인삼·대조·감초·길경·석고

### 약능과 방의

❶시호·황금·반하·인삼·생강·대조·감초=**소시호탕**

❷길경·석고······항염·항화농·거담·배농작용.

### 해설

소시호탕가길경석고는 상기도뿐 아니라 하기도에도 사용된다.

### 적용병태

❶열증(熱證) 상기도염

❷상기도 화농성질환

❸하기도 화농성질환

### 적용질환

#### ❶급성 열성 인두·편도염

소아에서 가장 많이 나타나는 병형으로 고열·인두통이 심하며 인두와 구강점막의 발적충혈이 심하고, 편도 분비물이 보이는 경우도 있다.

#### ❷급성 중이염

일반적으로 갈근탕가길경석고를 사용하지만 위가 좋지 않을 때는 소시호탕가길경석고를 사용한다. 위 증상이 있고 변비가 있을 때는 대시호탕가길경석고를 사용한다.

#### ❸만성 중이염

소시호탕가길경석고 또는 대시호탕가길경석고를 사용한다.

소아에서 급만성 중이염이 반복될 경우 시호청간탕, 성인에서 급만성 중이염이 반복될 경우 형개연교탕을 적용한다.

# 시호계지탕(柴胡桂枝湯)

『상한론(傷寒論)』, 『금궤요략(金匱要略)』

### 구성

시호·황금·반하·생강·인삼·대조·감초·계지·작약

### 주치

❶「太陽病, 六七日, 發熱, 微惡寒, 支節煩疼, 微嘔, 心下支結, 外證未去者, 柴胡桂枝湯主之」『상한론(傷寒論)』

❷「부인에서 이유없이 증한장열(憎寒壯熱), 두통현운(頭痛眩運), 심하지결(心下支結), 구토오심(嘔吐惡心), 지절산연(肢節酸軟)…… 우울해하며 사람 대하는 것을 싫어하고 혹은 빈번히 하품하는 자, 이것을 속칭 혈도증(血道症)이라고 한다. 이 상황에 본 처방을 사용한다」『유취방광의(類聚方廣義)』

### 약능과 방의

❶작약·감초……평활근 경련에 의한 복통을 개선한다.

❷시호·작약……소간해울작용(疏肝解鬱作用)

❸계지·감초·대조·반하·인삼……항불안작용

❹반하·생강……진구제토작용, 진해작용

❺시호·황금……소염해열작용

### 해설

열병에 사용할 때는 태양병과 소양병 병병(併病)에 쓴다. 현재는 열

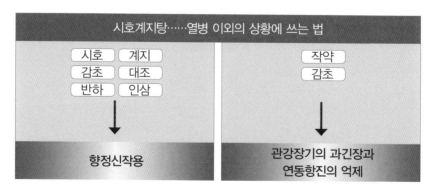

시호계지탕……열병 이외의 상황에 쓰는 법

| 시호 | 계지 |
| 감초 | 대조 |
| 반하 | 인삼 |

↓

향정신작용

| 작약 |
| 감초 |

↓

관강장기의 과긴장과
연동항진의 억제

병 이외의 상황에 더 많이 사용한다.

'시호-계지-감초-대조-반하-인삼' 조합이라는 향정신약이 배합된 처방이며, 여기에 관강장기의 과긴장·연축·연동항진과 통증에 대해 '작약-감초' 조합이 배합된 처방으로도 생각할 수 있다. 즉 향정신작용 약물 조합이 배합되어 있으면서, 관강장기의 과긴장과 연동항진을 억제하는 처방이다.

일본에서는 부인의 월경전 긴장증에 사용하고 있다. 매우 잘 듣는 처방이다.

### 적용병태

❶상한의 태양·소양병기

❷심신증

❸부인의 월경과 관련된 심신이상

### 적용질환

❶감염증 중 태양병·소양병 병병

❷과민성대장증후군

❸소아 제산통(臍疝痛)

❹방광신경증

❺월경전 긴장증

# 시호가용골모려탕(柴胡加龍骨牡蠣湯)

『상한론(傷寒論)』

### 구성

시호·황금·반하·생강·인삼·대조·감초·계지·복령·용골·모려·
(대황)

### 주치

「傷寒八九日, 下之胸滿煩驚, 小便不利, 譫語, 一身盡重, 不可轉側者,
柴胡加龍骨牡蠣湯主之」『상한론(傷寒論)』

### 약능과 방의

❶계지·대조·복령······두근거림을 개선한다. 항불안작용

❷반하·인삼······항불안작용

❸용골·모려······정신안정작용, 두근거림을 개선한다.

❹시호······소간작용(疏肝作用), 한 가지 문제에 신경을 쓰느라 다른
데는 집중하지 못하는 것을 완화한다.

❺시호·황금······소염해열작용

### 해설

　시호가용골모려탕은 상한(傷寒)이라는 열병의 경과 중에 발생한 섬
어(譫語), 번경(煩驚), 심계항진, 불안, 불면 상태를 치료하기 위해 만
들어진 처방이다. 「상한병이 발병한 지 8, 9일이 지났는데, 열이 높아
서 대황, 망초 등으로 하법(下法)을 했다. 그랬더니 흉부에서 심하부
(心下部)에 걸쳐 팽만감이 일어나고, 초조하며, 소리에 놀라고, 소리를
지르기도 하며, 뭔가를 본 것처럼 놀라고, 동시에 심계항진이 발생하
며, 식은땀이 흐른다. 헛소리를 한다. 몸이 무거우며, 누워서 몸을 뒤
집지 못하고, 소변량도 줄었다. 이때, 시호가용골모려탕을 사용한다」
가 주치 조문의 내용이다. 상한으로 8, 9일이 경과했지만 아직 화해
(和解)시켜야만 할 시기로 소시호탕을 중심으로 치료해야만 하는 상
황에서 하법(下法)을 사용하여 체내의 탈수(소변불리〈小便不利〉)가
생겼고 그 결과 열은 내려가지 않고, 기분은 초조해지며 번경, 불면,

2

기체<sub>(氣滯)</sub>와 이기제<sub>(理氣劑)</sub>

섬어하는 상태가 된 것이다. 그래서 소시호탕에 '용골-모려' 조합과 '계지-복령-(연단)' 등의 진정약과 대황을 추가한 처방을 사용하도록 지시하고 있다.

곧 이 처방은 소시호탕에 '용골-모려-(연단)'과 '계지-복령'이라는 향정신약 조합을 배합한 처방이다. '연단-용골-모려'는 중진안신약(重鎭安神藥)이라 하며 무거운 물질로 정신불안을 억누르는 작용이 있는 것으로 생각된다. 초조·불안·불면·번조(煩燥) 등을 진정시킨다. 복령도 불면·심계항진에 계지도 심계항진을 진정시키는 작용이 있다. 계지와 복령은 심계항진에 자주 배합된다(예를 들어 영계출감탕, 영계감조탕 등).

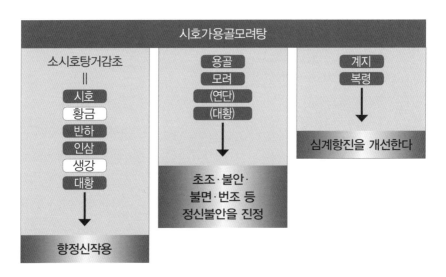

적용병태
- ❶열병의 경과 중 신경증 유사 병태
- ❷신경증
- ❸강박신경증

적용질환
- ❶신경증
- ❷심장신경증
- ❸강박신경증

# 신경증에 응용

상한 같은 열병뿐 아니라 일반적인 잡병의 진경(鎭驚)·진정약으로 불면·번경(煩驚)·심계항진을 보이는 신경증상에 사용한다.

꼼꼼하며 성실한 사람이 잠을 잘 수 없다고 할 때 잘 듣는다.

상당히 건장한 사람이 빠릿빠릿하게 일을 해서 그 누구도 상상할 수 없을 정도의 높은 페이스로 일을 해나간다. 비범한 마력이 있는 것처럼 뭐든 다 해나간다. 줄곧 회사를 위해 온몸 바쳐 일을 하고, 부하 돌보기도 열심히, 자신의 일을 스스로 나름 평가해보기도 한다. 하지만 속내 감추는 일을 천성적으로 잘하지 못한다. 매사에 열심이며 성실한 사람이기도 하다. 그런 사람이 좌절했을 때 사용하면 좋다.

불면으로 고생하며 무서운 꿈을 꾸어 갑자기 일어나거나 초조하고 화를 잘 낸다. 그러는 중에 불안, 초조, 불면, 심계항진 등이 나타난다. 두근거림이 있고, 주변 소리에 민감하여 잘 놀랜다. 혈압이 올라가기도 한다. 또는 머리가 무겁고 다리가 가벼우며, 걸을 때도 흔들흔들 구름 위를 걷듯 몸이 흔들린다. 쿵! 하는 소리가 들리면 헉! 하고 놀라곤 한다. 놀라면 심계항진이 멈추질 않고 식은땀이 흐른다. 손발은 떨리고, 호흡이 빨라진다. 엘리베이터나 전철에 혼자 타지 못하며, 높은 장소를 무서워한다. 이와 같은 강박적 성격을 보이는 사람도 있다.

복근이 꽤 튼튼하게 긴장되어 있고 여분의 지방은 없다. 동맥 박동이 배꼽 레벨 보다 조금 위에까지 꽤 크게 만져지기도 한다.

대부분의 일본인들은 무의식적으로 겉모습과 속내를 나눠 관리하며 평온한 모습을 보이나, 이러한 일을 잘 못하는 사람이기도 하다.

한방치료를 할 경우, 환자 본인이 가장 문제라고 생각하는 것 이외의 문제가 있는지 여부를 판단하는 것이 중요한 관건이 되며, 이것이 해결되면 모든 것이 풀린다.

시호가용골모려탕을 복용하면 마음이 평온해지는 사람이 있다.

# 시호계지건강탕(柴胡桂枝乾薑湯)

『상한론(傷寒論)』, 『금궤요략(金匱要略)』

### 구성

시호·황금·계지·건강·괄루근·모려·감초

### 주치

『傷寒五六日, 已發汗而復下之, 胸脇滿微結, 小便不利, 渴而不嘔, 但
頭汗出, 往來寒熱, 心煩者, 此爲未解也. 柴胡桂枝乾薑湯主之』『상한
론(傷寒論)』

### 약능과 방의

❶시호·황금……소염해열작용

❷괄루근……탈수, 갈증, 소변량감소(생진지갈〈生津止渴〉)

❸모려·계지·감초……지한(止汗), 심계항진, 항불안

❹건강·감초·계지……온리(溫裏)를 통해 설사 복통을 멈춘다.

❺시호·계지·감초·모려……향정신작용

### 해설

　　『상한론(傷寒論)』의 주치는 열성질환에 발한법, 하법을 시행했으나
치유되지 않고 왕래한열(往來寒熱), 초조, 흉협부 팽만감 등 소양병의
증후가 있으며 소시호탕이나 시호계지탕을 투여하고 싶은 상황이다.
하지만 갈증이 있고 소변량이 적으며 오심·구토는 없다. 이것은 발한,
사하(瀉下)에 따른 탈수로 갈증과 소변량감소가 생긴 상황이므로,
(소시호탕에) 괄루근을 추가하여 생진(生津)하고 모려로 지한(止汗)하
며 조성(燥性) 약재인 반하 생강을 뺐다. '건강–감초–계지' 조합은 하
법으로 생긴 이한(裏寒)에 의한 설사·복통을 멈추기 위함이다. 심계
항진에 대해서는 '모려–계지–감초' 조합을 배합해 두었다.

### 적용병태

**❶경증 열성질환 및 만성화된 경우**

　　현재는 산후, 병후, 영양저하, 허약자 감기나 감염증이 만성화되어

염증이 심하지는 않은 경우에 사용한다. 병이 장기화되어 체력이 소모되고 자력으로 회복이 어려운 경우에도 사용한다. 십전대보탕, 보중익기탕 등과 합방하기도 한다.

**❷신경증 심신증**

시호가용골모려탕을 사용해야 할 것 같은 신경증 심신증이지만, 체형이 수척하거나 수양변, 허약함을 보이는 경우에 사용한다.

### 적용질환

**❶경증 열성질환의 만성화에 사용**

소화관은 한증(寒證)을 보여 연변 설사하는 경우가 많다. 치료될 에너지가 결여된 상태로 볼 수 있다.

**❷신경증 심신증**

### ─────「시호계지건강탕」의 신경증 유사증상에 대해

시호계지건강탕은 다채로운 신체증상을 호소하는 경우가 많다. 이 신체호소는 환자의 성격에 영향을 받은 일종의 '과잉적응'에 의한 것이라 볼 수 있다. 본인의 신체능력을 넘어서 무리하게 노력하고 있는 상황이다. 주위에 폐를 끼치게 될까봐 무리하고(뭔가 묘한 에너지〈?〉), 그 결과 피로해져 전체 컨디션이 다운된다. 이런 상황이 반복되다보면 자체 회복을 진행할 신체 에너지가 떨어지게 된다.

안색이 좋지 않다. 설사를 잘하며, 연변인 경우가 많다. 복진 상 근육 발달이 약하며 피하지방이 적고, 복벽은 얇으며, 동맥박동이 만져진다. 복부에 냉감을 느끼는 경우가 있다.

다양한 신체증상이 나타난다. 불면·권태감·미열·설사를 잘함(특히 피곤하면 설사)·변비·두통·두중·어깨결림·여기저기 통증·부종·아침 기상 시 기분 불량·초조·화를 잘 냄·이명·소리에 민감……etc.

그렇다보니 여러 의료기관에서 각종 검사를 받기도 한다. 검사에서 이상소견은 없고, 그렇다보니 신경증이라 진단하는 경우가 많다. 정신안정제나 항우울제를 복용하기도 한다.

환자의 이러한 자각증상은 '과잉적응'의 결과, 쇠약해진 신체에서

기
체
(氣滯)
와
이
기
제
(理氣劑)

나오는 신호이다. 인간의 신체 모든 부위는 서로 연관되어 있기 때문에 장기적으로 나쁜 상태가 지속되면 결과적으로 피로하고 초조해지거나 잠을 잘 수 없게 된다.

## 시호계지건강탕의 "두 얼굴"

**❶열성질환**……나을 에너지가 없다.

아무 이유 없이 미열, 피로함으로 시작된다. 감기나 다른 열성질환으로 이어지며 치료가 잘 되지 않는다.

미열이 이어지며 쉽게 피로하고 잠을 자지 못하며, 설사가 자주 나타난다, 설사와 변비를 반복한다. 감기에 잘 걸린다. 기분 탓이다……우울증이다……만성피로증후군이다 등의 소견을 듣고는 한다.

**❷신경증 유사 증상**……과잉적응, 과로한 나머지 피폐

증상의 경과가 길다. 신체적·정신적으로 피폐하다. 다채로운 신체증상이 있다. 원래 항상 열심히 하는 사람이다. 과잉적응, 묘하게 일할 때는 어디선가 에너지를 뿜어낸다.

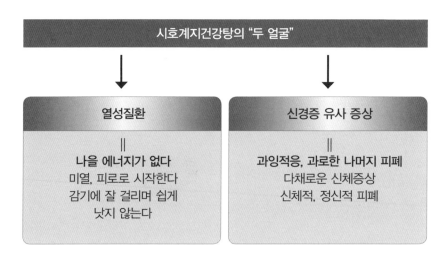

| 시호계지건강탕의 "두 얼굴" | |
| --- | --- |
| **열성질환** | **신경증 유사 증상** |
| ‖<br>**나을 에너지가 없다**<br>미열, 피로로 시작한다<br>감기에 잘 걸리며 쉽게<br>낫지 않는다 | ‖<br>**과잉적응, 과로한 나머지 피폐**<br>다채로운 신체증상<br>신체적, 정신적 피폐 |

# 가미소요산(加味逍遙散)
『화제국방(和劑局方)』, 『만병회춘(萬病回春)』

## 구성

시호·작약·당귀·감초·생강·박하·백출·복령·목단피·산치자

## 주치

「治血虛勞倦, 五心煩熱, 肢體疼痛, 頭目昏重, 心忪頰赤, 口燥咽乾, 發熱盜汗, 減食嗜臥, 及血熱相搏, 月水不調, 臍腹脹痛, 寒熱如瘧. 又療室女血弱陰虛, 榮衛不和, 痰嗽潮熱, 肌體羸瘦, 漸成骨蒸」(소요산(逍遙散)『화제국방(和劑局方)』

## 약능과 방의

❶시호·작약·박하……소간해울(疏肝解鬱)

❷복령·박하……정신불안, 우울감을 치료한다.

❸당귀·작약·감초……자궁을 포함한 관강장기의 경련을 완화한다.

❹백출·복령·생강·감초……건위작용(健胃作用)

❺목단피·산치자……청열, 지혈작용(淸熱, 止血作用), 진정작용

## 해설

구성약물을 보면 이 처방은 사역산 변방이기도 하고, 사물탕 변방으로도 볼 수 있다. 가미소요산에는 '시호-작약' 조합 같이 간울(肝鬱)에 대한 사역산 방의와 '당귀-작약' 조합 같은 충임실조(衝任失調) 관련 사물탕 방의가 배합되어 있고, '당귀-작약-감초' 조합 같은 기체(氣滯, 관강장기 기능 이상)에 대응할 수 있는 배합까지 갖추어져 있다. 곧 간기울결(肝氣鬱結)에 의해 일어난 자궁과 관강장기의 과긴장·연축 및 월경이상에 대응하는 구성이다.

### 간울(肝鬱)에 따른 기체(氣滯)

먼저 「간울기체(肝鬱氣滯)」의 기본처방인 사역산의 변방이라고 보자. 「간울기체」란 이렇게 이해하면 편하다. 정신적 우울, 성정의 급조(急躁) 때문에 격심한 정서반응이 일어난 일종의 정신신경증을 「간울(肝鬱)」이라 한다. 그 정신적 우울 때문에 일어난 관강장기의 기능이

상, 곧 소화관 경련, 방광·요도의 근육경련, 담낭·담관경련, 자궁근
경련 등의 기체 상태를 「간울기체」라고 한다.

'시호–작약' 조합을 메인으로 하여 「소간해울(疏肝解鬱)」을 노리며
소량의 박하를 추가하여 그 효과를 돕는다. 소화기능을 개선시키기
위해 '백출–복령–생강–감초' 조합을 배합해 두었다. '당귀–작약–감
초' 조합은 자궁을 포함한 관강장기의 경련을 멈춰준다.

### 간울(肝鬱)에 따른 충임실조(衝任失調)

충임실조라는 측면에서 보면 충임실조의 기본처방인 사물탕 변방
이라고 볼 수도 있다. 충임실조란 성인 여성에서 발생한 월경장애나
난임을 이야기한다. 이 상황의 기본처방이 사물탕이다. 월경장애에는
사물탕에 다양한 가감을 하여 대응한다. 가미소요산에는 사물탕 방
의로 '당귀–작약'이 배합되어 있다. '당귀–작약' 조합은 뇌하수체–난
소에 작용하여 월경장애를 조절한다. 정신적 스트레스에 따른 정동중
추, 자율신경중추 등에는 '시호–작약' 조합으로 대응한다.

### 자각증상

이 처방을 적용할 환자의 자각증상은 매우 강렬하며, 신체열감·작
열감·추위·상열·안면홍조·족냉·심계항진 등 혈관운동신경증상과
두통·이명·현훈·불면·기면·쉬이분노·불안·동요감 등 정신신경증상
이 있다. 이렇게 증상이 심할 경우, 소요산에 목단피·산치자를 배합

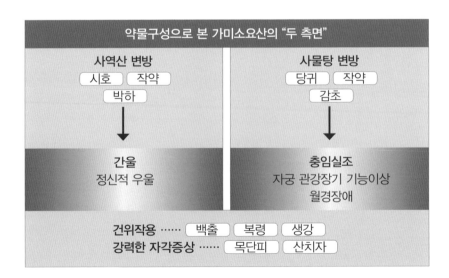

하여 가미소요산으로 만들어 쓴다.

### 적용병태

❶정신적 스트레스(간울)에 따른 관강장기의 과긴장, 연축

①과민성대장증후군

②방광신경증

❷정신적 스트레스에 따른 무월경이나 월경불순

(간울에 따른 충임실조〈衝任失調〉)

❸월경전기 정신신체장애

❹갱년기 정신신체장애

---

가미소요산은 사역산 변방이며, 동시에 사물탕 변방이기도 하다.

사역산은 심신증·신경증에 잘 │ 듣는데, 사물탕은 뇌하수체-난소 같은 내분비기능 실조에 따른 월경이상과 심신이상에 잘 쓰인다.

---

### 적용질환

#### ❶월경전증후군

폐경이 되기 전인 여성에서 주기적으로 거의 1개월마다 부종이 생길 경우, 월경전기부종일 가능성이 가장 높다. 배란 후 황체호르몬이 많을 때 부종이 생기고, 월경이 시작되면서 감소하는데 이것을 반복한다. 동시에 초조, 두통, 어깨결림, 쉽게화냄, 유방이 팽창되는 듯하며 아프다는 호소를 하는 경우도 있다. 절도충동에 시달리는 경우도 있다.

부종 위주라면 월경전기부종, 정신적 증상이 위주이면 월경전긴장증이다. 둘을 합쳐 "월경전증후군"이라고 한다. 대개 가미소요산합계지복령환으로 투약한다. 월경전증후군은 어혈(瘀血)이 관련된 것으로 생각된다.

#### ❷갱년기장애

월경불순이 시작되고 몸에 열이 나거나 춥거나하고, 오후가 되면 몸이 뜨겁게 달아오르며 땀이 난다. 도한(盜汗)이 나기도 한다. 상열

감이 생겨 얼굴과 두부가 뜨겁고, 빨개지거나, 어지럼이 생기거나 두통이 생기고, 어깨결림이 심해지거나, 코피가 나기도 한다. 화를 잘 내게 되거나 정신적으로 불안정해진다. 그 때문에 이 처방에는 천궁이 빠져있다. 또한 천궁은 숨찰 때(천해〈喘咳〉), 객혈할 우려가 있을 때는 좋지 않다. 가미소요산합계지복령환으로 사용하는 경우가 가장 많다.

### ❸신경증

질투가 심하고, 자주 화를 내는 사람이 분노하면 얼굴이 붉어지고 눈을 치켜뜨며 화를 낸다. 화를 내면 열이 나거나 코피가 나기도 하고 구토한다. 이외 상열감이 심하며 상부에서 출혈이 발생하는 등의 증상이 심할 때 적용한다. 흥분이 심할 때는 황련을 추가한다. 이에 반해 분노했을 때, 얼굴이 파랗게 되면 억간산 적응증이 된다.

### ❹심신증(방광신경증, 과민성대장증후군)

과민성대장증후군 같이 특히 심인성 경향이 심한 상태로 빈번한 변의, 잔변감이 있어 기분 좋게 배변할 수 없다. 이는 결장과 직장의 경련에 의해 발생한 증상이다.

방광신경증으로 빈뇨, 요의절박, 잔뇨감이 있어도 유용하다. 가미소요산은 만성 방광염에도 쓰이는데, 난치성이더라도 염증소견이 가벼울 때 효과가 있다.

### ❺주부습진의 내인(內因)

월경 전부터 월경기에 걸쳐 악화되는 상황(내인)에 쓸 수 있다. 여드름이나 진행성 수장각화증, 주부습진 등의 내인에 유효하다. 대개 눈치 채지 못하고 있는 경우도 많지만, 주부습진 환자는 대개 월경 전에 악화되는 경향이 있다. 또한 산후에 발생하는 케이스가 매우 많다. 산후에는 외인(外因)이 확실하지 않더라도 발생하는 증례가 많다. 이것은 기존의 내인 위에 불을 이용한 작업, 재봉, 세탁 등 외부에서의 자극, 곧 외인이 추가되어 발생하는 것이 아닐까 생각된다.

# 여신산(女神散)

아사다 가문처방

## 구성

당귀·천궁·계지·향부자·정자·목향·빈랑자·인삼·창출(백출)·황련·황금·감초·(대황)

## 주치

「혈증(血症), 상충(上衝)하며 현훈(眩暈)하는 것을 치료한다. 또한, 산전 산후의 통치제이기도 하다」『물오약실방함(勿誤藥室方函)』

## 약능과 방의

❶당귀·천궁······월경을 조절한다.

❷천궁·향부자······기분의 우울을 개선한다.

❸빈랑자·목향·향부자······소화관 연동을 개선한다.

❹인삼·출·향부자·목향······소화관 기능저하를 개선한다.

❺황련·황금·(대황)······정신적 흥분을 진정시킨다.

❻목향·정자·감초······빈랑자 대황의 부작용을 예방한다.

## 해설

엑스제에는 대황이 들어있지 않다.

'당귀-천궁' 조합으로 자궁-난소 기능을 조정하며, 향부자가 이것을 돕는다. '향부자-천궁' 조합은 기분의 우울감을 개선한다.

'인삼-출-향부자-목향' 조합은 소화기능저하를 개선하기 위해 배합한다.

'황련-황금'은 삼황사심탕거대황으로 정신적 흥분(심기부정〈心氣不定〉)을 진정시킨다. 삼황사심탕은 심하비(心下痞, 표재성 위염)·출혈·심기부정·열(염증)의 병태에 주로 사용하는데, 본방에서는 심기부정에 대한 배합으로 들어있다.

'빈랑자-목향-향부자'는 소화관 연동을 조정하여 복만(腹滿) 같은 증상을 개선한다.

'목향-정자-감초'는 '빈랑자-대황'에 의한 오심 등의 부작용을 제거하기 위해 배합된 것이다.

이 처방은 갱년기 이후 여성의 상충(上衝), 이명, 어지럼, 두통, 어깨결림, 두근거림 등에 적용된다.

### 적용병태

월경이상에 동반된 정신적 흥분

### 적용질환

❶정신증상을 동반한 갱년기장애

❷정신증상을 동반한 월경불순

❸산후 신경증

---

## 여신산과 혈도증(血道症)

\*

옛사람들은 "군중칠기(軍中七氣)"를 치료할 목적으로 여신산을 사용했다고 한다.

『물오약실방함(勿誤藥室方函)』에 「혈증(血症), 상충(上衝)하며 어지러운 것을 치료한다. 그리고 산전 산후의 통치제이다」라고 하며, 「원래 안영탕(安榮湯)이라 이름 붙여 군중칠기를 치료했던 처방인데, 우리 가문에서는 부인혈증에 대한 경험을 축적하여 이렇게 명명한다……」고 했다.

"군중칠기(軍中七氣)"는 전장에 나가있는 군사들의 불안 공포와 우울감을 말한다. 코야마는 여신산이 야마다의 떨림약 가감방이라고 지적하고 있다. 「근육이 찢어지면 빈랑자, 정자를 추가한다」라는 가감 관련 내용이 있다. 야마다의 떨림약에 대해서 『부인수초(婦人壽草)』에 「금창(金瘡)을 치료하는 처방으로써……상처를 개선하는 효과가 좋다. ……이 처방……산전 산후의 묘제(妙劑)로, 산후에 쓰이는 경우가 많다. ……상처, 금창을 잘 치료하는 처방이다. 산후에는 혈탈(血脫)하여 상처와 여러 면에서 비슷한데, ……산후 일체의 급증을 치료하게 되며 ……」라 되어 있다.

「혈도증(血道症)」은 금창(金瘡)→산후출혈→부인혈증→부인 기병(氣病)으로 변천되어 지금에 이른 것 아닐까?

# 억간산(抑肝散)

『보영금경록(保嬰金鏡錄)』

### 구성

시호·복령·백출·감초·당귀·천궁·조구등

### 주치

「治 肝經虛熱, 發搐, 或發熱咬牙, 或驚悸寒熱, 或木乘土, 而嘔吐痰涎, 腹膨少食, 睡臥不安」『보영금경록(保嬰金鏡錄)』

### 약능과 방의

❶조구등……중추성 진정, 진경, 최면작용

❷시호……정신적 초조감을 진정시킨다(소간작용〈疏肝作用〉).

❸백출·복령……이수작용(利水作用), 진정작용, 심계 불면을 치료한다.

❹당귀·천궁……혈관을 확장시켜 뇌의 혈행을 개선한다.

❺(진피·반하)·복령·감초……위염, 기관지염을 치료한다.

### 해설

「肝經虛熱, 發搐」이란 주로 감정, 정신 흥분에 따른 발열이 있고, 경련하는 것이다.

한방에서는 발열 시 경련하는 사람을 실열(實熱)과 허열(虛熱)로 분류한다. 실열이란 감염증 같은 외감병(外感病)의 발열이며, 고열에는 경련이 자주 동반된다. 이 경우 청열제(소염제)를 사용한다. 이 실열과 본 처방의 허열은 병태가 다르므로 헷갈리지 않게 주의하자.

「간경(肝經)」에 대해 알아보자. 간은 풍(風)에 속하며, 목(木)에 속하고, 근(筋)을 주관한다는 오행설의 배치에 기초하여 근육경련은 간경에 속한다는 당시의 사고방식이다. 현재는 이런 생리 병리관에 얽매일 필요가 없다.

곧 「간경허열(肝經虛熱)」이란 신경성 발열이며 예를 들어 아이의 경우, 이사를 하여 전혀 알지 못하는 곳에 갔을 때, 전학을 가서 전혀 친구가 없는 학교에 갔을 때, 또는 학교에 입학했을 때, 시험 보기 전날 밤 등에 정신적 흥분에 의해 발열이 생긴 상황에 해당한다. 이것이 옛사람들이 이야기했던 「간경허열」이다.

신경성 경련이란 작은 아이를 울게 내버려두면 격렬하게 울다가 마지막에 경련하는 것이다. "분노경련(憤怒痙攣)"이라고도 한다. 심인성 틱이나 이갈이도 여기 해당한다.

「목승토(木乘土)」란 오행설의 상극(相剋)에 해당하는 "목극토(木剋土)", 곧 "간은 목(木)에, 비는 토(土)에 속하며, 목은 토를 극한다"라는 고인의 신체관에 기초한 병리관으로, 여기에 얽매일 필요는 없다. 현재는 정신적 스트레스에 의한 위장·담낭 등의 기능이상으로 점액을 구토하거나 복부창만감이 생겨 먹지 못하는 증상이 생기는 상태다. 「食少」란 식욕이 없는 것 뿐 아니라 식욕은 있으나 먹지 못하는 것이다. 신경성 위염 같은 것으로, 이 경우에는 반하·진피를 추가하여 억간산가진피반하를 사용하는 편이 낫다.

「수와불안(睡臥不安)」은 신경이 과민하여 취침상태가 좋지 않은 사람, 숙면을 못하는 사람, 밤에 우는 아이, 고혈압이나 동맥경화로 정신흥분이 있어 자지 못하는 사람, 수면 중에 이갈이가 있는 사람 등에 해당한다.

억간산은 주약이 조구등이다. 조구등의 최면작용과 진경작용을 위주로 하며, 시호의 향정신작용(소간작용)을 가미하였고, '당귀-천궁' 같은 혈행을 개선하는 조합까지 배합되어 있다.

### 적용병태

**중추성 발열, 경련, 불면**

### 적용질환

#### ❶정신성 발열

아이는 학교에 입학할 때, 이사를 해서 전혀 알지 못하는 곳에 갔을 때, 시험 보기 전날 밤 등, 정신적 흥분에 의해 발열한다.

#### ❷신경성 경련

아이의 분노경련, 발열 시 신경 과민한 소아가 자주 보이는 열성경련의 예방, 발열 시 이갈이, 수면 중 이갈이, 틱 등

이 경우에는 작약을 가미하는 것이 좋다. 작약감초탕을 합방한다.

**❸뇌혈관장애 반신불수, 곧 경성마비(痙性痲痺)**

경성마비일 경우에 응용한다. "분노 중풍"이라 하여 감정이 불안정한 사람에게도 좋다. 이 경우, 작약감초탕을 합방하는 편이 좋다. 작약감초탕의 진경작용을 추가하는 것이다.

**❹뇌혈관장애 섬망상태**

**❺치매 주변증상**

치매의 초조, 감정 불안정, 쉬이분노, 불면, 야간섬망 등에 대증요법으로 응용한다. 특히 루이소체치매처럼 양약 사용이 어려운 경우, 유용하다. 억간산을 써도 오히려 악화되는 경우에는 황련해독탕이나 삼황사심낭을 사용한다. 억간산합황련해독탕 같은 합방을 고려할 필요도 있다.

**❻불면증 또는 수면 시 이상행동**

**❼파킨슨증후군**

대증요법으로 초기 증상이 가벼울 때 응용한다. 작약감초탕을 합방한다.

#### 「억간산」과 「삼황사심탕」, 「황련해독탕류」, 「가미소요산」의 감별

❶삼황사심탕, 황련해독탕, 시호청간탕, 형개연교탕, 용담사간탕은 모두 정신흥분으로 분노가 심한 사람에게 사용하는 처방이다. '산치자-황련' 조합이 들어 있는 이 처방군을 적용할 수 있는 사람들은 분노하면 얼굴이 붉어진다. 억간산을 적용할 사람들은 분노하면 오히려 얼굴이 파랗게 질린다.

곧 억간산도 최면작용(催眠作用)이 있어 중추를 억제하는 처방이지만, 억간산을 적용할 사람은 피부색이 창백하며 안색도 창백하다. 이것은 말초혈관이 수축되어 있기 때문이며 주사침을 찔러도 그다지 출혈이 생기지 않는다. 자주 화를 내고, 화를 내면 안색이 창백해지는 타입이다. 동일한 정신적 흥분이더라도 황련해독탕이나 삼황사심탕을 사용해야할 뇌충혈에 의한 흥분과는 병태가 다르므로 헷갈리지 말아야 한다.

❷가미소요산은 비슷한 간경허열(肝經虛熱)에 사용하는 유사 처방이지만, 상열감이 있고 얼굴이 붉어지며, 두통이나 눈이 붉어지고, 종종 코피 등의 출혈 증상이 나타난다. 따라서 말초혈관이 수축되어 창백한 억간산과는 다르다. 따라서 가미소요산은 천궁이 빠지고 작약이 들어가 있다.

| 향정신작용 측면의 감별점 | | |
|---|---|---|
| 억간산 | 황련해독탕류<br>삼황사심탕 | 가미소요산 |
| 허열(虛熱)<br>말초혈관수축<br>분노하면 얼굴이<br>파랗게 됨 | 실열(實熱)<br>뇌충혈에 의한 흥분<br>분노하면 얼굴이<br>붉어짐 | 허열(虛熱)<br>상열하며 얼굴이 붉다<br>때때로 코피 등의<br>출혈 |

# 억간산가진피반하(抑肝散加陳皮半夏)
일본경험방

## 구성

억간산(시호·복령·백출·감초·당귀·천궁·조구등)가진피·반하

## 약능과 방의

❶조구등……중추성 진정, 진경, 최면작용

❷시호……정신적 초조감을 진정시킨다(소간작용〈疏肝作用〉).

❸백출·복령……이수작용(利水作用), 진정작용(鎭靜作用), 심계 불면을 치료한다.

❹당귀·천궁……혈관을 확장시켜 뇌의 혈행을 개선다.

❺진피·반하·복령·감초(=**이진탕〈二陳湯〉**)……위염, 기관지염을 치료한다.

## 해설

이 처방은 억간산에 진피 반하를 추가한 것이다. 위장장애가 있는 경우에는 진피 반하를 추가한 억간산가진피반하의 형태로 사용한다. 진피로 식욕을 촉진하고, 반하로 구토를 억제한다. 반하에는 가벼운 진정작용도 있다.

억간산은 모자동복(母子同服)으로 복용하게 되어 있다. 소요산, 가미소시호탕 등에도「부모에게도 복용시키고 아이에게도 복용시킨다」는 원전의 기록이 있다. 아이의 병을 치료할 때는 부모도 함께 치료하자는 발상은 매우 기발하다.

## 적용병태

억간산과 동일하며 진정작용을 높이기 위해서는 반하를 배합하는 편이 좋다.

## 적용질환

억간산과 동일

기체(氣滯)와 이기제(理氣劑)

## ●————「억간산가진피반하」 신경증의 특징

○정신적 피해를 입어 도무지 설명이 되지 않는 아픔으로 힘들어 하는 사람이며, 도무지 그 아픔을 이겨내지 못하는 사람.

○(자신이) 피해자라고 주로 이야기함

○인내, 반성을 하라고 줄곧 교육받으며 커온 사람

○항상 초조해 하고 쉽게 분노하며, 정신적 피해를 입은 것을 생각하면 화가 나 메슥거리고 생각을 한 것만으로도 분하다.

○상대의 말이 구석구석 자신의 몸에 박혀, 생각만 해도 분해 잠을 자지 못하고 밤중에도 몇 번씩 깨거나 악몽을 꾼다. 신체증상을 동반한 경우도 많다.

○틱을 동반하거나 그중에는 이갈이로 이가 상하는 경우도 있다.

○가슴이나 목이 막힌 느낌이 든다, 토할 것 같다, 쉽게 피로하다, 위가 불편하다, 대변을 잘 보지 못한다.

○교감신경 긴장이 심하며, 안색이 나쁘고(창백) 혈색이 나쁘다.

○복진 상 동계(動悸)가 만져지기도 한다.

# 조등산(釣藤散)

『보제본사방(普濟本事方)』

### 구성

조구등·진피·반하·복령·생강·감초·인삼·국화·방풍·맥문동·석고

### 주치

「治 肝厥頭痛」『보제본사방(普濟本事方)』

### 약능과 방의

❶조구등……혈압강하작용, 진정작용

❷진피·반하·복령·감초(=**이진탕**)……습담(濕痰)을 제거하여 위염, 기관지염을 치료한다. 습담을 제거하여 부종, 어지럼을 치료한다.

❸국화·방풍·석고……진경진통작용이 있어 두통, 어지럼을 치료한다.

❹인삼·자감초·복령……소화흡수기능을 높인다(보기건비〈補氣健脾〉).

❺인삼·맥문동·자감초……탈수를 예방하는 작용

### 해설

이 처방은 조구등을 주약으로 하여 진정·초조함을 억눌러 불면을 개선한다. 그리고 신경증의 어지럼, 머리 흔들리는 증상을 치료하는 처방이다. 어지럼 외에 어깨결림, 두통, 두중, 손가락 저림, 견배구급(肩背拘急) 등에도 응용되는 처방이다. 이 처방은 원래 간궐(肝厥)이라는 간증(癇症)을 보이는 사람들이 두통, 어깨결림, 이명, 불면 등을 호소하고, 특히 아침 기상 시 두통이 심할 때 사용해왔다. 이상의 점에서 이와 유사한 증상을 보이는 뇌동맥경화증, 뇌혈관장애의 증상이나 고혈압 등에 응용되어 왔다. 이 처방에 포함되어 있는 이진탕은 담약(痰藥)인데, 이진탕을 함유한 또 다른 어지럼에 쓸 수 있는 처방으로는 청훈화담탕(淸暈化痰湯)이 있다. 청훈화담탕(진피·반하·복령·감초·지실·천궁·황금·백지·강활·천남성·방풍·세신·생강, 물에 달여 복용하든지 환제로 만들어 복용) 그리고 조등산에 들어 있는 '국화—방풍—석고' 조합 역시 어지럼에 사용된다(메니에르증후군에 방풍통성산을 사용하려면, 거〈去〉마황·망초, 가〈加〉인삼·국화·축사·한

| 조등산 | | | | |
|---|---|---|---|---|
| 조구등 | 이진탕 | 반하<br>진피<br>복령<br>감초 | 국화<br>방풍<br>석고 | 인삼<br>감초<br>복령<br>맥문동 |
| 혈압강하<br>진정작용 | 습담(濕痰)을 제거<br>어지럼·부종을<br>치료 | | 두통·어지럼을<br>치료 | 건위·탈수예방 |

수석으로 처방하는 것처럼). 게다가 조구등은 혈압을 내려주는 작용
이 있다. 또한, 조등산은 뇌기저동맥을 확장시킨다는 보고가 있다(脈
管學, 27 (6) 453-456, 1987). 이와 같이 뇌동맥경화증, 그리고 고혈압
에 이 처방을 사용한다. 조등산은 고혈압이면서 동맥경화가 있는 경
우 사용한다. 반대로 황련해독탕, 삼황사심탕은 젊은 사람에서 아직
동맥경화가 진행되지 않은 고혈압에 사용한다.

엑스제로 쓰면 혈압강하작용이 약하기 때문에 조구등 분말을 추가
하여 사용한다. 조구등은 가열하면 효과가 약해지기 때문에 다른 약
재를 모두 달인 뒤, 불을 내릴 때 넣는다.

**적용병태**

❶**고혈압** 뇌동맥경화증을 동반한 고령형 고혈압
❷**어지럼 이명** 뇌동맥경화증에 동반된 고령환자의 어지럼, 이명
❸**불면증**
❹**아침 기상 시 두통**

**적용질환**

❶혈압변동을 동반한 고령의 고혈압
❷뇌동맥경화증에 동반된 이명·두명
❸뇌기저동맥순환부전증
❹뇌혈관장애성 치매의 불면증
❺뇌동맥경화증을 동반한 두통

# 3 혈허(血虛)와 보혈제(補血劑)

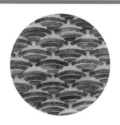

# 사물탕(四物湯)

『화제국방(和劑局方)』 『이상속단방(理傷續斷方)』

### 구성

당귀·작약·천궁·지황

### 주치

**❶지혈제 사물탕**

궁귀교애탕(사물탕+아교·애엽·감초)

「婦人有漏下者, 有半産後, 因續下血, 都不絕者, 有妊娠下血者, 假令妊娠腹中痛, 爲胞阻, 膠艾湯主之」『금궤요략(金匱要略)』

**❷부인성약 사물탕**

「四物湯 調益榮衛, 滋養氣血. 治 衝任虛損, 月水不調, 臍腹㽲痛, 崩中漏下, 血瘕塊硬, 發歇疼痛, 妊娠宿冷, 將理失宜, 胎動不安, 血下不止, 及産後乘虛, 風寒內搏, 惡露生瘕聚, 少腹堅痛, 時作寒熱. …… 若妊娠胎動不安, 下血不止者, 加艾十葉, 阿膠一片, 同煎如前法. 或血髒虛冷, 崩中去血過多, 亦加膠艾煎 ……」『화제국방(和劑局方)』

### 약능과 방의

**❶당귀·천궁**……활혈약(活血藥)

**❷작약·지황**……보음약(補陰藥)

### 해설

#### 사물탕의 변천 ①……임신 중 출혈약에서 부인성약으로

성기출혈에 궁귀교애탕을 사용한다는 맥락에서 여성의 월경과다, 월경주기이상, 월경곤란증 등에 유효함을 알 수 있고, 월경 조정작용(충임실조〈衝任失調〉를 치료하는 작용)도 있음을 알 수 있다. 옛사람들은 이러한 여성의 월경, 임신 같은 기능을 충맥(衝脈)과 임맥(任脈)이 담당하고 있다고 생각해왔다. 따라서 월경이나 임신의 이상병리현상을 충임허손(衝任虛損)에 의한 것이라고 생각해왔다. 충임허손이란 현대의학적으로는 뇌하수체를 필두로 하여 난소, 그 외 여러 내분비계 및 자율신경계의 실조를 모두 아우르는 개념이다.

사물탕은 임신 중 또는 산후 출혈뿐 아니라 월경과다, 월경주기이상, 월경곤란증, 갱년기장애 등 내분비, 자율신경실조증에 널리 응용되어 왔기 때문에, 부인성약으로 여겨지고 있다.

**사물탕의 변천 ②……혈허(血虛)의 기본처방인 사물탕으로**

| | | |
|---|---|---|
| 혈허<br>(血虛)란 | 증상은 | ❶몸이 야위고, 윤기가 없다. 근육이 마르고, 손톱이 약하다.<br>❷피부에 윤기가 없고, 색이 나쁘다.<br>❸혀가 얇고, 건조 경향<br>❹소변량도 많지 않고, 대변량도 적다.<br>❺맥은 세(細) |
| | 특징은 | 신체 물질부족을 혈허(血虛)라 한다.<br>혈허뿐이라면 소화기능은 좋아 몸은 야위더라도 잘 먹을 수 있다.<br>혈허는 빈혈은 아니다. 빈혈은 기허(氣虛)이다. |

**❶피부 노화와 위축**

피부가 노화되고 위축되며 피지선·땀샘도 위축되어 그 분비가 원활치 않으면 건조해지며 인설, 낙설, 주름 등이 생기고 가려움을 호소하게 된다. 피부는 거칠어지고 모발은 말라붙으며, 피부에 윤기가 없고, 손톱이 약해진다. 이러한 피부에 사물탕을 사용하면 좋다.

**❷사지 운동마비, 감각마비, 근육위축, 변형성 관절증상, 시각과 청각이상**

**❸영양장애, 탈수**

만성질환으로 장기간 병을 앓아 영양공급이 불량하여, 피부는 거칠어지고, 근육은 마르며, 뼈도 약해져 치밀치 못하며, 신체 전체가 탈수되어 말라붙게 된다. 또한 대장 내도 건조해져 대변도 토끼똥처럼 보게 된다. 기혈(氣血) 모두 쇠약해진 경우가 많다. 기능저하(기허)가 선행되고, 그로 인해 혈(육체)이 생성되지 않는 과정에 해당한다.

**❹만성염증**

옛사람들이 허열(虛熱)로 다루었던 병태 중에는 음허(陰虛, 허열〈虛熱〉)와 감염증(실열〈實熱〉)이 동시에 존재하는 경우가 많다. 이러한 허열에 자음강화법(滋陰降火法)이라는 치료법을 활용했으며, 구체적인 처방으로는 자음강화탕이나 육미환을 사용했다. 만성염증에는 염증에 의한 상음(傷陰)과 실열(實熱)이 동시에 존재한다. 상음에는 사물탕을 염증에는 황련해독탕을 사용하는데, 그렇기 때문에 온청음이 만성염증의 기본처방이 된다.

## 혈허(血虛)와 사물탕

*

사물탕은 사군자탕과 함께 중요한 기본처방이다. 기허(氣虛)의 기본처방이 사군자탕이라면 사물탕은 혈허(血虛)의 기본처방이다.

「혈(血)」은 「물질」이며 물질적 기초를 의미하고, 「기(氣)」는 작용이며 「기능」에 해당한다. 학문적으로는 매우 이해하기 쉽다. 하지만 실제 환자를 진료할 때는 그리 쉽게 구분되지 않는다.

기허와 사군자탕류는 비교적 실제에 잘 부합한다. 하지만 사물탕과 혈허의 관계는 그다지 딱 떨어지지 않는다.

혈허의 기본처방으로서 사물탕의 적용병태가 역사적으로 어떤 변천을 거쳤는지 확실히 알아두지 않으면 사물탕 자체가 잘 이해되지 않으며, 자유롭게 사용할 수 없다.

사물탕은 어디까지나 기본처방이며 단독으로 사용할 일은 많지 않아 가감하거나 합방하여 사물탕이 함유된 처방을 사용하게 된다. 그래서 사물탕을 함유하고 있는 각각의 복합처방 속에서 사물탕이 어떤 병태를 담당하고 있는지를 판단하여 실제 임상에 응용해야 한다.

그리고 사물탕의 적용병태나 혈허의 의미 자체도 복잡하다. 혈허가 혈이 부족한 것인지, 물질적 기초가 부족한 것인지에 따라서도 모두 다른 병태로 나타날 수 있으므로, 혈허 자체는 다양한 병태를 포괄하는 개념으로 이해해 두어야만 실제 임상에서 활용이 가능해진다.

**적용병태**

❶혈허 출혈

❷월경이상, 갱년기장애

❸피부 건조성병변

❹전신 영양장애

❺근육질환

❻만성염증

**적용질환**

❶월경·임신관련증상

　①**월경전긴장증**……시호계지탕합사물탕 (합계지복령환)

　②**상열하한을 동반한 무월경**……사물탕합계지복령환 (도핵승기탕)

　③**월경과다**……궁귀교애탕, 온청음

　④**절박유산**……궁귀교애탕, 궁귀교애탕합계지가작약탕

　⑤**산욕열**……소시호탕합사물탕

　⑥**월경이 늦어질 경우(한증〈寒證〉)**……기초체온이 낮고 월경주기 연장이 있는 사람. (예) 온경탕, 사물탕합영강출감탕, 사물탕합오수유탕 등

　⑦**월경이 빨리 나오는 경우(열증〈熱證〉)**……월경주기가 짧아지는 것은 열증이며 출혈량이 많을 경우, 황련·황금 같은 소염지혈작용이 있는 약재를 추가한다. 사물탕합황련해독탕

　⑧**과소월경(어혈)**……월경량이 적고 월경통이 있는 경우, 월경주기가 불안정하며 연장경향이 있는 경우 등은 모두 어혈이다. 도핵승기탕이나 계지복령환을 합방한다.

　⑨**비만(물살)한 사람의 월경불순**……비만하며 월경량이 적고 색이 옅은 경우에는 습성(濕盛)으로 이진탕을 합방한다.

　⑩**정신적 스트레스를 동반한 월경이상**……시호계지탕 or 소시호탕 or 사역산을 합방한다. 또는 가미소요산을 사용한다.

❷**혈도증(血道症)**

　①**혈도증이면서 심인성 경향이 심할 때**……분심기음을 합방한다.

　②**초조감이 있을 때**……시호계지탕 or 가미소요산을 합방한다.

③**불안감, 공포감이 심하고, 불면경향이 있을 때**……시호가용골모려탕을 합방한다.

④**히스테리 경향이 있을 때**……감맥대조탕을 합방한다.

⑤우울경향이 있을 때……향소산 or 반하후박탕을 합방한다.

⑥난치성일 때……통도산합계지복령환을 합방한다.

⑦공황장애, PTSD……계지가작약탕 or 영계출감탕 or 계지가용골모려탕 등을 합방한다.

❸**출혈**

①반복성 코피……궁귀교애탕합삼황사심탕 or 시호청간탕

②월경 시 코피(대상성 월경)……온청음합계지복령환

③치핵 출혈……궁귀교애탕 or 궁귀교애탕합황련해독탕

④방광염 요도염의 혈뇨……저령탕합사물탕 or 오림산합사물탕

⑤출혈성 자궁증……온청음합사물탕

❹**근육질환**

소경활혈탕가감으로 사용하는 경우가 많다.

①사지마비위축

②뇌졸중 후 편마비, 반신감각이상, 두부외상, 개두술 후유증

③다발성 근육통 또는 신경통(반신 또는 야간통)

④편타 손상(급성기 이후)

⑤신경인성방광

⑥파킨슨증후군……후박 5g을 추가한다.

## 혈도증(血道症)이란

*

혈도증이란 월경·임신·출산·산후·갱년기 등 여성 호르몬 변동에 따라 나타나는 정신불안이나 초조함 등의 정신신경증상과 신체증상이다. 『유취방광의(類聚方廣義)』에는 혈도증에 대해 「부인이 이유 없이 추위를 싫어하고, 장열(壯熱)이 있으며, 두통·어지럼이 있고, 심하지결(心下支結)이 나타나며, 구토·오심이 있고, 온몸이 시리거나 저리며, 울적하여 사람 대하길 싫어하고, 혹은 빈번히 하품하는 경우」라고 했다.

❶부인에서 일어나는 병태로 월경·임신·출산·산욕·갱년기 등 생리적 현상과 유산·인공임신중절·피임수술 등의 이상생리에 의해 발병하며 기질적 변화는 확인되지 않지만, 정신신경증상이 나타나는 것이 특징이다.

❷갱년기장애보다 넓은 개념이다. 증상은 다채로우며 안면홍조, 상열, 수족열감, 상열, 몸이 후끈거림 등이 나타난다. 심계항진, 심장이 쪼여두는 느낌, 어지럼, 이명, 혈압변동 등이 나타난다.

3

혈허(血虛)와 보혈제(補血劑)

# 궁귀교애탕(芎歸膠艾湯)

『금궤요략(金匱要略)』

### 구성

당귀 · 작약 · 천궁 · 지황 · 아교 · 애엽 · 감초

### 주치

「師曰, 婦人有漏下者, 有半産後, 因續下血都不絶者, 有妊娠下血者, 假令妊娠腹中痛, 爲胞阻, 膠艾湯主之」『금궤요략(金匱要略)』

### 약능과 방의

❶당귀 · 천궁 · 작약 · 지황(=**사물탕**)……지혈작용, 조경작용(調經作用), 안태(역산방지)작용

❷아교 · 애엽……지혈약(止血藥)

### 해설

궁귀교애탕은 『금궤요략(金匱要略)』에 나오는 처방으로 부인임신병문(婦人姙娠病門)에 나오며 그 적응증은 성기출혈이다.

❶「婦人有漏下者」……일반적으로 부인 성기출혈에 사용한다.

❷「有半産後, 因續下血都不絶者」……유산 조산 후, 성기출혈이 멈추지 않는 사람.

❸「有妊娠下血者, 假令妊娠腹中痛, 爲胞阻」……임신 중 성기출혈. 임신 중 하혈에 복통이 동반되면 절박유산이다.

이상의 3가지 적응증이 있다.

❶❷의 경우, 이 처방을 사용하여 지혈했을 때 좋은 결과를 보이는 경우도 있지만, 구어혈제(驅瘀血劑)를 적용해야 하는 경우도 있다.

❸같은 임신 중 출혈, 절박유산은 이 처방이 가장 적합한 적응증이다. 이 처방에 들어있는 지황 · 작약 · 아교 · 애엽은 모두 지혈약이다.

이 처방은 지혈제로서 토혈, 객혈, 코피, 혈뇨, 위(胃) 십이지장 궤양 같은 만성출혈, 치핵출혈 등에도 사용하면 효과가 있다. 하지만 무효한 경우도 있다.

치핵출혈도 특히 술을 많이 마시는 사람의 출혈이라면 잘 멈추지 않는데, 차라리 그럴 때는 황련해독탕이 좋기도 하고, 성기출혈에는 계지복령환·통도산·저당환 등 구어혈제가 유효한 경우가 있다.

토혈·코피 모두 술을 많이 마셔 얼굴이 붉은 사람, 급성염증이나 동맥성 출혈에는 사심탕·황련해독탕이 좋고, 약간 만성화된 경우, 곧 자궁 및 자궁부속기와 골반 내 만성염증이 있고 출혈이나 출혈성 대하가 있을 때는 황련해독탕에 사물탕을 합방한 온청음이 유효하다. 위궤양에는 시호사물탕 쪽이 좋거나 만성 출혈이라면 사군자탕가감방을 사용하는 편이 낫기도 하다.

주치에서는 여성에서 성기출혈이 있는 경우, 유산 후 출혈이 멈추지 않는 경우, 임신 중 복통하며 출혈하는 경우, 곧 절박유산일 경우에 사용하도록 지시하고 있으나, 본 처방은 성기출혈뿐 아니라, 그리고 여성뿐 아니라 남녀 모두의 출혈에 사용할 수 있다.

예를 들어, 성기출혈·혈변·혈뇨·코피·객혈·안저출혈·치핵출혈 등 각종 출혈에 응용할 수 있다. 동맥성 출혈에는 황련해독탕을 사용한다. 임상에서는 만성화된 출혈에는 궁귀교애탕합황련해독탕 또는 온청음으로 사용하는 경우가 많다.

### 적용병태

#### ❶출혈

온청음을 사용하는 경우가 많다. 성기출혈이더라도 양이 매우 많거나 붉은 느낌이 심할 때는 황련해독탕을 합방하여 온청음 형태로 만들어 쓴다.

#### ❷절박유산

절박유산 초기에는 유용할 수 있지만, 시간이 지체된 경우에는 약물요법을 활용할 범주가 아니다.

### 적용질환

#### ❶부인 성기출혈
#### ❷일반적인 지혈제로써(혈허〈血虛〉)

# 칠물강하탕(七物降下湯)

오츠카 케이세츠 경험방

## 구성

당귀·작약·천궁·지황·황기·조구등·황백

## 약능과 방의

❶당귀·천궁·작약·지황(=**사물탕**)······지혈을 목적으로 한 배합

❷황기·조구등······강압작용(降壓作用)

❸황백······위장약, 지황이 위에 부담이 되는 것을 예방한다.

## 해설

칠물강하탕은 오츠카 케이세츠가 자신의 고혈압과 안저출혈을 치료할 목적으로 창방했다. 사물탕은 안저출혈에 지혈을 목적으로 배합하였고, 황기·조구등은 혈압을 내려줄 목적으로 배합했다. 황백은 지황이 위에 부담이 되는 것을 예방하자는 의미이다.

오츠카는 고혈압에 조구등·황기·어성초를 사물탕이나 황련해독탕·대시호탕·시호가용골모려탕 등에 추가하여 사용한 증례를 다수 보고했다.

안저출혈도 사물탕이나 궁귀교애탕으로 효과가 없으면 황련해독탕의 합방, 곧 온청음을 사용하면 된다. 그리고 이완기혈압이 높을 때는 통도산 합방이 필요할 수 있다.

## 적용병태

안저출혈(혈허〈血虛〉)을 동반한 고혈압

## 적용질환

안저출혈을 동반한 고혈압

# 당귀음자(當歸飮子)
『엄씨제생방(嚴氏濟生方)』 『외과정종(外科正宗)』

### 구성
당귀·천궁·작약·지황·하수오·황기·질려자·방풍·형개·감초

### 주치
「治 血燥皮膚作癢, 及風熱瘡疥瘙癢, 或作疼痛」『외과정종(外科正宗)』

### 약능과 방의
❶당귀·천궁·작약·지황(=**사물탕**)·하수오……노화된 피부를 회복시킨다. 피부건조, 위축에 따른 인설, 균열, 피지결핍을 치료한다.
❷황기……피부기능을 개선한다.
❸백질려·방풍·형개……지양작용(止痒作用)

### 해설
건조성 습진, 표피가 건조하여 인설이 있으며, 가렵고, 윤택하지 않으며, 발적종창은 없는 만성표재성 피진 치료에 응용한다.

당귀·작약·지황·천궁, 즉 사물탕에 하수오를 추가하여 피부를 윤택하게 하는 작용이 있다. 황기는 피부기능을 높여준다. 피부건조, 표피 위축을 한방에서는 혈허(血虛)로 진단한다. 곧 피부를 길러낼 줄 혈이 부족하기 때문에 (혈허) 피지의 분비가 적어지고, 피부가 거칠거칠해지고, 가려움이 생기는……경우이다.

따라서 혈을 길러내는 사물탕을 기본으로 여기에 하수오를 추가하고 황기로 피부기능을 강화하면서, 질려자·방풍·형개 같은 지양약(止痒藥)을 배합한 처방이다.

### 적용병태
**피부가 건조하며 가려움이 있는 피부질환(혈허생풍〈血虛生風〉)**

### 적용질환
❶노인성 피부소양증
❷노인성 건피증

단순 노인성 건피증이라면 사물탕, 팔미환류도 좋다.

❸화폐상습진

노인성 피부소양증 때문에 피부를 긁어 화폐상습진처럼 발적 미란 같은 염증이 추가되었을 때, 황련해독탕 합방이 필요하다.

## 피부건조와 사물탕

피지분비가 나빠 피부가 건조한 경우 사물탕을 사용한다. 가려움이 있을 때는 방풍·형개·질려자 같은 거풍약(祛風藥, 피부의 풍〈風〉이란 주로 가려움을 의미), 곧 가려움을 멈추는 약을 추가한 당귀음자를 사용한다. 만성염증성 피부질환에는 사물탕합황련해독탕(온청음) 등을 사용한다.

『물오약실방함구결(勿誤藥室方函口訣)』에는 「이 처방(당귀음자)은 노인혈조(老人血燥)로 창개(瘡疥)가 생겼을 때 사용한다. 만약 혈열(血熱)이 있다면 온청음이 적합하다……」고 되어있다. 혈조(血燥)는 혈허에 의한 조(燥)와 혈열(血熱)에 의한 조로 크게 나눌 수 있다.

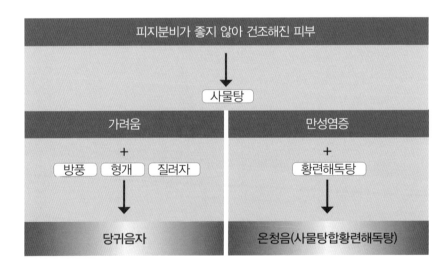

# 소경활혈탕(疎經活血湯)

「고금의감(古今醫鑑)」「만병회춘(萬病回春)」

### 구성

당귀·작약·천궁·지황·강활·복령·창출·도인·우슬·방기·진피·백지·용담·위령선·방풍·감초·생강

### 주치

「遍身走痛, 日輕夜重者, 是血虛也. 疎經活血湯, 治遍身走痛如刺, 左足痛尤甚, 左屬血, 多因酒色損傷, 筋脈虛空, 被風寒濕熱感於內, 熱包於寒, 則痛傷筋絡, 是以晝輕夜重. 宜以疎經活血行濕, 此非白虎歷節風也」『만병회춘(萬病回春)』

### 약능과 방의

❶당귀·천궁·작약·지황(=**사물탕**)……운동마비, 뼈 근육의 위축을 치료한다.

❷창출·방기·복령……몸의 습(濕)이나 수체(水滯)를 제거하여 통증을 치료한다.

❸위령선·강활·방풍·백지……피부의 지각마비(知覺痲痺), 통증을 치료한다.

❹우슬……근력의 쇠약함을 개선한다.

❺도인·우슬……어혈(瘀血)을 제거하며 통증을 제거한다.

❻용담……소염해열작용(청열작용)

❼생강·감초·진피……위장의 기능을 개선한다.

### 해설

소경활혈탕은 사물탕 가감방이다. 사물탕은 지혈제, 부인성약, 혈허의 기본처방으로 활용되는데, 이 중 혈허의 기본처방이라는 의미에서 응용된 처방이다. 관절·근육·사지 등의 통증, 감각이상, 운동마비나 뇌혈관장애 후유증에 사용한다. 급성기부터 만성화된 경우까지 모두 적용한다. 주로 근육피로, 근육통증, 근육 운동장애를 목표로 사용한다.

## 적용병태

❶편타손상, 수술 후, 타박외상 등처럼 조직의 염좌와 손상을 동반한 만성기

❷변형성 슬관절염, 후종인대경화증 등 조직의 변성을 동반한 질환

❸만성화된 사지나 체간의 근육통, 신경통

❹한방적 적용병태는 혈허(血虛), 어혈(瘀血), 수습(水濕), 통증

## 적용질환

### ❶다발성 근육통 또는 신경통

효과가 생각만큼 잘 나타나지 않을 때, 또는 좌반신 및 야간통이 심한 경향의 증상은 어혈(瘀血)로 생각하여 홍화 2g을 추가하거나, 통도산 같은 구어혈제를 병용, 또는 통도산으로 사하(瀉下)한 뒤 소경활혈탕을 사용한다.

경락중한(經絡中寒)의 요소가 보이면 오적산(五積散)을 합방한다.

급성기 신경통에는 작약감초부자탕 또는 작약감초탕에 부자를 추가하여 사용한다.

### ❷뇌졸중 후 경성편마비, 반신감각장애

체력저하(기허) 또는 노화가 진행되지 않은 사람에게 적용한다. 구어혈제를 합방하기도 한다.

### ❸두부외상, 개두술 후유증(편마비 등)

소경활혈탕에 통도산 등의 구어혈제를 병용한다.

### ❹외상성 경부증후군(편타손상)

수상 직후에는 특히, 만성화된 경우에도 우선 치타박일방 같은 사하성 구어혈제로 사하(瀉下)한 뒤, 소경활혈탕을 사용한다.

### ❺파킨슨증후군

후박 5g을 추가한다. 또는 반하후박탕을 합방한다.

### ❻신경인성방광

외상에서 기인했고 만성화된 경우, 또는 뇌혈전, 뇌출혈 등에 의한 무억제방광에 적용한다.

외상에 의한 급성기에는 통도산 같은 사하성 구어혈제를 사용한 뒤, 소경활혈탕을 사용한다.

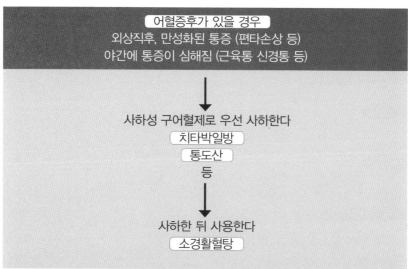

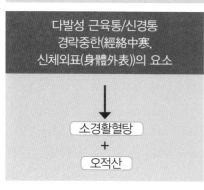

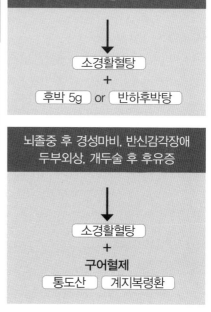

# 자감초탕(炙甘草湯)

『상한론(傷寒論)』, 『금궤요략(金匱要略)』

## 구성

자감초·계지·인삼·지황·맥문동·아교·마자인·대조·생강

## 주치

「傷寒, 脈結代, 心動悸, 炙甘草湯主之」『상한론(傷寒論)』

## 약능과 방의

❶계지·감초……심동계(心動悸)를 치료한다.

❷인삼·맥문동·지황·아교……진액을 보하여 탈수를 예방하고 맥결대(脈結代)를 치료한다.

❸생강·대조·감초……건위작용(健胃作用)

## 해설

『상한론(傷寒論)』에서는 열병으로 발열이 이어져 탈수되고(상진〈傷津〉, 상음〈傷陰〉), 맥결대(脈結代), 심동계(心動悸)하는 경우에 사용된다. 현재는 이것을 탈수에 따른 맥결대, 동계, 숨참에 응용한다.

자감초탕은 복맥탕(復脈湯)이라고도 한다. 인삼·맥문동·생지황·아교·마자인·대조·감초는 모두 체내수분을 유지하며, 혈중수분을 유지시킨다. 생지황·마자인·맥문동은 모두 청열작용(淸熱作用)이 있어 상한 그 외의 열기가 있는 사람에게 사용하면 열을 잡을 수 있다. 자감초탕은 심동계를 목적으로 하기 때문에 계지감초탕이 배합되어 있다.

## 적용병태

❶열병에 따른 탈수(상진〈傷津〉, 상음〈傷陰〉)

❷심동계(心動悸)

## 적용질환

❶그레이브스병

열증(熱證) 즉 신진대사를 항진시키는 그레이브스병에 자감초탕이

유용한 것은 생맥산, 맥문동의 청열작용으로 신진대사를 억누르기 때문이다. 그레이브스병의 설사는 장운동이 항진되어 발생하는 설사이다. 신진대사를 억눌러 설사도 멈춘다. 설사하는 사람에게 마자인·생지황 등은 쓰기 어렵다고 생각하지만 사실 꼭 그렇지만은 않다.

❷부정맥

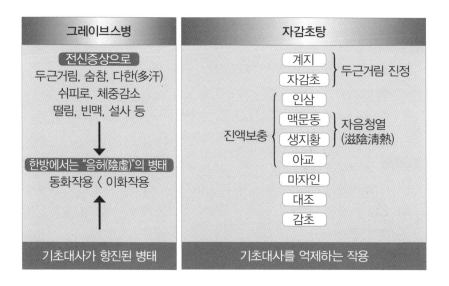

# 십전대보탕(十全大補湯)

『화제국방(和劑局方)』

### 구성

당귀·천궁·작약·지황·인삼·백출·복령·감초·황기·계지

### 약능과 방의

❶당귀·천궁·작약·지황(=**사물탕**)······보혈작용(補血作用)

❷인삼·백출·복령·감초(=**사군자탕**)·황기······보기작용(補氣作用)

❸계피·당귀·황기······육아(肉芽)를 증식시켜 궤양을 유합한다.

사물탕합(合)사군자탕가(加)황기·계지이다.

### 해설

보기제인 사군자탕과 보혈제인 사물탕을 합방한 처방이다. 보중익기탕을 전신 보기제로 많이 사용하는데, 이 처방은 전신 보혈제로 많이 사용한다.

### 적용병태

❶보중익기탕의 목표에 추가로 몸이 야윈 경우

❷운동마비, 뼈 근육의 위축을 예방한다(기본처방).

❸빈혈증······재생불량성빈혈, 출혈에 의한 빈혈

❹욕창······육아(肉芽)가 잘 나오지 않는다, 창상 치유가 늦다

### 적용질환

기허(氣虛), 혈허(血虛)가 기본인 상황에서

❶만성질환에 동반된 쇠약

❷악성종양 수술 후, 방사선 치료, 항암제 투여 등에 의한 체력 소모 예방과 치료

엑스제로 써서는 약재 용량 상 항암제 부작용이나 방사선 치료 후 유증 또는 장애를 방지하기에는 불충분한 경우가 많으므로 전탕약을 사용할 필요가 있다. 거기에 추가로 황기를 8g 이상으로 증량, 홍삼 3g 이상 첨가, 빈혈증상에는 계혈등 6g을 추가하여 사용한다. 황기는

방사선조사에 따른 면역저하에 대한 항체생산촉진작용, 인삼은 X선 장애에 대한 방어 및 회복촉진 작용이 있는 것으로 보고되어 있다.

❸병후, 수술 후, 산후, 출혈 후 등의 쇠약

❹욕창, 누공, 만성피부궤양 등 육아형성부전

'황기-당귀-계지' 조합에는 배농(排膿), 육아증진촉진작용이 있다.

❺자율신경실조증, 갱년기장애 등

❻기타 아토피피부염, 류마티스관절염 등

❼MRSA 감염증

---

### 극심한 쇠약……중등도 기허일 경우

*

십전대보탕은 기허가 심할 때는 보혈효과가 있는 약물, 곧 사물탕이 포함되어 있어 위에 부담이 될 수 있다. 그때는 우선 육군자탕이나 보중익기탕 등으로 보기하여 기능측면을 개선시켜야 한다.

---

## 옹(癰)의 치료와 십전대보탕

### 내옹(內癰)과 외옹(外癰)

내옹(內癰)이란 체내장기의 화농성질환이다. 폐옹(肺癰), 간옹(肝癰), 장옹(腸癰) 3가지가 유명하다. 하지만 예로부터 내옹에 대한 수술, 해부를 해오지 않았기 때문에 그 병태가 불명확하다.

폐옹은 '폐·기관·기관지'의 화농성 염증으로 농성 객담을 배출하는 질환을 가리키는 것으로 생각된다. 장옹은 주로 '충수·맹장 주위'의 염증을 가리킨다. 간옹이란 간농양, 담낭염에 해당하는 것으로 사료되나 명확치는 않다. 직장주위염도 장옹의 분류에 포함된다.

이러한 분류는 해부나 수술 시행을 통해 검증된 적은 없었다. 곧 병태가 충분히 파악되지 않았던 시기의 분류법이기 때문에 개량하여 사용해야만 한다. 하지만 여기서는 독자들을 위해 기존 분류법을 나열해 보았다.

외옹이란 체간, 사지 등 체표에 발생하는 것이므로 대부분은 모낭, 피지선의 화농성질환이다. 유옹(乳癰)은 유선염이다.

### 옹(癰)의 약물요법

치료는 소법(消法)·탁법(托法)·보법(補法)으로 분류한다.

**소법(消法)**이란 발병초기이며 화농되지 않은 시기 및 화농이 시작되었지만 아직 배농되지 않은 시기에 시행하여 병소를 소산(消散)시키는 방법이다. 소법은 다시 시기나 부위에 따라 한법(汗法), 청법(淸法), 하법(下法)으로 분류할 수 있다.

**한법(汗法)**은 해표법(解表法)이라고도 한다. 발병초기, 국소에 발적 동통이 있고, 전신적으로는 오한 발열하며 맥증(脈證)이 부(浮)할 때, 제대로 발한해표(發汗解表)가 가능하면 한번 복용만으로도 치료가 가능하다.

**청법(淸法)**이란 청열법(淸熱法)이다. 염증을 억제하는 치료법이다. 청열해독약, 곧 항화농성염증 약물이 중심이 된다. 여기에 청열사화(淸熱瀉火, 소염해열)약을 배합한다.

**하법(下法)**은 대황·망초 같은 한성하제(寒性下劑)로 사하시켜 두부·안면 등, 상부의 충혈염증을 제거하고 복부 염증을 치료한다. 대황목단피탕은 장옹 초기에 사용하여 치료하는 처방이며, 대황·망초 같은 한성사하약과 동과자·목단피 같은 소염약이 배합되어 있다. 외옹의 경우, 병소가 표위(表位)이기 때문에 한법과 청법 위주로 치료하며 내용은 청법과 하법 위주로 치료한다.

**탁법(托法)**이란 화농되어 농이 생겼을 때, 농만 배농하는 방법이다. 그리고 **보법(補法)**이란 배농 후 육아의 신생과 증식을 도모하여 궤양 유합을 촉진하는 것이다.

십전대보탕(十全大補湯)은 탁법과 보법으로 사용한다. 곧 당귀·천궁·황기·계지 등의 약물로 농을 양성, 연화시키고 표면으로 끌어올려 배농시키는 작용과 육아의 신생과 증식을 도모하여 궤양을 유합하는 작용이 있다.

# 인삼양영탕(人蔘養榮湯)

『삼인극일병증방론(三因極一病證方論)』『화제국방(和劑局方)』

## 구성

당귀·작약·지황·인삼·백출·복령·황기·계지·감초·진피·원지·
오미자

## 약능과 방의

❶사물탕·거·천궁……혈허(血虛)를 보(補)한다.

❷인삼·백출·복령·황기·감초……보기건비작용(補氣健脾作用)

❸당귀·계지……혈관을 확장하며 내장, 말초를 따뜻하게 한다.

❹원지……진정작용.

❺원지·오미자·진피……진해 거담작용

❻진피·계지……연동촉진을 통한 소화흡수촉진

## 해설

본 처방은 '십전대보탕거천궁가원지·오미자·진피'이다. 기혈쌍보(氣
血雙補) 작용이 있으며, 기능과 물질 양 측면에서의 소모와 기침, 가
래 등 폐 증상에 대한 작용까지 포함된 처방이다. 천궁이 빠진 것은
호흡곤란, 객혈을 피하기 위함이다.

## 적용병태

십전대보탕 적용병태이면서, 기침·가래 등 폐 증상을 보이는 경우

## 적용질환

영양실조(기혈양허〈氣血兩虛〉) 상태의 만성기관지염

# 대방풍탕(大防風湯)

『시제백일선방(是齊百一選方)』『화제국방(和劑局方)』

### 구성

당귀·천궁·작약·지황·두충·황기·인삼·출·감초·방풍·강활·우슬·대조·건강·부자

### 주치

「祛風順氣, 活血脈, 壯筋骨, 除寒濕, 逐冷氣. 又治患痢後腳痛痠弱, 不能行履, 名曰痢風, 或兩膝腫大痛, 髀脛枯臘, 但存皮骨, 拘攣跧臥, 不能屈伸, 名曰鶴膝風, 服之氣血流暢, 肌肉漸生, 自然行履如故」『화제국방(和劑局方)』

### 약능과 방의

❶인삼·백출·건강·감초(=**인삼탕**)·황기·대조……소화흡수를 촉진(보기작용〈補氣作用〉)

❷당귀·천궁·작약·지황(=**사물탕**)……근육 위축마비를 치료한다(보혈작용〈補血作用〉)

❸우슬·두충……근육 쇠약을 개선한다.

❹강활·방풍……거습작용(祛濕作用)이 있고 통증, 저림 등을 치료한다.

❺부자……지통작용(止痛作用)

### 해설

십전대보탕을 기본으로 하며 '두충–우슬' 조합이 추가되어 있어, 기혈의 허, 신체(육체, 혈) 및 기능저하, 특히 근력의 쇠약함을 보충하는 처방이다. 영양실조에 따른 운동마비에 사용한다. 적리(赤痢)가 유행하던 시대에는 치유한 뒤에도 영양실조 상태로 남아, '발·등·슬관절' 등에 부종이 있고, '대퇴·하퇴'는 말라 얇아져 마치 학 다리 같은 모양을 보여 이것을 「이후(痢後) 학슬풍(이풍〈痢風〉)」이라고 했다. 또한 중증으로 기립이나 보행도 불가능한 상태도 있는데, 이것은 위벽(痿躄)이라고 한다. 모두 영양실조 때문에 발생한 근육 위연(痿軟)이 원

인으로 영양이 회복되면 치유되지만, 바로 이 상태에 대방풍탕을 적용한다. 이외 각기마비나 대병 후, 산후, 수술 후 등 체력저하, 영양실조 등으로 사지근력이 없어 기립보행이 충분히 되지 않을 때 사용한다. 대방풍탕의 학슬풍(鶴膝風)은 염증은 아니며, 영양실조에 의한 것임을 잊지 말아야 한다. 십전대보탕을 사용할 사람이면서 사지근력이 없고, 기립보행이 충분치 않을 때 사용한다. 학슬풍이라 이름 붙는 증상 중에는 RA에 의한 것도 있는데 관절에 염증이 있을 경우에는 이 처방이 적합하지 않다.

**적용병태**

영양실조(기혈양허〈氣血兩虛〉)에 의한 운동마비

**적용질환**

산후, 수술 후, 대병 후 체력저하, 영양실조로 십전대보탕을 적용할 병태, 여기에 사지 근력이 저하되어 기립보행이 충분치 못할 경우

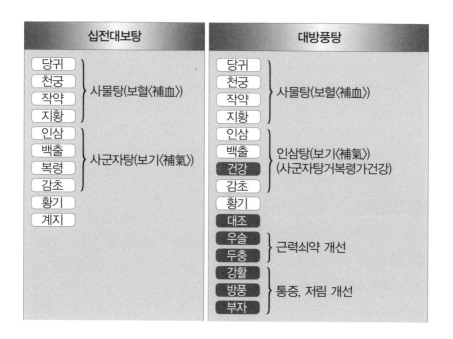

# 자음강화탕(滋陰降火湯)

『만병회춘(萬病回春)』

### 구성

지황·작약·당귀·천문동·맥문동·황백·지모·창출·진피·감초

### 약능과 방의

❶건지황(숙지황)·작약·당귀 (사물탕거천궁)……보혈자윤작용(補血滋潤作用)

❷천문동·맥문동……자윤진해작용(滋潤鎭咳作用)

❸지모·황백……자윤청열(滋潤淸熱, 상진〈傷津〉 상음〈傷陰〉을 동반한 열을 청〈淸〉한다) 작용

❹창출·진피·감초……건위작용(健胃作用)

### 해설

본 처방은 사물탕거천궁에 허열(虛熱)을 청(淸)하는 지모·황백과 자음약(滋陰藥)인 천문동·맥문동을 추가하여 건위약을 배합한 구성으로 육미환과 비슷하게 음허(陰虛)에 의한 허열을 내리는 처방으로 만들어졌다.

육미환은 지황·산수유·목단피로 자윤하고 허열을 내리며, 산약·산수유·택사로 위를 보호하며 윤택하게 하고 과잉수분은 생기지 않게 하는 구성이다.

### 적용병태

음허(陰虛) 허열(虛熱)

### 적용질환

음허 만성기관지염

●────만성염증과 「허열(虛熱)」, 「실열(實熱)」

중의학 허열에 자음강화탕이나 육미환가감을 처방하는데, 야마모

토 이와오는 만성염증을 실열(實熱)이 주 병변이며 여기에 상음(傷陰)이나 어혈(瘀血)을 동반한 상태로 인식하였다. 따라서 만성염증 치료 시, 실열에는 황련해독탕을 사용하고, 상음에 사물탕을 합방하여, 온청음을 기본으로 병태에 따라 가감한다.

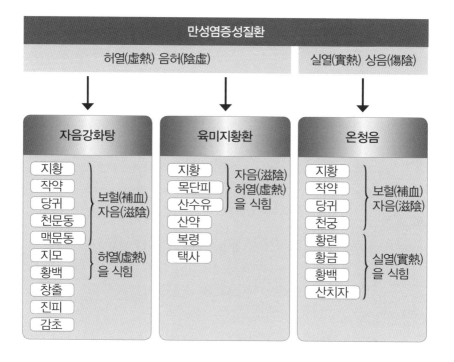

3 혈허(血虛)와 보혈제(補血劑)

# 자음지보탕(滋陰至寶湯)

『고금의감(古今醫鑑)』 『만병회춘(萬病回春)』

## 구성

시호·작약·당귀·백출·복령·진피·향부자·맥문동·지골피·지모·패모·박하·감초·(생강)

## 약능과 방의

❶시호·작약·당귀·백출·복령·박하·감초·(생강)=**소요산(逍遙散)**

❷지모·지골피……만성소모성질환에 동반한 미열을 잡는다.

❸패모·맥문동……점조한 가래 객출을 돕는다.

❹진피·향부자……우울기분에 대한 작용이 있고, 소화기능을 회복시킨다.

## 해설

소요산에 향부자를 배합하여 우울기분에 대응하고, '지모-지골피-패모-맥문동' 조합은 미열과 점조한 가래를 고려한 배합이다. 만성소모성폐질환에 응용한다. 원래 폐결핵에 사용하던 처방이다.

## 적용병태

**소요산을 적용할 병태의 만성소모성폐질환**

## 적용질환

❶만성기관지염
❷기관지확장증

# **4** 어혈(瘀血)과 구어혈제(驅瘀血劑)

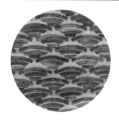

# 계지복령환(桂枝茯苓丸)

『금궤요략(金匱要略)』

### 구성

계지·복령·도인·목단피·작약

### 주치

「婦人宿有癥病, 經斷未及三月, 而得漏下不止, 胎動在臍上者, 爲癥痼害. 妊娠六月動者, 前三月經水利時, 胎也, 下血者, 後斷三月, 衃也. 所以血不止者, 其癥不去故也, 當下其癥, 桂枝茯苓丸主之」『금궤요략(金匱要略)』

### 약능과 방의

❶도인·목단피·작약……구어혈작용(驅瘀血作用)

❷계지……혈관확장작용(활혈작용〈活血作用〉)

❸복령……이뇨작용, 진정작용(두근거림을 진정)

❹작약……진경(鎭痙) 진통작용(소화관 연축에 따른 복통, 체간부 근육통)

❺목단피·작약……상음(傷陰)을 동반한 염증을 진정시킨다(청열양혈약〈淸熱涼血藥〉)

### 해설

원전에서는 임신조기 출혈의 원인이 징고(癥痼)라는 가설을 세워 계지복령환 처방을 제안했다. 요즘 산과에서는 이러한 원전에서와 같은 가설을 사용하고 있지는 않다.

계지복령환은 도인·목단피에 구어혈작용이 있어 내출혈이나 종류(腫瘤)를 제거한다. 목단피·작약에는 소염지혈작용(청열양혈〈淸熱涼血〉)이 있다. 계지는 혈행을 개선하며 (활혈작용) 구어혈작용을 돕는다. 복령에는 이뇨작용과 진정작용, 두근거림을 진정시키는 작용이 있다. 작약은 진경진통작용이 있어 복통과 근육통을 치료한다.

이 처방에 소염, 배농, 이수(利水)효과가 있는 의이인을 추가한 **계지복령환가의이인(桂枝茯苓丸加薏苡仁)**이라는 처방도 있다.

# 어혈(瘀血)의 병태

*

어혈이란 임상적 가설이다. 옛 의가들은 치료했던 경험과 관찰에 기반하여 특정 병태를 「어혈(瘀血)」이라는 카테고리로 묶는 임상적 가설을 세웠다. 그 가설에 따라 구어혈약(驅瘀血藥)을 사용하면 좋아진다는 임상적 사실이 확인되었고, 그러한 병태(病態)를 어혈로 보아 치료하게 되었다. 요약하자면 「혈(血)」이 정체되어서 일어난 현상이라고 추정하여 「어혈(瘀血)」이라는 개념을 도입한 것으로 보인다. 일종의 임상적 가설이다.

어혈 병태는 현재의 의학수준에서 보면 매우 복잡하다. 아마도 단일 병태가 아닐 것이며 여러 병태를 포괄하고 있는 것으로 추측된다. 오히려 어혈이란 구어혈약, 구어혈제를 사용하여 좋아지는 병태로 정의한 뒤, 그 정의에 해당하는 다양한 병태를 각각 서양의학적으로 명확히 하는 것이 좋지 않을까?

## 야마모토 이와오류 「어혈 임상구결(臨床口訣)」

잘 치료되지 않는 병이라면 어혈을 생각해보자. 구어혈제를 사용해서 치료되는 것이 바로 어혈이다. 하지만 어혈이 단독으로 존재하는 경우는 드물다. 다양한 질환에 어혈이 관련되어 있다. 따라서 실제 임상에서는 다른 처방에 구어혈제를 합방하는 경우가 많다.

- 대부분 난치성, 만성질환에 어혈이 관련되어 있다.
- 특히 여성은 어혈의 존재에 주의해야 한다. 여성질환, 산후질환은 어혈과 관계가 깊다.
- 치료가 어려운 질환은 어혈이라 생각하자.
- 재발된 질환은 어혈을 생각하자.
- 만성염증은 어혈과 관련이 있다.

4

어혈(瘀血)과 구어혈제(驅瘀血劑)

## 적용병태

❶어혈일반(일반적인 구어혈제)

❷염증성어혈(소염성 구어혈제)

## 적용질환

어혈은 다양한 병태에 동반된다. 병태에 맞춰 합방해야 한다.

❶골반내 울혈증후군

　①상열하한(上熱下寒)

　②월경곤란증……+안중산, 현호색 등의 이기약(理氣藥)

　③무월경……+사물탕, 향소산

　④자궁근종……+별갑 5g

❷골반내 염증질환

　①급성난소염, 난관염, 난관주위염, 자궁내막염……+소시호탕

　②만성난소염, 난관염, 난관주위염, 자궁내막염, 질염……

　　　+용담사간탕(일관당)

❸남성생식기염증질환

　만성정소염, 정소상체염, 정관정낭염, 전립선주위염 등……

　　+용담사간탕(일관당)

❹치핵

　①원인요법으로……계지복령환합을자탕

　②외치핵의 혈전성정맥염에 의한 종창(腫脹)과 격통(激痛)

　　　……계지복령환합마행감석탕

❺레이노병, 동창(凍瘡)……+당귀사역가오수유생강탕

❻타박, 외상……타박 또는 골절 등에 의한 자반

❼수술 후 유착이나 켈로이드

❽어깨결림, 오십견……+갈근탕

❾반복성출혈

　①안저출혈……+용담사간탕(일관당)

　②소아 반복성 비출혈……+시호청간탕

　③월경시 비출혈(대상성월경)……+온청음

　④위십이지장의 토혈 또는 하혈……+온청음, 소시호탕

　⑤출혈성 자궁증……+사물탕

---

## 구어혈제를 사용하면 효과가 있는 서양의학적 질환

*

과민성대장증후군과 궤양성대장염은 자각증상이 비슷하여 서양의학적 감별진단이 필요하다. 과민성대장증후군에는 구어혈제 사용이 반드시 필요치 않지만, 궤양성대장염은 구어혈제 사용이 필요하므로 이러한 감별진단이 중요하다. 다음과 같은 진단명이 붙은 질환에 구어혈제를 병용하면 좋다.

❶염좌, 편타손상, 수술 후, 켈로이드, 유착

❷동창(凍瘡), 혈전성정맥염, 버거병

❸피부경화증, SLE, 궤양성대장염, 크론병

❹정맥류증후군

❺염증성 각화승
  ①편평태선, 모공성태선
  ②건선, 모공성홍색비강진
  ③비달태선

---

❿만성간염, 만성담낭염, 만성담관염⋯⋯+용담사간탕(일관당)

⓫기관지천식⋯⋯+대시호탕 등

⓬만성신우신염⋯⋯+용담사간탕(일관당)

⓭난치성 또는 재발성질환

　①난치성 신경증⋯⋯다른 처방과 합방

　②반복적으로 재발하는 맥립종⋯⋯+십미패독탕, 형개연교탕

　③난치성 익상편⋯⋯+월비가출탕

　④반복적으로 재발하는 각막염⋯⋯+세간명목탕

　⑤베체트병의 홍채모양체염 또는 망맥락막염의 염증흡수 후
　　⋯⋯계지복령환합통도산

　⑥반복적으로 재발하는 성인 중이염⋯⋯+형개연교탕

　　난치성 삼출성 중이염⋯⋯+시호청간산, 소시호탕

　⑦만성비염⋯⋯+형개연교탕

　　만성부비동염⋯⋯+신이청폐탕, 형개연교탕, 갈근탕가천궁신이

　⑧재발을 반복하는 항문주위염, 항문주위농양⋯⋯
　　+용담사간탕(일관당)

⑨분만 1년 이상 경과 후 발생한 류마티스관절염 등의 질환

　……통도산합계지복령환

⑩난치성 혈도증……사물탕합통도산합계지복령환

⑪결합조직질환

국소성, 전신성 피부경화증……통도산합계지복령환

SLE……통도산합계지복령환합온청음

❹피부질환

①편평태선, 모공성태선……+의이인 10g

②건선, 모공성홍색비강진……통도산합계지복령환합온청음

③비달태선……계지복령환합온청음, 계지복령환합소풍산

④여드름……형개연교탕가의이인합계지복령환

⑤주사……계지복령환합온청음가대황

　　　　또는 형개연교탕합방풍통성산

## 구어혈제의 임상분류와 사용법

실제 임상에서는 구어혈제를 다음과 같이 분류하여 사용하면 좋다.

| 사하성 구어혈제 | 도핵승기탕, 대황목단피탕, 통도산, 치타박일방 |
| --- | --- |
| 소염성 구어혈제 | 계지복령환, 대황목단피탕, 통도산합계지복령환 |
| 온성 구어혈제 | 궁귀조혈음, 온경탕, 치타박일방, 당귀작약산 |

**＊사하성 구어혈제**

◎타박이나 편타손상 등 수상 식후에는 일단 모두 사하시킨다. 엑스제로는 사하효과가 약하므로 대황가루를 추가하여 사용한다. 설사를 해야 효과가 나기 때문에 설사할 때까지 양을 늘려간다.

◎만성 타박, 편타손상의 경우에는 딱 한 번 사하시킨 뒤 장기복용하게 하는데, 이때는 설사하지 않을 정도의 양으로 투약하는 것이 좋다.

◎만성질환이면서 어혈(瘀血)이 관련되어 있다고 판단될 경우에는 설사시킬 정도의 양을 사용할 필요는 없다. 또한 사하성 구어혈제를 사용하지 않더라도 좋다.

◎변비가 동반된 경우에는 사하성 구어혈제를 사용한다.

＊**소염성 구어혈제**(청열작용을 가지고 있는 구어혈제)

◎서양의학의 염증치료는 일반적으로 염증과정의 전반에 동일하게 적용된다. 반면 한방의 염증치료는 염증 경과에 따라 치료법이 달라진다는 것을 이해해 둘 필요가 있다. 소염성 구어혈제는 염증 급성기에는 사용하지 않는다. 일반적으로 염증 만성기에 사용한다. 만성염증은 어혈이 관련되어 있는 경우가 많다. 그때 소염성 구어혈제를 합방하여 사용한다.

＊**온성 구어혈제**

◎한증(寒證)을 동반한 어혈병태에 사용한다.

---

### 목단피와 작약

＊

목단피와 작약은 모두 목단과 식물로 고한(苦寒), 청열양혈(清熱凉血), 활혈거어(活血祛瘀)하는 약물이다.

적작약은 활혈거어 효과가 강하여 혈분(血分)의 어열(瘀熱), 타박손상 시 종창과 통증, 옹(癰) 등의 종창과 통증을 제거하는데 사용된다.

목단피는 청열양혈(清熱凉血) 효과가 강하여 토혈·코피 등, 열에 의해 발생하는 출혈의 지혈에 장점이 있는데, 혈관을 수축시켜 지혈한다.

대부분의 활혈약은 신산(辛散)하며 거어(祛瘀, 혈행을 개선하여 울혈을 제거함) 작용에 편중되어 있다. 하지만 목단피는 고미(苦味), 미한성(微寒性)이며 신산(辛散)을 겸하고 있다. 따라서 양혈(凉血)을 잘하면서도 어체(瘀滯)를 남기지 않고, 활혈하면서 망행(妄行)하지 않는다. 곧 동맥을 수축시켜 지혈하지만, 정맥의 울혈이 발생하지 않게 하며, 정맥의 울혈을 제거하지만 동맥의 충혈이나 출혈을 일으키지 않는다는 장점이 있다.

**4**

어혈(瘀血)과 구어혈제(驅瘀血劑)

# 도핵승기탕(桃核承氣湯)

『상한론(傷寒論)』

## 구성

도인·계지·망초·대황·감초

## 주치

「太陽病不解, 熱結膀胱, 其人如狂, 血自下, 下者愈. 其外, 不解者, 尙
未可攻, 當先解其外, 外解已但少腹急結者, 乃可攻之, 宜桃核承氣湯」
『상한론(傷寒論)』

## 약능과 방의

❶대황·망초·감초(=**조위승기탕**)……사하작용(瀉下作用)

❷계지……활혈(活血) 온리(溫裏)작용

❸도인……파혈(破血) 구어혈(驅瘀血)작용

## 해설

　　조위승기탕에 도인과 계지를 추가한 처방이다. 대황의 사하작용에
망초의 연견(軟堅), 소결작용(消結作用)이 겸해졌고, 여기에 감초를 추
가하여 각 약물의 예리함을 억눌러 복통발생을 막으며, 도인의 유분
으로 윤기를 추가하면서 계지로 따뜻하게 하여 한량(寒涼) 작용이 과
도하게 나타나지 않게 하는 좋은 변비약이다. 습관성 변비에 좋은 처
방이다(하지만 도인이 포함되어 있으므로 임산부에게는 금기).

　　하지만 이 처방을 사용할 때 주의할 점은 도인의 파혈축어(破血逐
瘀) 작용이 위주이므로 어혈축혈(瘀血蓄血)을 활혈(活血), 곧 혈류를
개선시켜 울혈을 제거함과 동시에 출혈을 시켜 시혈(瀉血)하여 울혈
을 제거하는 파혈축어작용이 있다는 것이다. 대황은 파혈된 혈을 제
거하는 데 도움이 되며, 계지는 혈류를 개선하여 또 이 작용을 돕는
다. 망초는 대황의 작용을 보조하고, 감초는 나머지 약재의 예리함을
조정하는 작용을 맡고 있다.

## 적용병태

❶어혈일반(단순히 구어혈제로 사용)

❷사하가 필요한 어혈(사하성 구어혈제로 사용)

❸습관성 변비

**적용질환**

각종 어혈증(瘀血證)에 사용한다. 소복급결(少腹急結)에 꼭 얽매일 필요는 없으며 변비를 동반한 어혈과 계지복령환보다 어혈의 정도가 심한 사람에게 사용한다. 병태에 따라서 다른 처방에 합방하여 사용한다. 아래에 예시를 들어두었는데, 이것이 전부는 아니다. 이외에도 어혈이라고 판단되면 사용할 수 있다.

❶타박손상

좌상(타박손상)에 의한 피하출혈, 혈종 등의 혈체(血滯)에 도핵승기탕, 통도산, 치타박일방을 비슷하게 사용한다. 타박손상, 어혈체류(瘀血滯留)하며 대소변불통할 때, 예를 들어 등을 차에 받혀 요배부가 손상되고 대소변이 나오지 않으며 복만(腹滿)으로 힘들어할 때 이 처방을 사용하면 대소변이 나오게 된다.

❷월경이상, 월경폐지

월경폐지, 산후에 오로가 나오지 않으며, 소복(少腹)이 아픈 경우 등에 사용한다.

❸골반내울혈증후군

**(어혈에 의한 증상: 두통, 치통, 결막충혈, 코피, 토혈)**

발은 냉하고, 위로 상기되며 두통, 치통, 결막충혈, 코피, 토혈하며 자흑색 출혈을 보일 경우 사용한다. 어혈증상과 이른바 상열하한(上熱下寒)이 동반된 경우가 많다.

❹산후질환

산후질환은 어혈(瘀血)과 관련된 경우가 많다. 산후 족요마비(足腰麻痺), 산후두통, 산후 정신이상. 산후에 발생 또는 재발한 천식, 난치질환 등……

❺두통

어혈에 의한 두통은 의외로 많은데, 고정성 통증인 경우가 많다. 난치성 두통에 구어혈제, 특히 계지가 배합된 도핵승기탕이나 계지복령환 등이 유효하다.

### ❻비후성비염

형개연교탕, 신이청폐탕 등으로 호전되지 않을 때는 어혈이 있는 것으로 판단하여 도핵승기탕합대황목단피탕, 도핵승기탕합계지복령환, 통도산합계지복령환 등을 합방하여 사용한다. 만성염증이 관계된 경우에는 목단피 등, 청열양혈약(淸熱凉血藥)이 배합된 구어혈제가 유효하다.

### ❼신경증

난치성 신경증은 어혈이 관련되었다고 생각한다. 시호가용골모려탕과 시호계지탕, 형개연교탕, 용담사간탕 등의 처방에 합방한다.

### ❽습관성 변비

이 경우는 구어혈제로 응용하는 것은 아니다.

## 임상경험을 통해 본 구어혈제 적응증

구어혈제가 서양의학적으로 어떤 병태에 유용한지, 임상경험을 쌓아가는 것이 중요하다. 예를 들어 '궤양성대장염에는 구어혈제가 필요하지만, 과민성대장증후군에는 구어혈제가 필요하지 않다'와 같이 정리해 가야한다.

일상 임상에서 사용해본 경험을 토대로 정리하면, 다음과 같은 경우 구어혈제를 병용하면 유효했다.

❶월경이상, 난임

❷외상, 좌상에 의한 내출혈. 수술, 뇌졸중 등에 동반한 후유증

❸어혈에 의한 만성통증(고정성이며 이동하지 않음, 낮에는 가볍고 밤에는 악화되는 통증), 요부염좌, 건초염, 탄발지, 자상이나 절상에 의한 통증, 암성통증

❹어혈에 의한 출혈, 출혈색이 자흑색이며 더러움, 간헐적 및 지속적 출혈

❺갱년기장애의 자율신경증상, 내분비 이상

❻종류(腫瘤), 암이나 자궁근종, 수술 후 켈로이드, 장관유착, 섬유화가 동반된 질환

❼만성염증

## 어혈 통증

*

찌르는듯한 통증, 움직이지 않는 고정성 통증, 야간에 악화되는 통증 등이 어혈 통증의 특징이다. 삼차신경통, 치통, 두통 등에서 울혈 등 혈행장애가 있을 때의 통증에 도핵승기탕, 계지복령환가대황 등을 사용하면 효과가 좋다. 통도산가도인, 목단피도 비슷하게 잘 듣는다.

도핵승기탕, 계지복령환 등은 새로운 어혈(瘀血)에 적용되며 만성어혈에는 저당환, 하어혈환(下瘀血丸)처럼 수질·맹충·자충 같은 동물성 구어혈약이 필요하다. 하지만 통도산은 급성뿐 아니라 만성 어혈에도 매우 효과가 좋다. 따라서 필자는 특히 자주 사용하고 있다.

**❽**정신이상

**❾**만성난치질환……류마티스관절염, SLE, 전신성 피부경화증, 크론병, 궤양성대장염, 건선, 편평태선

**❿**기타, 일반적으로 어혈로 생각되는 질환에 합방한다.

상기 질환에는 계지복령환, 도핵승기탕뿐 아니라 다른 구어혈제도 비슷하게 사용할 수 있다.

## 구어혈제 사용법 코치

**❶**일반적인 구어혈제로 사용할 경우에는 변비가 있는지 연변, 설사경향인지 나누어 사용한다.

**❷**타박 등은 수상직후 사하가 필요하다. 사하를 해야 치료가 된다. 만성일 경우에는 사하시킬 필요는 없고, 장기복용이 필요하다.

**❸**월경이상, 갱년기장애 등은 사물탕가감(사물탕·궁귀조혈음·가미소요산·연주음 등)에 구어혈제를 합방한다. 한열(寒熱) 감별이 필요하다.

**❹**산후질환은 급성상태 단계에는 사하성 구어혈제로 사하하며, 그 후

에는 사물탕가감에 구어혈제를 합방한다. 한열 감별이 필요하다.

❺수술 후, 켈로이드, 유착 등은 일부러 구어혈제를 사용할 필요는 없지만 장기간 투여가 필요하다. 재수술 시 유착 등의 예방을 위해 투여할 경우에는 장기간 투여할 필요가 있다.

❻켈로이드, 수술 후 유착, 섬유증, 섬유화, 종류(腫瘤) 등은 어혈이며 이러한 어혈에는 통도산, 통도산합계지복령환 등을 사용하는데, 치타박일방은 보통 사용하지 않는다.

❼만성염증은 어혈과 상음(傷陰)이 관련된 경우가 많다. 소염제(청열제)와 보혈제, 보음제에 소염성 구어혈제를 합방하여 쓰는 경우가 많다. 일반적으로 온청음가감에 구어혈제를 합방한다. 급성염증에 구어혈제는 일반적으로 사용하지 않는다.

❽어혈로 인한 두통에는 계지가 배합된 계지복령환이나 도핵승기탕 같은 구어혈제가 유효하다.

❾동창(凍瘡)은 중한(中寒), 곧 외부에서 온 한(寒)이 위주인 병태이며, 어혈체질은 그 다음이다. 그렇지만 정맥계의 울체가 흔히 일어난다. 따라서 당귀사역가오수유생강탕을 위주로 사용하며 계지복령환 등을 합방한다.

---

## 구어혈제 사용의 시작

\*

환자의 병태가 어혈 단독인 경우는 드물다. 다른 병태, 예를 들어 수체(水滯), 담음(痰飮), 기체(氣滯), 정기허(正氣虛) 등이 동반된 경우가 많다.

실제 임상에서는 각각의 병태에 대응되는 처방과 합방하여 사용하는 경우가 많다.

어혈이 관련된 상황이라고 판단했다면, 일단 구어혈제를 사용해보자. 그 뒤 어혈이라는 진단이 맞았는지는 환자의 반응을 살펴보며 확실히 할 수 있다. 일종의 치료적 진단인데, 오진과 오치를 반복하면서 어혈이라는 병태를 파악할 수 있게 될 것이다.

# 통도산(通導散)

『만병회춘(萬病回春)』 [『이상속단방(理傷續斷方)』]

### 구성

당귀·홍화·소목·목통·진피·후박·지실·망초·대황·감초

### 주치

「治 跌撲傷損極重, 大小便不通, 乃瘀血不散, 肚腹膨脹, 上攻心腹, 悶亂至死者, 先服此藥打下死血, 瘀血, 然後方可服補損藥」『만병회춘(萬病回春)』

### 약능과 방의

❶소목·홍화……구어혈작용(驅瘀血作用)

❷당귀……활혈작용(活血作用)

❸대황·망초·지실·후박(=대승기탕)……사하작용(瀉下作用)

❹목통……이뇨작용과 행혈통경작용(行血通經作用)

### 해설

「治 跌撲傷損極重, 大小便不通, 乃瘀血不散, 肚腹膨脹, 上攻心腹, 悶亂至死者, 先服此藥打下死血, 瘀血, 然後方可服補損藥」…… 곧 좌상이 심하여 내출혈도 심하고 대소변불통이 발생하여 복부가 부풀어 오르고 가슴까지 막힌 느낌이 들며, 고통스러워 죽을 것 같을 때 사용하는 처방인 것이다.

통도산은 원래 타박상 약이다. 곤장 맞은 뒤 복용하는 약으로 사용되어 왔다. 곤장을 맞고 나면 전신 타박상이 생기는데 이것을 치료하기 위해 사용되었다. 타박 후 부종에는 듣지만, 이후 신체에서 나타나는 증상에는 듣지 않는다. 채찍 같은 것으로 맞고 나면 일단은 열이 난다. 흡수열이라고도 하며, 피부가 터지면서 오한·발열·두통 같은 열병과 비슷한 증상이 나타난다. 이럴 때 통도산을 사용한다. 그 후에는 일도 하지 못하며 어지럼이 생기거나 하는데, 이것을 치료하기 위해서도 통도산을 쓴다. 그리고 맞다가 내출혈이 생겨 발생하게 된 신경증 같은데도 사용한다.

현재는 타박상뿐 아니라 일반적인 구어혈제로써 폭 넓게 응용되고 있다.

### 적용병태

**사하를 필요로 하는 어혈**

**만성어혈**

**염증성어혈(통도산합계지복령환으로 사용한다)**

### 적용질환

**❶타박·골절·외상·유착·켈로이드 등**

①중증에 계지복령환을 합방한다.

②두부외상, 개두술 후유증에 소경활혈탕을 합방한다.

③외상에 의한 신경인성방광(배뇨장애)에 응용한다.

**❷난치성 신경증**

시호가용골모려탕, 시호청간탕, 용담사간탕(일관당), 시호계지탕, 반하사심탕, 감맥대조탕, 분심기음 등에 합방한다.

**❸뇌졸중**

계지복령환, 방풍통성산, 용담사간탕(일관당)을 합방한다.

**❹난치성 신질환**

①만성사구체신염 또는 신증후군에 용담사간탕(일관당) 또는 궁귀조혈음 제1가감을 합방한다.

②만성신부전에 계지복령환, 방풍통성산을 합방한다.

**❺당뇨병 합병증**

①망막증에 계지복령환, 용담사간탕(일관당)을 합방한다.

②신증에 궁귀조혈음 제1가감, 용담사간탕(일관당)을 합방한다.

**❻골반내염증**

난소염·난관염·난관주위염·자궁내막염 등으로 만성화 또는 재발을 반복하는 경우에 계지복령환, 용담사간탕(일관당)을 합방한다.

**❼혈도증 갱년기장애**

난치성이면 계지복령환, 사물탕을 합방한다.

**❽산후장애**

❾대상포진

신경통 유사 통증이 남아 있으면 용담사간탕(일관당), 마황부자세
신탕을 합방한다.

❿피부질환

①결절성양진에 소풍산, 월비가출탕, 계지복령환을 합방한다.

②아토피피부염이면서 어혈증후군이 확인될 때

③편평태선, 모공성태선, 피부경화증에 계지복령환에다 의이인을
합방한다.

④건선, 모공성홍색비강진에 계지복령환, 온청음을 합방한다.

⑤주사에 계지복령환, 형개연교탕, 방풍통성산을 합방한다.

⓫악성종양

항암제 부작용, 방사선치료 부작용 방지에 보중익기탕을 합방한다.

⓬갑상선기능항진증

계지복령환, 용담사간탕(일관당)가측백엽을 합방한다.

---

## 산후질환의 예방과 구어혈약(驅瘀血藥)

*

산후에는 류마티스관절염, 기관
지천식, 정신병, 결합조직질환 등
난치질환(難治疾患)이 잘 생긴다.
이것을 예방하기 위해 출산 직후
궁귀조혈음을 복용하며, 1~2개월
후부터는 궁귀조혈음 제1가감을
사용한다.

서양의학에서는 그다지 주목하
고 있지 않지만, 산후에 발생하는
질환은 매우 많다. 이에 대해 조
기에 치료를 시작하면 할수록 결
과가 좋다. 그때 사용할 수 있는
주요약이 바로 구어혈제이다.

옛사람들은 「산후오로(産後惡
露)가 끝나지 않았다」는 말을 하
고는 했다. 이것은 현대의학의 오
로가 멈추지 않는 것을 의미하는
것이 아니고, 산후에 나와야만 할
악혈(惡血), 고혈(古血)이 체내에
머물러 배출되지 않았음을 의미
한다. 그 때문에 질병이 일어난다
고 생각하여 산후어혈(産後瘀血)
이라 했으며 이것을 제거하는 것
이 좋겠다고 생각해왔다.

## ◉──── 통도산과 만성어혈⋯⋯강력한 구어혈제

도핵승기탕, 계지복령환 등은 새로운 어혈에 적합하며, 만성어혈에
는 저당환, 하어혈환처럼 수질·맹충·자충 같은 동물성 구어혈약이
필요하다. 하지만 통도산은 급성뿐 아니라 만성어혈에도 매우 잘 듣
는다.

야마모토 이와오는 다음과 같은 경험을 이야기한 적이 있다.

「산후부터 발작적으로 어지럼이 있는데, "땅 바닥으로 떨어지는 것
같아서" 그때마다 소리 지르고 미친 사람처럼 번조(煩躁)하며 난폭해
진 증례이다.

우선 도핵승기탕을 투여하여 대변을 보게 하였더니, (출혈은 없었
음) 일시적으로 매우 호전되었다. 하지만 15일째가 되자 다시 원래 상
태가 되어 버렸다. 저당환을 투여하자 대하, 미역 같은 혈액 덩어리가
나왔고 증상은 서서히 좋아졌다. 2개월이 지나자 점점 증상이 감소하
여 호전되었다. 이후 다시 통도산을 투여하자 다시 미역 같은 흑갈색
출혈이 나타났고 증상은 점점 더 좋아졌다.

통도산은 급만성 모두에 잘 듣는데, 파혈축어(破血逐瘀) 작용은 저
당환과 비슷하면서 그 이상일지도 모른다. 급성일 때는 도핵승기탕,
통도산은 급만성 모두에 사용하기 적합하다. 특히 통도산은 파혈축어
작용도 매우 강한 것 같다.」

다만 주의가 필요한 것은 『만병회춘』에도 적혀있는 것처럼 허실, 곧
병의 경중을 고려하여 그 분량을 가감해야 한다는 것이다.

또한 사람에 따라서 통도산을 복용하면 몸이 무겁고 탈력감이 생
겨, 자고 싶어지면서 일을 할 수 없는 경우가 있다. 이것은 통도산에
대한 각 개인의 반응차로 이른바 허증, 실증 등과는 관계가 없다. 용
량을 조절하면 된다.

또 하나, 한증(寒證)이 심할 때는 망초를 빼고 건강을 추가할 필요
가 있다.

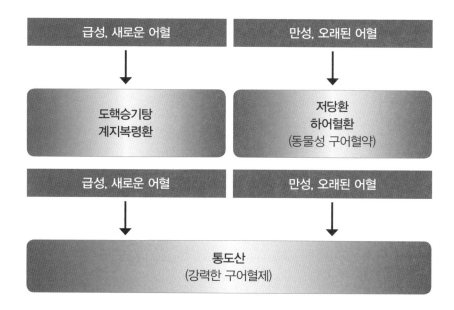

## ⬤———타박·염좌·외상에 의한 종창(腫脹)과 통증은 어혈이다

통도산은 타박과 좌상치료를 목적으로 창방되었다. 여기에 구어혈 작용을 높이려면 도인·목단피를 추가한다. 엑스제로는 통도산합계지 복령환으로 사용하면 된다. 통도산에만 얽매이지 말고, 치타박일방, 도핵승기탕을 써도 좋다.

급성기에는 사하작용이 강력한 처방이 좋다. 특히 내출혈이 있을 경우에는 사하가 필요하다.

# 치타박일방(治打撲一方)

카가와슈인 경험방

## 구성

천골·박속·천궁·계지·정향·대황·감초

## 약능과 방의

❶천골······구어혈작용(驅瘀血作用)

❷천궁·계지·정향······혈관을 확장시켜 혈행을 개선한다(활혈작용〈活血作用〉).

❸박속······진통작용

❹대황······사하작용(어혈 제거를 돕는다.)

## 해설

타박·염좌·골절 등에 사용한다. 타박 같은 급성기 어혈에는 대황 사용을 하여, 사하시키는 것이 매우 중요하다. 수상 후 장시간이 경과하여 계절이 바뀌었는데도 신경통, 류마티스같은 통증이 사라지지 않는 경우가 있는데, 그런 만성어혈에는 부자를 추가하여 치타박일방가 부자로 사용해도 효과가 있다. 이 경우 부자 추가는 한증(寒證)을 의식한 것이 아니라 만성어혈을 움직이기 위함이다.

---

### 급성기 어혈과 사하(瀉下)

*

급성기(急性期) 어혈은 사하시키는 것이 매우 중요하여 초기에는 반드시 사하약(瀉下藥)을 배합해야만 한다.

전탕약을 사용할 때, 구어혈작용이 있는 천골 7g, 진통작용이 있는 박속(토골피)을 7g 정도 추가한다. 이 두 약재를 주요 약재로 하고 대황은 다량 설사할 정도의 양을 넣는다.

여기에 목향·정향·천궁·계지·당귀 등을 넣어 활혈(活血)한다.

---

❶사하(瀉下)가 필요한 어혈

❷한증어혈(寒證瘀血)

❶편타손상

❷타박

❸치매

## ●────치타박일방……응용요령

야마모토 이와오는 치타박일방에 대해 다음과 같이 서술했다.

「수상 후 긴 시간 경과한 경우, 또는 수상 직후처럼 며칠 지나지 않았을 때도 유효하다. 계지복령환 등은 비할 바가 아니다.

수상 후 오래되었다면, 부자를 추가하는 것이 좋다. 넣지 않더라도 유효하겠지만, 넣는 편이 더 호전이 빠르다.

부자는 예로부터 오래된 어혈을 움직이는 것으로 알려져 있다. 나는 그 의미로 사용하고 있다. 부자에는 온리작용(溫裏作用)이 있고, 음증(陰證)과 중한(中寒) 등에 사용되나, 타박일 경우에는 한(寒)에 목표를 두어 부자를 사용하는 것이 아니다. 포부자를 사용하면 충분하다. 보통 사람에게 포부자 1~2g을 사용하는 것은 그다지 두려워 할 필요가 없다.

대변이 단단하거나 변비일 경우에는 대황을 추가하나, 평상시 대변상태가 좋은 사람, 연변인 경우 등에는 넣지 않는다.

급성이며 수상상태가 심할 때는 대변상태에 관계없이 최대한 대황을 넣고 사하시킨다. 그렇게 하는 편이 좋다. 이것은 하법(下法) 중 하나이다」

그리고 「치타박일방에는 계지·천궁·정향·목향 등 뇌에 충혈을 일으킬 수 있는 약재가 많기 때문에 뇌내출혈, 두부좌상일 때, 두부 수상 직후에는 주의가 필요하다. 사용하려면 황련·대황을 많이 추가하고, 천궁·계지·정향 등은 피하는 편이 좋겠다」고 했다.

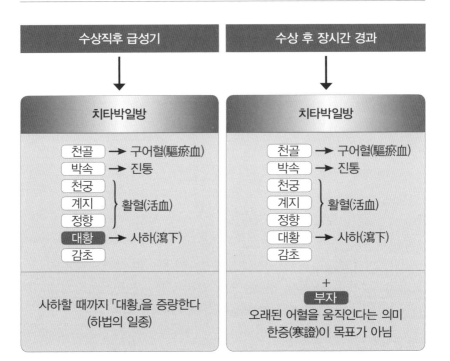

어혈(瘀血)과 구어혈제(驅瘀血劑)

**4**

| 수상직후 급성기 | 수상 후 장시간 경과 |

**치타박일방**

천골 → 구어혈(驅瘀血)
박속 → 진통
천궁
계지 } 활혈(活血)
정향
대황 → 사하(瀉下)
감초

사하할 때까지 「대황」을 증량한다
(하법의 일종)

**치타박일방**

천골 → 구어혈(驅瘀血)
박속 → 진통
천궁
계지 } 활혈(活血)
정향
대황 → 사하(瀉下)
감초

+
부자
오래된 어혈을 움직인다는 의미
한증(寒證)이 목표가 아님

# 대황목단피탕(大黃牧丹皮湯)

『금궤요략(金匱要略)』

### 구성

도인·목단피·동과자·대황·망초

### 주치

「腸癰者, 少腹腫痞, 按之卽痛如淋, 小便自調, 時時發熱, 自汗出, 復惡寒. 其脈遲緊者, 膿未成, 可下之. 當有血, 脈洪數者, 膿已成, 不可下也. 大黃牧丹湯主之」『금궤요략(金匱要略)』

### 약능과 방의

❶도인·목단피……화어(化瘀, 혈종, 종류〈腫瘤〉, 내출혈 흡수)

❷대황·목단피……소염지혈작용(消炎止血作用)

❸망초……연견(軟堅), 소염작용

❹동과자……소염, 이수, 배농작용

### 해설

　본 처방은 소염, 구어혈(驅瘀血), 배농작용을 가지고 있는 사하약이다. 원전에서는 장옹(腸癰)에 사용하도록 지시하고 있다. 장옹(충수염) 처방으로 대황·목단피·망초·동과자로 염증을 억눌러 화농(化膿)시키지 않고 치료하는 것을 목적으로 한다. 하법으로 치료되게 하는

---

**동과자**

*

　소염(消炎), 이뇨(利尿), 거담(祛痰), 배농작용이 있다. 내장염증 및 화농에 대해 소염, 배농작용이 있다. 또한 거담작용이 있어 기도염증과 열담(熱痰)에 대한 거담작용이 있다.

　폐옹(肺癰), 장옹(腸癰)에 배합하며, 거담(去痰) 작용은 괄루인과 비슷하다.

---

것이 아니라 치유 후 설사하게 된다. 원전에도 나와 있는 것처럼 화농된 단계에서는 사하시키면 복막염을 일으킬 수 있으므로 적용해서는 안 된다. 이 처방은 화농성염증성 질환을 치료하기 위해 응용한다. 골반 내 염증성 질환에 사용하는 경우가 많다. 골반 내 실질장기의 염증을 한방에서는 「옹(癰)」으로 부르고 있다.

### 적용병태

❶화농성 어혈
❷염증성 어혈
❸사하가 필요한 어혈
❹일반적인 어혈

### 적용질환

화농성염증

❶급성충수염 초기이며, 발열이 있더라도 화농되기 전 단계

장옹(腸癰) 처방이지만, 충수염이 이미 화농되었고 괴사가 있을 때는 이 대황목단피탕으로 사하하면 복막염이 일어난다. 화농이 되었는지 아닌지는 맥으로 감별하도록 하고 있다. 홍삭맥(洪數脈)은 화농맥이다. 진단이 명확할 때 사용해야만 한다. 외과적 대응이 가능한 상황이라면, 굳이 손을 대지 않는 편이 낫다.

❷항문주위염, 항문주위농양

재발을 반복할 경우에는 용담사간탕(일관당)을 합방한다.

❸칸디다, 트리코모나스 요도염, 방광주위염

용담사간탕(일관당)을 합방한다.

❹정소염, 정소상체염, 정관정낭염, 전립선염, 전립선주위염 등

용담사간탕(일관당)을 합방한다.

❺난관염, 골반복막염, 골반결합조직염 등

용담사간탕(일관당)을 합방한다.

❻자궁경부염, 질염

반복 재발하며 만성화된 경우에는 용담사간탕(일관당)을 합방한다.

❼비후성비염

형개연교탕합대황목단피탕합도핵승기탕가신이 2g으로 처방한다.

**❽전립선비대증**

이 처방을 기본으로 장옹탕(腸癰湯)을 합방하여 등용탕(騰龍湯)의 방의로 사용한다.

**❾통풍 발작 시**

관절염증과 종창, 통증에 적용한다. 삼출성 종창이 심할 경우에는 월비가출탕을 합방한다.

---

### 「도핵승기탕」과 「대황목단피탕」의 적응증은 다르다

*

처방에는 방의(方意), 곧 처방을 만든 의미가 있다. 중경 시대에는 방의해설이 없었다.

도핵승기탕에는 도인과 계지가 배합되어 있다. 후인들은 도인으로 축혈(蓄血), 어혈(瘀血)을 파혈하고, 계지가 혈맥(血脈)을 통하게 하여 하초축혈(下焦蓄血)을 흩는 것으로 설명하고 있다. 하지만 계지는 신체상부의 혈행을 개선시키므로 상반신에 울혈되어 두통, 치통, 결막발적이 일어나 코피, 토혈 같은 상부에서의 출혈 등, 신체상부 병변에 효과가 있어 주로 신체상부의 증상에 사용된다.

대황목단피탕은 도인·목단피가 배합되어 있지만, 계지는 들어 있지 않다. 따라서 신체상부 병변에는 그다지 효과가 없으므로 사용하지 않는다.

# 장옹탕(腸癰湯)

『비급천금요방(備急千金要方)』

### 구성

도인·목단피·동과자·의이인

### 약능과 방의

❶도인·목단피……구어혈작용(驅瘀血作用), 혈종(血腫) 내출혈 등을 흡수한다.

❷동과자·의이인……배농, 소염, 이수작용. 항화농성염증약

### 해설

대황목단피탕과 비슷한 병태에 사용한다. 대황의 사하성(瀉下性)이 빠져 있기 때문에 사하하기 어려운 경우에 사용한다.

### 적용병태

소염·항화농·이수(利水)가 필요한 어혈(瘀血)

### 적용질환

❶소염성 구어혈제(驅瘀血劑)로 합방한다.

❷내옹(內癰)에 합방한다.

# 궁귀조혈음(芎歸調血飮)

『만병회춘(萬病回春)』『고금의감(古今醫鑑)』

## 구성

| 궁귀조혈음 | 당귀·천궁·지황·익모초·목단피·백출·복령·진피·향부자·오약·건강·감초·대조 |
|---|---|
| 궁귀조혈음 제1가감 | +백작약·도인·홍화·우슬·지각·목향·현호색·육계 |

## 주치

❶「治産後一切諸病, 氣血虛損, 脾胃怯弱, 或惡露不行, 或去血過多, 或飲食失節, 或怒氣相衝, 以致發熱惡寒, 自汗口乾, 心煩喘急, 心腹疼痛, 脅肋脹滿, 頭暈眼花, 耳鳴, 口噤不語, 昏憒等症」『만병회춘(萬病回春)』

❷또한 가감방에 「産後惡露不盡, 胸腹飽悶疼痛, 或腹中有塊, 惡寒發熱, 有惡血也. 根據本方加桃仁·紅花·肉桂·牛膝·枳殼·木香·玄胡索·童便·姜汁少許, 去熟地黃.」이라 되어 있는데, 이 가미가 궁귀조혈음 제1가감이다.

## 약능과 방의

❶당귀·천궁·지황·(작약)……사물탕거작약

❷익모초·목단피·당귀·천궁·(도인·홍화·우슬·작약)……활혈화어작용(活血化瘀作用)

❸건강·(육계)……온리작용(溫裏作用)

❹오약·향부자·진피·익모초·(지각·목향·현호색)……이기건비작용(理氣健脾作用)

❺백출·복령……건비작용(健脾作用)

❻백출·복령·익모초……이수작용(利水作用)

❼익모초……자궁수축작용

※( )를 추가하면 궁귀조혈음 제1가감이 된다.

**어혈(瘀血)과 구어혈제(驅瘀血劑)** [좌측 세로]

**4** [좌측 박스]

해설

사물탕가감에 구어혈약(驅瘀血藥)과 이기약(理氣藥), 이수약(利水藥)을 배합한 복합처방이다. 활혈화어(活血化瘀), 보혈(補血), 이기건비(理氣健脾), 이수작용(利水作用)이 있다.

산후 보양제로 사용하는 처방인데 일반적인 온성 구어혈제로도 응용한다. 이기건비약(理氣健脾藥, 소화기능개선약)이 배합되어 있으므로 위장이 약한 사람도 복용할 수 있다. 위에 부담을 주거나 하지 않는다.

활혈화어작용이 있는 '목단피-익모초-천궁-당귀' 조합과 보혈작용이 있는 '지황-당귀' 및 이기건비작용이 있는 '백출-복령-진피-오약-향부자' 조합이 배합되어 있다.

익모초는 자궁수축과 긴장을 높여준다. 산후 자궁수축부전에 사용되어 왔다. 익모초는 이뇨작용도 있는데, '백출-복령' 조합의 작용을 강화한다. 건강은 온리작용(溫裏作用)이 있고, '향부자-오약' 조합은 기체(氣滯), 관강장기의 연축을 치료하고, 통증을 멈추게 해준다.

구어혈작용과 이기작용을 높여 놓은 것이 궁귀조혈음 제1가감인데, 엑스제를 쓸 때는 궁귀조혈음합계지복령환으로 대용한다. 또한 병태에 따라 향소산 등을 합방한다.

**적용병태**

**보혈(補血), 이기건비(理氣健脾), 이수(利水)가 필요한**
**한증어혈(寒證瘀血)**

**적용질환**

❶산후보양, 산후어혈에 의한 질환 예방
❷월경불순 등 월경에 관계된 질환
❸산후질환
　①산후 발생한 올빼미형, 조기불량, 기립현훈, 두통, 어깨결림 등
　②산후 우울상태, 산후 정신이상
　③요하지부 위약감, 두통
　④산후 발생한 난치질환

❹난임

❺궤양성대장염, 크론병, 피부경화증, 폐섬유증

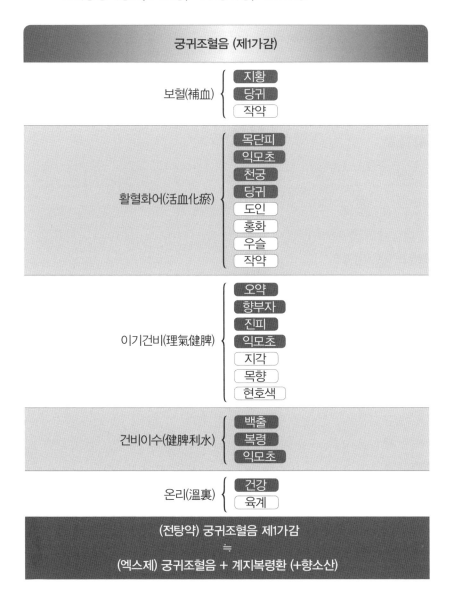

## 궁귀조혈음 (제1가감)

**보혈(補血)**
- 지황
- 당귀
- 작약

**활혈화어(活血化瘀)**
- 목단피
- 익모초
- 천궁
- 당귀
- 도인
- 홍화
- 우슬
- 작약

**이기건비(理氣健脾)**
- 오약
- 향부자
- 진피
- 익모초
- 지각
- 목향
- 현호색

**건비이수(健脾利水)**
- 백출
- 복령
- 익모초

**온리(溫裏)**
- 건강
- 육계

(전탕약) 궁귀조혈음 제1가감

≒

(엑스제) 궁귀조혈음 + 계지복령환 (+향소산)

4

어혈(瘀血)과 구어혈제(驅瘀血劑)

# 온경탕(溫經湯)

『금궤요략(金匱要略)』

## 구성

반하 · 맥문동 · 당귀 · 천궁 · 작약 · 아교 · 목단피 · 인삼 · 계지 · 오수유 · 감초 · 생강

## 주치

「問曰, 婦人年五十所, 病下利數十日不止, 暮卽發熱, 少腹裏急, 腹滿, 手掌煩熱, 脣口乾燥, 何也. 師曰, 此病屬帶下, 何以故. 曾經半産, 瘀血在少腹不去. 何以知之. 其證脣口乾燥, 故知之, 當以溫經湯主之」 『금궤요략(金匱要略)』

## 약능과 방의

❶당귀 · 천궁 · 작약=사물탕거지황……월경이상 등 내분비계 조정에 작용한다.

❷아교 · 맥문동 · 당귀 · 작약……자음작용(滋陰作用)

❸목단피 · 작약……구어혈(驅瘀血), 허열(虛熱)을 식히는 작용

❹오수유……냉증에 의한 자궁출혈을 멈춘다(온경지붕〈溫經止崩〉)

❺계지 · 당귀 · 천궁……온경산한(溫經散寒), 곧 한응어혈(寒凝瘀血)을 온화시킨다. 「혈온즉행(血溫則行)」이다.

❻인삼 · 반하 · 오수유 · 생강 · 감초……소화흡수기능을 개선한다.

## 해설

온경탕은 하법(下法)을 사용하지 않고 온경(溫經, 혈액순환을 개선)하여 어혈을 제거하는 치료법으로 구성된 처방이다. '당귀-천궁-계지-오수유-생강' 조합이 그 온성(溫性)의 주 약재이다.

목단피는 어혈을 제거하는 주 약재이며 작약이 이를 돕는다. 이와 함께 음허(陰虛)에 의한 허열(虛熱, 해가 지면 발열, 곧 야간발열, 수장번열〈手掌煩熱〉, 구순건조 등의 증상)을 치료한다. 그 원인인 혈허(血虛)와 음허(陰虛)를 보하기 위해 '당귀-천궁-작약-아교-맥문동' 같은 보혈보음(補血補陰)하는 조합을 배합하여 혈을 자양하고 혈행이

개선되도록 한다.

오수유는 자궁을 수축시키는 작용도 있고, 자궁출혈, 월경이 멈춰져 어려운 상태, 산후출혈에 사용한다. 어쨌든 허한(虛寒)한 사람을 대상으로 사용한다. '인삼-감초' 조합은 보기약(補氣藥)이며 원기(元氣)를 보한다. '인삼-감초-오수유-생강' 조합에 반하를 추가하면 오수유탕에 소반하탕을 합방한 것 같은 위장약이 된다.

몸이 야위었으며, 체내 수분이나 지방이 적고 피부는 건조경향이고 혈허형(血虛型)이다. 혈허 출혈은 일시적으로 다량 출혈이 나타나는 경우는 적고, 간헐적 출혈이 있다. 월경불순 등 내분비이상이 있다. 충임실조(衝任失調), 곧 뇌하수체-난소, 자율신경실조이다. 그 때문에 월경불순, 폐경, 월경과다, 부정출혈이 일어난다.

| 온경탕……따뜻하게 하여 혈액순환을 개선하고 어혈(瘀血)을 제거하는 처방 | |
|---|---|
| 온경(溫經)……혈액순환개선 | 당귀·천궁·계지·오수유·생강 |
| 어혈을 제거하며 허열을 식힘 | 목단피·작약 |
| 혈허(血虛)·음허(陰虛)를 보함 | 당귀·천궁·작약·아교·맥문동 |
| 소화흡수기능개선 | 인삼·반하·오수유·생강·감초 |

### 적용병태

한증(寒證)이며 혈허(血虛)를 동반한 어혈(瘀血)

### 적용질환

❶한증(寒證) 월경불순

❷난임

❸부정출혈

4

어혈(瘀血)과 구어혈제(驅瘀血劑)

# 「혈(血)의 병태」 추론

*

어혈(瘀血)에 의한 통증은 중의학적으로 「불통즉통(不通則痛)」이라 부르는 것으로 정맥계 울혈에 의한 조직의 긴장성 통증이나 허혈, 영양불량, 대사이상 등에 의해 발생하는 통증으로 생각된다. 심장박출능이 저하되어 근육의 펌프작용이 줄어든 야간에 악화되는 경향이 있다.

어혈에 의한 출혈은 미세혈관의 폐색과 여기에 동반된 혈액투과성 증대, 국소 울혈에 의해 발생하고, 정맥성 출혈이기 때문에 암색을 띄는 경우가 많다.

종류(腫瘤)는 기관 내 울혈과 출혈, 면역복합체의 침착, 결합조직 대사장애 등이 원인이 되어 발생하는 것으로 생각된다.

월경이상이나 부정성기출혈은 골반 내 울혈, 자궁울혈, 자궁과 부속기 순환부전과 영양장애, 난소 유착과 막 비후에 의한 자궁증, 자궁근종, 자궁내막증, 골반내염증이나 혈종 등이 원인으로 생각된다.

그 외 울혈이나 조직영양불량(혈허)에 의한 외견적 증후와 뇌의 순환·대사장애 및 자율신경계 실조에 의한 것으로 생각되는 다양한 증후가 나타난다.

그 외에 중요한 것은 어혈로 인해 조직영양과 대사에 장애가 발생하면 혈허(血虛)가 생긴다는 것이다. 자율신경기능이 장애를 입으면 기체(氣滯)가 일어나고, 역으로 자율신경계 특히 혈관운동신경 실조는 어혈(瘀血)을 일으키기 때문에 어혈에는 기체(氣滯)와 혈허(血虛)가 동반되는 경우가 많다. 따라서 일반적으로 활혈화어법(活血化瘀法)에는 이기약, 보혈약을 배합하는 경우가 많다. 그렇게 하는 것이 어혈을 개선하는 효과가 좋기 때문이다.

# 5 수체(水滯)와 이수제(利水劑)

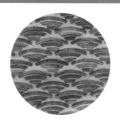

# 오령산(五苓散)

『상한론(傷寒論)』,『금궤요략(金匱要略)』

## 구성

계지·백출·복령·택사·저령

## 주치

❶「太陽病, 發汗後, 大汗出, 胃中乾, 煩躁不得眠, 欲得飮水者, 少少與飮之, 令胃氣和則愈. 若脈浮, 小便不利, 微熱消渴者, 五苓散主之……多飮煖水, 汗出愈……」『상한론(傷寒論)』

❷「中風, 發熱六七日不解而煩, 有表裏證, 渴欲飮水, 水入則吐者, 名曰水逆, 五苓散主之」『상한론(傷寒論)』

❸「脈浮, 小便不利, 微熱, 消渴者, 宜利小便發汗, 五苓散主之」『금궤요략(金匱要略)』

❹「渴欲飮水, 水入則吐者, 名曰水逆, 五苓散主之」『금궤요략(金匱要略)』

「假令瘦人, 臍下有悸, 吐涎沫而癲眩, 此水也, 五苓散主之」『금궤요략(金匱要略)』

## 약능과 방의

❶계지……혈행을 개선하며 이수(利水)를 돕는다.

❷백출·복령·택사·저령……체내 및 소화관 내 수분을 혈중으로 끌어들여 이수(利水)한다.

## 해설

오령산은 이수제(利水劑)의 기본처방이다. 조문 상 오령산 사용법은 특수한 경우이다.

「太陽病, 發汗後, 大汗出, 胃中乾, 煩躁不得眠, 欲得飮水者, 少少與飮之, 令胃氣和則愈」……이 조문은 물을 마시고 싶은 사람은 물을 주면 치료가 된다고 하고 있다. 단순한 탈수증이며 마신 물을 장관에서 흡수하여 오령산을 복용하지 않더라도 치료되는 상태라는 것이다. 곧 소화관 상 물 흡수장애는 없는 것이다.

하지만 여기에 이어지는 다음 조문……「若脈浮, 小便不利, 微熱消渴者, 五苓散主之……多飮煖水, 汗出愈……」는 물을 마시더라도 소변불리(小便不利)가 있고 갈증이 치료되지 않는 상태를 보여주고 있다. 마신 물이 소화관(消化管)에서 흡수되지 않는다, 곧 소화관 수분흡수장애가 일어나고 있음을 보여준다. 이 장애를 오령산으로 개선하고 수분을 충분히 복용시키면 탈수증상이 치료된다고 기록한 것이다. 곧 오령산이 소화관 수분흡수장애를 개선하고 탈수를 치료함을 보여주고 있다.

다음 조문……「中風, 發熱六七日不解而煩, 有表裏證, 渴欲飮水, 水入則吐者, 名曰水逆, 五苓散主之」는 아무리 물을 마셔도 흡수되지 않고 그 이상의 물을 토출하여 탈수상태가 심해진 상황이다. 이상의 점을 고려하면 오령산을 복용하기 전 체내 혈액 중 수분이 소화관 쪽으로 흘러넘쳐 그 물이 구토로 나타나게 된 것이다. 오령산을 복용하면 수분의 역류 및 소화관 수분흡수장애가 치료되어 탈수증상도 낫는다. 그리고 흡수된 수분은 소변으로 배설되는 것이다.

오령산은 그 처방구성을 보았을 때, 이수제(利水劑)의 기본처방이다. 소화관의 물을 흡수할 뿐 아니라 체내조직에 편재된 수분을 혈중으로 흡수하여 이수작용을 발휘한다. 설사나 수분편재에 따른 두통과 부종 등에 응용할 수 있다.

수역(水逆) 구토 등은 특수한 경우이며 체내수분이 소화관에 역류하여 넘쳐 토수(吐水)하는 증으로, 그 결과 체내는 탈수상태가 되며 갈증, 소변불리(小便不利)가 심해지는 것이다. 그 이외의 수체(水滯)에 사용하는 경우는 갈증, 소변불리가 없는 경우가 많다. 갈증, 소변불리라는 증상에 얽매이게 되면, 응용할만한 병태가 협소하여 제대로 사용할 수가 없다.

**적용병태**

### ❶일반적인 수체(水滯)

이수제(利水劑)의 기본처방으로 사용한다.

### ❷수역(水逆) 구토

수역 구토의 병태는 서양의학적으로 다룰 수 없는 병태이다. 수역 구토에서 가장 중요한 것은 복용법이다. 엑스제를 어느 정도 점도 있게 하여 복용하는 것이 중요하다. 복용하고 15분 이내에 다시 구토했다면 다시 복용한다. 또는 관장으로 투약한다. 복용하고 나서 바로 구토하지 않도록 노력해야 한다.

❸수체(水滯) 두통

❹설사

## 적용질환

❶수역 구토

❷수체 두통

❸설사

❹부종

## 합방처방

위령탕=평위산합오령산

시령탕=소시호탕합오령산

인진오령산

◉────── **수체(水滯)에 대하여**……「습(濕)」과 「수(水)」, 「수기병(水氣病)」

신체의 과잉수분 저류, 또는 편재에 따라 전신 또는 국소에 수분과잉이 발생한 것을 수체(水滯)라고 한다. 수체의 「수(水)」는 「습(濕)」과 「수(水)」로 나눌 수 있다. 「습(濕)」과 「수(水)」 사이에는 엄밀한 의미의 구별은 없으나, 잠재성 부종이나 비만(물살)이 가벼운 것을 「습」으로 부르며, 현저한 부종·흉수·복수·관절수종 등을 「수」라고 부른다. 이 둘을 명확히 구별하기는 어렵다.

현대의학을 공부한 사람이라면 「수체」를 다음 표와 같이 기억하면 약물을 사용하기 편하다.

신성부종, 심성부종, 저단백성부종 등은 부종을 제거하는 치료와 함께 원인 질환 치료를 병행해야 한다.

(세로 왼쪽 여백)
**5** 수체(水滯)와 이수제(利水劑)

| 수체(水滯)······수분 과잉, 편재 | |
|---|---|
| **습(濕)** | **수(水)** |
| 잠재성 부종<br>······명확한 장기이상을 동반하지<br>않음 | 현저한 부종<br>······신질환, 심질환, 간질환,<br>점액수종 |
| 물살······경도 | 위내정수(胃內停水),<br>수습성(水濕性) 설사<br>피부의 수포, 미란<br>폐수종, 흉수, 복수, 관절수종 등 |

서양의학적으로 질환이 명확하지 않아, 특발성 부종으로 분류되는 잠재성 부종이나 현저한 부종이 있다. 이것을 「수기병(水氣病)」이라 부른다. 현재 일본에서는 중년이후 여성에서 많이 볼 수 있다.

### 이수약(利水藥)의 작용기전에 따른 분류

이수제는 이수약을 배합하여 만든다. 그 이수약의 작용기전에 따라 다음과 같이 분류할 수 있다.

❶이수삼습약(利水滲濕藥)······이뇨작용이 있어, 체내 수분을 제거하는 약물

①체내에 과잉된 수분이 있을 때 이뇨작용이 있는 약물

복령·저령·택사·백출·방기·인진호·의이인·적소두

②이뇨작용이 비교적 명확한 약물

활석·차전자·우슬·목통·등심초·구맥·동규자·석위·해금사·옥미수

❷방향화습약(芳香化濕藥)······주로 설사, 장염 치료에 사용하는 약물

소화관의 수분을 흡수하여 이뇨시켜 설사를 치료한다. 발한작용이 있어 체표의 수분을 땀으로 제거하는 작용을 가진 것도 있다.

곽향·창출·후박·사인·백두구

❸**거습약(祛濕藥)**……주로 피부·근육·관절 등 신체외표(身體外表)에 가까운 부분의 습(濕)을 제거하는 약물

①**염증을 억눌러 충혈·침윤을 제거하고, 통증·저림 마비를 치료하는 약물**

진교·상지·목통·방기

②**혈관을 확장하며 혈류를 촉진하여, 통증·저림·마비·운동장애를 치료하는 약물**

독활·강활·백지·위령선·목과·오가피·(계지)

❹**축수약(逐水藥)**……주로 강한 사하작용으로 체내 수분을 제거하는 약물

정력자·빈랑자·견우자·감수·대극·원화·상륙

❺**기타**

마황·부자·오수유·황기

# 평위산(平胃散)

『화제국방(和劑局方)』 [『간요제중방(簡要濟衆方)』]

## 구성

창출·후박·진피·대조·생강·감초

## 주치

「治脾胃不和, 不思飮食, 心腹脅肋脹滿刺痛, 口苦無味, 胸滿短氣, 嘔噦惡心酸, 面色萎黃, 肌體瘦弱, 怠惰嗜臥, 體重節痛……常服調氣, 暖胃, 化宿食, 消痰飮」『화제국방(和劑局方)』

## 약능과 방의

❶창출……설사를 멈춤

❷후박……진경진통약, 복통을 멈춤

❸진피·대조·생강·감초……은은한 위장약

## 해설

평위산은 창출이 주약이며, 창출은 설사를 멈춘다.

후박은 진경진통약이며 장관경련을 멈추고 통증을 멈춰준다. 후박은 방향화습약으로도 분류되는데, 장관의 수분을 흡수하는 작용도 있다.

진피는 위장약이다. 창출은 소화관의 수분을 혈중으로 흡수하며 소변으로 배출하기 때문에 수양변을 굳힌다.

일반적으로 잘 알려져 있지 않은데, 평위산이라기 보다는 평장산이라고 이해해 두는 편이 좋다. 평위산이라고 하다 보니 위약(胃藥)으로 잘못 알게 된다. 급성 소화불량성 설사 및 단일증후성 설사 등에 사용하는 처방이다. 위 증상인 오심·구토·식욕부진 등에 대한 약물배합은 없다. 급성 위장염으로 위 증상이 있다면, '향부자—목향—반하' 등의 조합을 배합할 필요가 있다.

## 적용병태

**습성설사**

적용질환

❶급성 소화불량에 의한 설사(물, 음식이 맞지 않아 발생)

❷단일증후성 설사

합방처방

❶수양성 설사가 심할 때는 오령산을 합방한다=위령탕.

❷복통이 심할 때는 작약감초탕을 합방한다.

❸오심·구토 등이 추가되었을 경우에는 '향부자-반하-축사-곽향' 등의 조합을 추가한다. 구체적인 처방으로는 향사평위산, 곽향정기산 등이 있다.

## 설사의 분류와 임상

한방에서는 설사를 「정기허(正氣虛)에 의한 설사」와 「외인(外因)에 따른 이병(痢病)」으로 크게 구분한다.

「정기허(正氣虛)에 의한 설사」는 평소부터 위장이 약하여 음식 섭취에 주의를 기울이고 있으며, 과식하거나 소화가 잘 되지 않는 음식을 섭취하지 않았는데도 소화불량이 일어나고 설사 구토 등이 있는 경우인데, 그로 인해 체력이 없다. 이러한 설사가 「정기허(正氣虛)에 의한 설사」이다. 치료 시에는 정기허를 보하는 사군자탕에 설사 관련 가감

| 설사 | | | | |
|---|---|---|---|---|
| 내인성 | 외인성 | | | |
| 이완성연동저하 소화흡수저하 ‖ 만성설사 | 과민성 대장증후군 무통설사형 히스테리 전환반응 | 식중독 물갈이 ‖ 수양무통성 설사 | 장부중한 (臟腑中寒)에 의한 연동항진 ‖ 니상변 | 감염성대장염 ‖ 이급후중 (裏急後重), 복통 |
| 기허(氣虛) | 심열(心熱) | 습증(濕證) | 한증(寒證) | 열증+기체 |
| ↓ | ↓ | ↓ | ↓ | ↓ |
| 계비탕 삼령백출산 보중익기탕 | 감초사심탕가복령 반하사심탕+ 감맥대조탕 | 평위산 위령산 | 인삼탕 진무탕 | 황금탕 하간작약탕 |

을 한 계비탕이나 삼령백출산 등을 사용한다.

「외인에 따른 이병」은 「습리」, 「한리」, 「열리」로 나눠진다.

「습리」는 과식에 따른 급성 소화불량, 음식이나 물이 맞지 않음 등에 따른 설사로 한열(寒熱)은 관계가 없다.

「한리」는 장부(내장)의 중한(中寒)에 따른 설사이다.

「열리」는 감염성 설사이다.

「습리」의 기본처방은 평위산, 「한리」의 기본처방은 인삼탕, 「열리」의 기본처방은 엑스제로는 황금탕이 있는데, 「열리」에는 '진피—황련—목향' 같은 배합이 필요하다.

또한 이병(痢病)은 「설사」와 「이질(痢疾)」로 나눠진다. 치료 시에는 배합하는 약물이 달라지기 때문에 중요하다.

「설사」란 수양성 설사로 주로 소장성 설사에 해당한다.

「이질」이란 점액변, 점액혈변을 동반하며 이급후중(裏急後重), 여러 차례에 걸친 배변을 대장성 설사이다.

「설사」는 소장성 설사로 소화불량, 식중독 등으로 일어나는 급성 소장염이며 그 대표처방이 위령탕이다. 위령탕은 평위산과 오령산의 합방에 작약을 추가한 것이다. 급성 위장염이 생겨 오심, 구토 등이 있으면 반하나 곽향 등의 진구제토(鎭嘔制吐) 약물이 필요하다.

「이질」은 대장성 설사로 대장염이다. 한방에서 말하는 열리[습열리(濕熱痢)]이다. 이급후중 같은 대장경련에 따른 증상이 있고, 작약 목향이나 지각 같은 행기약(行氣藥)을 배합해야 한다.

---

## 설사 관련 병태인식의 한계

*

서양의학에는 「정기허에 의한 설사」나 「한리(寒痢, 중한(中寒)) 설사」 등에 대한 인식이 없다. 이러한 병태는 한방의 인식체계를 사용해야만 파악이 가능하다. 하지만 반면, 한방에는 갑상선기능항진에 따른 설사, 당뇨병성 설사 등에 대한 인식이 없다.

# 위령탕(胃苓湯)

『고금의감(古今醫鑑)』 『만병회춘(萬病回春)』

## 구성

창출·후박·진피·계지·복령·백출·저령·택사·대조·생강·감초·
(작약)

## 약능과 방의

❶창출·후박·진피·대조·생강·감초=**평위산**……설사 복통을 멈춘다.
❷계지·백출·복령·택사·저령=**오령산**……수분이 많은 설사에 합방한다.
❸대조·생강·감초……건위작용(健胃作用)
❹작약……후박으로 복통이 멈추지 않을 때 추가한다.

## 해설

평위산과 오령산의 합방으로 설사 처방이다.

한방에서는 설사를 「설사(泄瀉)」와 「이질(痢疾)」로 크게 구분한다. 「설사」란 수양성 설사이며 주로 소장성 설사이다. 「이질」이란 점액변, 점액혈변을 동반하며 이급후중(裏急後重), 여러 차례 반복되는 배변 등을 갖춘 것으로 대장성 설사이다.

위령탕은 급성 소장염으로 일어난 설사의 대표처방이다. 평위산을 기본처방으로 하며, 설사(수양성)가 심하며 탈수가 일어나면 갈증, 소변불리(小便不利)가 나타난다. 특별히 갈증, 소변불리가 없더라도 관계는 없다. 수분이 많은 설사를 하며, 평위산 단독으로는 잘 멈추지 않을 경우 오령산을 합방한다고 생각해도 좋다. 장관에 넘쳐난 수분을 오령산으로 혈중에 흡수시켜 설사를 멈추는 것이다. 복통이 있으면 작약을 추가한다. 작약감초탕 합방이 되며 후박의 효과를 돕는 역할을 한다.

## 적용병태

소장성 설사(설사)

## 적용질환

과식, 식체 등으로 인한 수양성 설사

# 인진오령산(茵蔯五苓散)

『금궤요략(金匱要略)』

## 구성

인진호·계지·출·복령·택사·저령

## 약능과 방의

❶인진호……담즙분비작용, 담낭수축작용, 소염이수작용

❷계지·출·복령·택사·저령=**오령산**……이뇨작용

## 해설

급성 황달에 사용하는 청열이수제(淸熱利水劑)로 소시호탕과 합방하여 사용한다.

## 적용병태

❶황달  ❷습열(濕熱) 부종

## 적용질환

❶급성황달

❷각종 염증성 부종

급성황달

↓

| 소시호탕합인진오령산 | | | |
|---|---|---|---|
| 소시호탕 | | 인진오령산 | |
| 소염해열 | 시호 | 담즙분비<br>담낭수축<br>소염이수 | 인진호 |
| | 황금 | | |
| 진구제토 | 반하 | | 오령산<br>= |
| | 생강 | | |
| 건 위 | 인삼 | 이 뇨 | 계지 |
| | 반하 | | 출 |
| | 감초 | | 복령 |
| | 생강 | | 택사 |
| | 대조 | | 저령 |

# 영계출감탕(苓桂朮甘湯)

『상한론(傷寒論)』, 『금궤요략(金匱要略)』

## 구성

복령·계지·백출·감초

## 주치

❶「傷寒, 若吐, 若下後, 心下逆滿, 氣上衝胸, 起則頭眩, 脈沈緊, 發汗則動經, 身爲振振搖者, 茯苓桂枝白朮甘草湯主之」『상한론(傷寒論)』

❷「心下有痰飮, 胸脇支滿, 目眩, 苓桂朮甘湯主之」『금궤요략(金匱要略)』

❸「夫短氣有微飮, 當從小便去之, 苓桂朮甘湯主之, 腎氣丸亦主之」『금궤요략(金匱要略)』

## 약능과 방의

❶복령·백출·계지……수분을 혈중으로 흡수시켜 이뇨한다.

❷계지……뇌의 혈행(血行)을 개선한다. 약하지만 강심작용이 있다.

❸계지·복령·감초……심계항진을 진정시키는 작용이 있다.

영계출감탕이나 영계감조탕 등에서 볼 수 있는 '계지–복령' 조합은 통양하기작용(通陽下氣作用)이 핵심이다. 그리고 이 두 처방에는 모두 강역작용(降逆作用)이 있다. 곧 '설분돈(泄奔豚)'(상역된 기를 하강시킴)이라는 작용이 있다.

## 해설

원전의 내용은 급성열병일 때, 구토 또는 설사 후에 명치부가 팽만되며 아래에서부터 솟구쳐 올라, 심계항진이 생기고 가슴이 두근거리며 일어나면 머리가 흔들거리고, 맥(脈)이 침긴(沈緊)할 때, 발한시켜 근육이 흔들리고 몸이 흔들리는 것 같을 때 영계출감탕을 사용한다는 것이다.

잡병일 때는 위내정수(胃內停水)가 있고, 그 양이 많으면 흉부에 봉 같은 것이 하나 들어있는 것 같은 느낌이 들면서 어지럼이 있다. 이럴 때 영계출감탕을 쓴다.

"단기(短氣)"는 호흡곤란으로 숨참을 말한다. 호흡곤란 중에서 "미

5

수체(水滯)와 이수제(利水劑)

음(微飮)" 곧 잠재성 부종에 의한 것은 그 부종의 수(水)를 이뇨시켜 제거하는 것이 좋다. 예를 들어 좌심부전 초기 경증인데, 야간다뇨가 발생한 경우가 여기에 해당한다. 영계출감탕은 복령과 백출에 계지를 추가한 이수제(利水劑)이며, 팔미환은 복령·택사에 계지·부자를 추가한 이수제이다. 계지와 부자, 지황에는 강심작용이 있기 때문에 강심이뇨제가 된다. 우차신기환은 팔미환에 다시 우슬·차전자를 추가해 두어 이수효과가 더욱 강력한 처방이다.

### 적용병태

❶체간보다 주로 체내, 체내 중에도 주로 상반신이나 위내의 과잉수분, 정수(停水)

❷올빼미형 체질의 증상

❸심계항진

이 심계항진은 일본한방 고방파에서 유명한 "상충(上衝)"이라 불리는 것이다. 영계출감탕은 맥압이 증대되어 (아마도 내장혈관 이완보다 말초혈관이 확장되어 최저혈압이 저하되면서 생긴 것 아닐까 생각됨) 일어나는 심계항진이나 "분돈(奔豚)" 등으로 일컬어지는 신경성 심계항진(혈압이 상하로 확대됨)에 사용한다.

### 적용질환

❶올빼미형 체질

이 체질은 야마모토 이와오가 임상 경험을 토대로 제창한 것으로 영계출감탕이 아주 유효한 체질이다. 일상 임상에서 매우 많이 볼 수 있다. 하지만 다른 질환과 감별해야 할 경우가 많아 조금 자세히 서술해 두고자 한다.

올빼미형 체질은 오전 중 가장 몸 상태가 나쁘고, 아침에 잘 일어나지 못하며, 일어나더라도 머리가 말끔하지 못하고, 몸이 무겁다. 아침에는 식욕이 없다. 학교 수업 시간에도 머리가 멍하다. 사무원이라면 오전 중에는 실수가 많다. 그런데 밤이 되면 쌩쌩해서 잠에 들지 못한다.

또한 신체적으로는 다양한 호소가 있다. 연중, 다양한 신체 고통이 끊이질 않는다. 몸이 지치고, 쉽게 피로하며 체력이 부족하다. 머리가 아프다, 어깨 결림, 위 막힘, 위 불편, 어지럼, 손발이 차다, 아침에 일어나지 못한다, 밤에는 잠을 자지 못한다 등의 다양한 호소를 자주한다. 게다가 대부분이 자각증상일 뿐, 검사소견에는 이상이 없기 때문에 자율신경실조증이나 여성의 경우, 혈도증(血道症), 갱년기장애, 우울증 등으로 불리는 경우가 많다.

**❷경도의 잠재성 좌심부전**

**❸안저부종**

눈의 염증성질환에 동반된 부종에는 황련처럼 소염작용이 있는 약물을 배합한다.

**❹심장신경증**

영계출감탕가향부자·모려, 영계출감탕합향소산으로 사용한다.

**❺공황장애**

## 올빼미형 체질의 특징적인 증상

**❶뇌빈혈 증상**

대부분 어지럼을 호소하는데, 그 어지럼은 갑자기 일어났을 때 눈앞이 깜깜해지는 양상으로 나타난다. 동시에 이명을 느끼며 소리가 들리지 않기도 한다. 심할 때는 의식을 잃고 실신한다. 곧 뇌빈혈이다. 걷다보면 '엇~'하고 몸이 흔들리기도 한다. 갑자기 뇌에 혈액을 보내야하기 때문에 심계항진을 일으켜 두근거리기도 한다. 또한 피부 혈관을 수축시켜 혈압을 올리기 때문에 피부, 특히 안색이 창백해진다. 피부가 와삭와삭하며 저린 느낌이 들기도 한다. 뇌빈혈 때문에 물체가 찌그러져 보이기도 한다. 두부안면에 큰 방울의 식은땀이 흐른다.

**❷두통·두중(頭重)·어깨 결림**

평소 두중과 어깨 결림을 호소한다. 두중은 주로 후두부, 어깨는 뒷목이 특히 결린다. 결림은 타각적이기보다는 자각적 결림이 심하다. 이러한 증상은 누우면 편해지는 것이 특징이다. 역시 뇌혈류가 나빠져서 생긴 것으로 생각된다. 통증은 둔통, 무거운 느낌이다. 목에서 어깨, 팔에 걸쳐 저린감을 호소하는 경우도 있다. 진통제를 복용하는 사람이 많다. 또한 발작성 편두통을 가지고 있는 사람도 많다.

**❸심계항진**

영계출감탕을 적용할 심계항진에는 3종류가 있다.

①기립성 어지럼과 동시에 심계항진을 심하게 느낀다. 이것은 뇌빈혈 때문에 반사적으로 뇌혈류량이 많아져서 생긴 것으로 생각된다.

②성격이 신경질적이어서 싫어하는 것을 보거나 들으면 기분이 나빠지거나 오심을 호소하는 경우도 있다. 불안하거나 놀람 등 정신적 원인으로 심계항진이 자주 발생한다.

③심장이 작아 적상심(滴狀心)인 사람이 많다.

(역자 주; 적상심이란, tear drop heart로도 쓰며, x-ray 상 심음영이 가늘고 길며, 심첨부가 아래로 늘어뜨려 있는 상태를 일컫는 용어이다. 폐기종에서 전형적으로 나타난다.)

❹**권태감 및 쉬 피로함**

순환기계뿐 아니라 운동계인 근육도 역시 무력증을 보여, 몸이 쉽게 피로하며, 무겁고, 지친다. 따라서 중증인 사람은 육체노동을 할 수 없다. 노동이나 운동도 지속력이 없다.

### 올빼미형 인간과 영계출감탕

주의해서 보면 일상 진료 현장에서 매우 쓸 일이 많고, 감사해야 할 일이 많은 처방이다. 효과는 수일이면 확인된다. 과거에는 사춘기경에 이 처방을 쓸 일이 많았지만, 최근에는 초등학생에서도 이 처방을 쓸 일이 늘어나고 있다. 연령별 특징은 다음과 같다.

초등학생, 중학생은 학교에 늦고 양호실로 바로 등교하기도 한다. 등교거부와는 달리 신경증이나 우울증을 의심해서 정신과 진료를 받는 경우가 많다. 청년층에서는 극단적인 경우, 오후에서 저녁이나 일어나 밤에 일하는 직업을 가진 경우가 있다. 여성의 경우, 산후에 발병하는 경우도 많고, 게으르다거나 빈둥거린다는 이야기를 가족들에게 듣기도 한다. 농가에서는 시집 온 여성이 일을 잘 하지 못해 게으른 며느리라는 이야기를 들어 시어머니와 사이가 나빠지기도 한다. 이러한 사람들 모두 힘이 들 때, 영계출감탕을 복용하면 2~3일 만에 효과가 나타나므로 처방을 하면 눈물 흘리며 감사의 인사를 전하는 경우도 많다.

# 영강출감탕(苓薑朮甘湯)

『금궤요략(金匱要略)』

## 구성

복령·건강·백출·감초

## 주치

「腎著之病, 其人身體重, 腰中冷, 如坐水中, 形如水狀, 反不渴, 小便自利, 飲食如故, 病屬下焦, 身勞汗出, 衣一作表裏冷濕, 久久得之, 腰以下冷痛, 腹重如帶五千錢, 苓薑朮甘湯主之」『금궤요략(金匱要略)』

## 약능과 방의

❶복령·백출……이수작용(利水作用, 소화관이나 조직의 과잉된 수분을 혈중으로 흡수)

❷건강·감초……온리작용(溫裏作用, 허리와 복부를 따뜻하게 함)

## 해설

신체가 냉해져 한(寒)과 습(濕)이 존재할 경우, 따뜻하게 함으로써 한과 습을 제거하는 처방을 온화이수제(溫化利水劑)라고 한다. 이 처방은『금궤요략(金匱要略)』에 주치가 적혀있는 것처럼, 신착병(腎著病)으로 몸이 무겁고 허리가 냉하며 물속에 앉은 것처럼 차가울 때 쓴다. 외견 상 부종이 있지만 예상과 달리 갈증은 없고 소변량도 많다(한랭하기 때문에 발한이 적고 소변량이 증가한다). 식사에는 이상이 없다. 신체가 피곤하면 땀이 나 옷 속은 땀으로 습해지며 냉해진다. 이런 상황이 장기간 지속되면 허리 이하가 냉해지고 아프게 된다. 몸이 무겁고 특히 허리가 부섭나. 마치 허리에 무거운 물건[오천전(五千錢)]을 두르고 있는 것처럼 움직이기 어렵다. 앉아 있다가 설 때도 "영차! 영차!"하면서 손을 짚지 않으면 설 수 없다. 이럴 때 영강출감탕을 사용한다.

## 적용병태

❶부종

특히 하반신 부종에 사용한다. 고령 부인 중 물살인 사람에 쓰기 좋다.

**❷요통, 요중(腰重)**

물살이며 몸에 부종이 있고, 허리 이하가 냉하고 아픈 경우[요이하 냉통(腰以下冷痛)]

몸이 무겁고 동작이 둔한 사람

**❸대하**

여성에서 나타나는 대량의 백색 대하(냉증인 사람에서 많음)

**❹야뇨**

물살이며 냉증인 아이들 중 소변량이 많은 경우

**적용질환**

❶수체(水滯)와 냉증이 동반된 부종

❷한습증(寒濕證) 요통, 좌골신경통

❸한습증(寒濕證) 백색 대하

❹수체(水滯)와 냉증이 있는 야뇨

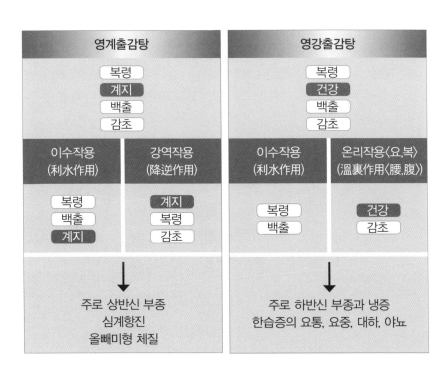

| 영계출감탕 | 영강출감탕 |
|---|---|
| 복령<br>계지<br>백출<br>감초 | 복령<br>건강<br>백출<br>감초 |

| 이수작용<br>(利水作用) | 강역작용<br>(降逆作用) | 이수작용<br>(利水作用) | 온리작용〈요,복〉<br>(溫裏作用〈腰,腹〉) |
|---|---|---|---|
| 복령<br>백출<br>계지 | 계지<br>복령<br>감초 | 복령<br>백출 | 건강<br>감초 |

| ↓ | ↓ |
|---|---|
| 주로 상반신 부종<br>심계항진<br>올빼미형 체질 | 주로 하반신 부종과 냉증<br>한습증의 요통, 요중, 대하, 야뇨 |

# 진무탕(眞武湯)

『상한론(傷寒論)』

## 구성

복령·백출·부자·생강·작약

## 주치

❶「少陰病, 二三日不已, 至四五日, 腹痛, 小便不利, 四肢沈重疼痛, 自下利者, 此爲有水氣. 其人或咳, 或小便利, 或下利, 或嘔者, 眞武湯主之」『상한론(傷寒論)』

❷「太陽病, 發汗, 汗出不解, 其人仍發熱, 心下悸, 頭眩, 身瞤動, 振振欲擗地者, 眞武湯主之」『상한론(傷寒論)』

## 약능과 방의

❶백출·부자=출부탕(朮附湯)······소화관과 체표의 수분을 제거하여 통증을 완화한다.

❷복령·백출······이뇨작용. 소화관, 피하, 근육의 수분을 혈중으로 흡수하여 부종, 설사를 치료한다.

❸부자·생강······온양산한(溫陽散寒), 이수지통작용(利水止痛作用). 신진대사를 높여 냉증을 따뜻하게 하고 통증을 멈추며 수분대사를 촉진한다.

❹작약······진경진통작용(鎭痙鎭痛作用), 복통을 치료한다.

## 해설

　　주치 ❶, ❷는 열병 경과 중 나타나는 병태이다. ❷는 신체에 부종, 수체(水滯)가 있는 사람이 태양병일 때, 발한요법을 시행하여 땀을 내도 치유되지 않고, 오히려 발열, 심계항진, 어지럼, 근육이 벌벌 떨리고, 흔들거리며 넘어질 것 같을 때, 진무탕으로 근육 내와 소화관 내의 수분을 제거하는 치료를 할 수 있다고 언급하고 있다.

　　『상한론』에서 진무탕은 급성 전염성 열병의 병태에 대한 처방이며, 열병 경과 중 병태에 사용할 수 있는 처방이다. 따라서 상한에 대한 치료를 시행하고 있는 것이 아니라면, 상기 조문대로의 환자는 없다.

5
수체(水滯)와 이수제(利水劑)

상한 이외의 잡병(雜病)에 응용할 때는 온양이수제(溫陽利水劑)로 다음과 같은 병태에 사용한다.

진무탕은 이뇨작용을 가진 백출과 신진대사를 높여 따뜻하게 하는 부자를 사용한 출부탕에 이뇨작용이 있는 '복령－생강' 조합과 진경진통작용(鎭痙鎭痛作用)이 있는 작약이 배합되어 한(寒)과 습(濕)을 치료하는 처방이다.

출부탕의 백출은 소화관과 체표의 수분을 제거하며, 부자는 소화관과 체표의 수분을 제거하여 통증을 완화하는 작용이 있다. 곧 진무탕의 구성요소 중 하나인 출부탕은 설사를 만드는 소화관의 과잉수분과 신체외표부의 수분(습〈濕〉)을 제거하는 이통작용(二通作用)이 있다. 그리고 일반적으로 설사에는 복령을 배합한다. '부자－백출－복령'을 배합하여 대처하는 설사는 냉증에 의한 설사이며, 여기에 소변불리(小便不利), 곧 소변 배출이 좋지 않을 때 사용한다.

진무탕은 냉증에 의한 설사와 냉증에 의한 체표의 습(수습〈水濕〉, 부종)을 제거하는 2가지 얼굴을 가지고 있다. 그리고 냉증이 있을 경우, 일반적으로 소변량이 늘지만, 진무탕증의 경우는 소변불리로 배뇨장애가 있다.

### 적용병태

❶신진대사 쇠약에 의한 수체(水滯)
❷한습설사(寒濕泄瀉)
❸체표수체(體表水滯)

### 적용질환

❶한습(寒濕)이 있는 만성설사
❷한습(寒濕)에 의한 체표 부종 저림 통증
❸내습(內濕)이 있는 물살체질

## 진무탕의 두 얼굴

진무탕 적용병태의 특징은 수체(水滯)이며 배뇨장애가 동반된 것인데, 그 수분이 넘쳐나는 곳에 따라 두 얼굴이 있다. 하나는 신진대사가 쇠약해지고 정기(正氣)가 결여되어 탈력감이 있고 소화관에 수분이 많아져 설사나 복통이 있으며, 소변량이 적어진 경우이다. 다른 하나는 근육 피하에 수분이 머물러 부종이나 사지 당김, 사지 무거움, 몸을 움직이기 어려운 등 체표의 수체증상이 있고 소변량이 감소한 경우이다.

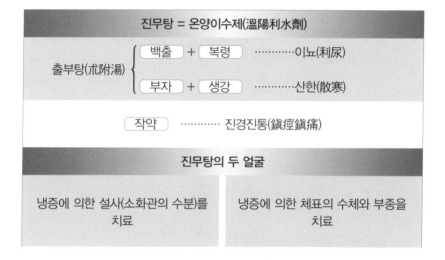

| 진무탕 = 온양이수제(溫陽利水劑) | | |
|---|---|---|
| 출부탕(朮附湯) | 백출 + 복령 ……… 이뇨(利尿) | |
| | 부자 + 생강 ……… 산한(散寒) | |
| 작약 ……… 진경진통(鎭痙鎭痛) | | |
| **진무탕의 두 얼굴** | | |
| 냉증에 의한 설사(소화관의 수분)를 치료 | 냉증에 의한 체표의 수체와 부종을 치료 | |

# 당귀작약산(當歸芍藥散)

『금궤요략(金匱要略)』

### 구성

당귀·작약·천궁·택사·복령·백출

### 주치

❶「婦人懷妊, 腹中疞痛, 當歸芍藥散主之」『금궤요략(金匱要略)』

❷「婦人腹中諸疾痛, 當歸芍藥散主之」『금궤요략(金匱要略)』

### 약능과 방의

❶당귀·작약……주로 자궁근 경련성 통증을 잡는다.

❷당귀·천궁……사지외표부를 따뜻하게 한다.

❸백출·복령·택사……체내의 과잉수분을 제거한다.

### 해설

이 처방은 『금궤요략(金匱要略)』에 「婦人懷妊, 腹中疞痛, 當歸芍藥散主之」라 되어있듯 여성복통, 임신 중 복통을 치료하기 위해 주로 자궁근 경련을 완화하는 이기제(理氣劑)로 창방되었다. 또한 이 처방은 사물탕거지황합사령탕거저령으로도 볼 수 있어 이기작용 외 활혈작용(活血作用)과 이수작용(利水作用)을 함께 갖추고 있다. 하지만 최근 통속한방해설(通俗漢方解說)에는 빈혈, 냉증의 한방약으로 기술되어 있다. 그 경과를 잠시 해설할까 한다.

『중화의학잡지(中華醫學雜誌)』(1948년)에 당귀를 129명에게 257회 사용하여 월경통에 확실히 유효하다는 보고가 발표된 적 있다. 당귀는 예로부터 '부인의 성약(聖藥)'이라 불리며 월경불순이나 월경통에 효과가 있고 여성의 병을 치료하여 "마땅히(當, 마땅할 당) 돌아온다(歸, 돌아올 귀)"라 이름 붙은 것으로 알려져 있다. 당귀의 휘발성분 중에 자궁근 경련을 이완시키는 물질이 함유되어 있고, 불휘발성분 중에는 자궁근을 수축시키는 작용이 있는 것으로 알려져 있다. 『화제국방(和劑局方)』의 궁귀탕은 천궁과 당귀 2가지 약재로 구성된 처방인데 출산직후 자궁수축을 촉진하여 출혈을 빠르게 멈추게 한다. 또한 자궁수축이 나빠 오로가 잘 멈추지 않을 때도 복용시켰다. 따라서 출산 직후 복용하도록 해왔다. 여기에 맥각과 비슷한 작용이 있는 것으로 알려져 있는 익모초를 추가하여 불수산(佛手散)이라고도 부른다. 태반이 나오지 않을 때도 육계나 평위산(최생약〈催生藥〉…진통촉진제)을 추가하여 사용하기도 한다. 작약에는 평활근 경련을 멈추는 진경작용(鎭痙作用)이 있고 당귀와 배합하여 여성성기 경련성 통증에 사용한다. 소화관의 경련성 통증에는 계지와 배합한다. 계지가작약탕이 바로 그 예시로 당귀건중탕은 거기에 당귀를 추가하여 여성의 복통에도 효과를 보인다. '백출–복령–택사' 조합은 이수약(利水藥)으로 불리며 한방에서는 체내의 과잉된 수분을 제거하는 것으로 생각해왔다. 백출이나 복령은 조직이나 소화관 내의 과잉된 수분을 혈관 내로 흡수시키고, 택사나 저령은 주로 신장에서 수분흡수를 억제하는 것이 아닐까 생각된다.

　당귀작약산은 물살, 수종의 수체(水滯)를 제거한다. 임신 중에는 혈중 수분도 많아져서 부종이 잘 생긴다. 임신부종, 임신신, 신장염의 부종에도 사용할 수 있다. 당귀와 천궁은 사지와 체표의 혈행을 개선시켜 따뜻하게 한다. 따라서 물살, 부종 경향 등 수체(水滯)가 있는 냉증에 활용한다. 당귀사역탕이나 당귀건중탕의 경우, 부종이나 수체가 없는 냉증에 사용한다는 점이 다르다. 과거 요시마스 난가이가 이 처방을 임신 중이나 부인의 복통에 사용하였고, 당귀건중탕과의 감별 등 다른 처방과 비교 연구하여 그 이후, 선인들이 여러 치험례를 누적

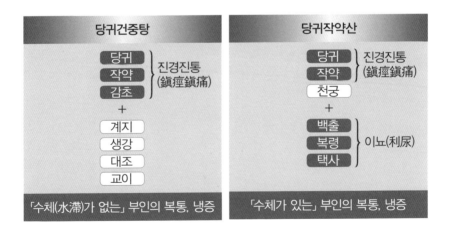

시키며 응용범위가 넓어져 지금에 이르렀다.

### ❶월경통, 임산부 복통

산부인과의사 하시모토 키조 선생은 「특별한 이상소견이 없는 임산부 복통에는 꼭 사용해보고 있는데, 매우 효과가 좋다」고 했다. 절박유산, 곧 진통유사통증과 출혈에는 궁귀교애탕이나 사물탕이 아니면 안 된다.

### ❷부종

임산부 복통에 사용하다 보면, 임신 중 부종에도 유효함을 종종 경험한다. 임신신염, 만성신염, 각기 부종, 임신중독증, 자간전조증에도 사용할 수 있다.

### ❸습관유산 예방

이 처방의 적응증에 해당하는 여성은 임신은 가능하여 바로 임신이 된다. 하지만 유산 때문에 임신 지속이 되지 않는 경우가 대부분인데, 그 증상에 이 처방이 유효하다.

### ❹자수(子嗽)

임신 중 다른 원인은 없는 기침에 사용한다.

### ❺한증대하(寒證帶下)

백색 투명하며 고름 같은 색도 없고 냄새도 없다. 하지만 다량인 경우가 많다. 때때로 야간뇨로 헷갈리는 경우도 있다. 물살경향이며 냉증인 여성에서 잘 일어난다. 건강이나 부자를 추가하면 더욱 좋다.

### ❻수체(水滯)에 따른 냉증

부종, 수체(水滯)가 있고 (물살 경향인 경우가 많음) 혈행(血行)에 장애가 있는 냉증에 사용한다. 피부색이 창백하며 혈색이 없다. 자주 빈혈로 오인하는데 혈색소가 적은 것은 아니며 부종 때문에 혈관이 압박되어 발생한 혈행불량으로 가성빈혈이 생긴 것이다. 반드시 빈혈도 아니다. 물살인 경우가 많다. 야윈 체형이라고 기록된 서적도 있으나, 오히려 수체 때문에 물살인 경우가 많다. 마르거나 피부가 거칠하지 않다. 다만 비만하더라도 근육은 연약하며 힘도 약하고 몸이 무겁고 동작이 둔하며 움직이기 힘들어한다. 따라서 잘 피로해한다. 비복근경련이나 근육이 불수의적으로 움찔거리며 움직이기도 한다. 피부도 수분이 많아 습진이나 피부염이 생기면 분비물이 많다. 신체 내부에 수체(水滯)가 있고 위내정수(胃內停水)가 많을 때는 심계항진, 어지럼, 어깨결림, 기립성 어지럼, 또는 두모(頭冒)라 불리는 머리에 뭔가를 두른 듯한 느낌이 든다. 그런 증상은 날씨가 좋지 않을 때 악화된다.

**❼노인성 치매**

당귀와 천궁에는 활혈작용이 있어 뇌동맥 혈행장애에 따른 인지기능장애를 개선한다.

## 적용질환

❶임신 중 기능성 복통 증후군

❷한증(寒證) 월경곤란증

❸임신신염, 만성신염, 각기, 임신중독증 등 증후성 부종

❹습관유산 예방

❺임신 중 특발성 기침(자수〈子嗽〉)

❻한습증(寒濕證) 대하

❼수체(水滯)에 따른 냉증

❽뇌혈관장애성 치매

## 가감방

❶임신에는 향소산을 합방(자소화기음〈紫蘇和氣飮〉의 방의)하며, 입덧에 소반하가복령탕을 합방한다.

❷다리가 차가울 때는 부자를 추가한다.

❸위가 냉하여 오심구토가 있을 때는 '오수유−생강−반하' 조합을 추가하고, 하복부 냉증이 있으면서 복통 설사를 보일 때는 '건강−촉초' 조합을 추가한다. 유모토 큐신은 거의 대부분의 경우에 대건중탕을 합방하여 사용했다.

❹내부의 정수(停水)로 심계항진, 어지럼, 기립성 현훈이 있을 때 '계지−감초'를 추가한다. 이것은 영계출감탕의 방의가 되며 건강을 추가하면 영강출감탕을 합방한 것이기도 하다.

# 저령탕(猪苓湯)

『상한론(傷寒論)』,『금궤요략(金匱要略)』

### 구성

저령·택사·복령·활석·아교

### 약능과 방의

❶저령·복령·택사·활석……장내 및 체내 수분을 이뇨(利尿)하여 제거한다.

❷활석……청열작용(淸熱作用)

❸아교……과도한 이뇨(利尿)에 따른 진액상실을 막고, 심번(心煩)과 불면을 치료한다. 지혈작용도 있다.

### 해설

저령탕은 『상한론(傷寒論)』에 나오는 처방이다. 그 효능이 습열(濕熱) 치료와 설사 치료로 구성된 처방이다. 열이 있고 그 때문에 입이 마르며 물을 마셔도 소변이 나오지 않으며 체내에 머물러 버리는 상태로 이것을 습열이라 한다. 열과 동시에 습이 있는 상태이다.

열에 의한 배뇨장애 때문에 소변이 나오지 않는다. 열 때문에 입이 마르고, 물을 다량으로 마셔도 배뇨가 적으며 (어쩌면 발한이 없는 상태도 있음), 체내에 습(濕)이 머물러, 어열(瘀熱)이라든가 울열(鬱熱)이 있는 상태이다. 발한이 없을 때는 인진호탕 상태와 비슷하게 황달이 나타나는 경우도 있는 것 같다.

방의는 청열이수제(淸熱利水劑)이다.

'저령-복령-택사-활석' 조합은 장내 및 체내(하반신 부종에도 사용)의 수분을 이뇨시켜 방광으로 끌어내리고, 소변량을 증가시킨다. 활석은 열을 내리고, 아교는 혈중 체내 진액 상실을 막으며, 심번(心煩)과 불면을 치료하고, 지혈 효과가 있다.

### 적용병태

❶일반적인 이뇨제로 사용

❷습열(濕熱) 배뇨장애

**5**

수체(水滯)와 이수제(利水劑)

❸습열 설사

적용질환

❶이뇨제로 사용
❷마진(麻疹)의 설사

## ○── 습열(濕熱) 치료처방인 저령탕

『상한론(傷寒論)』 양명병편(陽明病篇)에 다음과 같은 조문이 있다.

●「陽明病, 脈浮而緊, 咽燥, 口苦, 腹滿而喘, 發熱汗出, 不惡寒, 反惡熱, 身重」(백호탕증〈白虎湯證〉),「若發汗則躁, 心憒憒, 反譫語」(조위승기탕증〈調胃承氣湯證〉),「若加溫鍼, 必怵惕煩躁不得眠」(계지감초용골모려탕증〈桂枝甘草龍骨牡蠣湯證〉),「若下之, 則胃中空虛, 客氣動膈, 心中懊憹, 舌上胎者, 梔子豉湯主之」(치자시탕증〈梔子豉湯證〉)

●「若渴欲飲水, 口乾舌燥者, 白虎加人蔘湯主之」

●「若脈浮發熱, 渴欲飲水, 小便不利者, 猪苓湯主之」

이 조문 바로 뒤에는 다음과 같은 조문이 있다.

●「陽明病, 汗出多而渴者, 不可與猪苓湯, 以汗多胃中燥, 猪苓湯復利其小便故也」

이 조문의「胃中燥」란 체내 탈수를 의미, 곧 저령탕이 열과 동시에 수분을 제거함을 의미한다.

『금궤요략(金匱要略)』의 소갈소변리림병편(消渴小便利淋病篇)에 다음과 같은 조문이 있다.

●「渴欲飲水, 口乾舌燥者, 白虎加人參湯主之」

●「脈浮發熱, 渴欲飲水, 小便不利者, 猪苓湯主之」

이 두 조문은 양명병에 열이 나면서 갈증(渴症)이 심하여 물을 많이 마시고 싶을 때는 백호가인삼탕증과 저령탕증을 감별해야 함을 서술하고 있다.

그리고 백호탕도 고열이면서 발한이 많은 상태이기 때문에 갈증, 인후부 건조감도 있고 소변량도 당연히 감소한다. 따라서 백호탕, 백호가인삼탕, 저령탕 이 세 처방은 모두 갈증, 구설건조(口舌乾燥), 소변불리(小便不利)를 가지고 있고, 이 감별(鑑別)이 매우 어려움을 알 수 있다.

백호탕과 백호가인삼탕에 대해서는 백호탕증이 주로 열이며 백호가인삼탕증은 열과 함께 탈수가 추가된 증(證)이라는 차이가 있다. 임상에서는 두 처방 중 무엇을 사용하더라도 크게 차이는 없다.

하지만 저령탕증은 열 때문에 입이 말라 물을 마시더라도 소변으로 나가지 않고 체내에 머물러 있는 상태로 이것을 습열(濕熱)이라고 한다. 백호탕, 백호가인삼탕, 저령탕 적용병태는 열이라는 공통점은 있지만, 체내의 조(燥)와 습(濕)이라는 차이가 있다.

곧 저령탕을 사용할 상황은 습열로 열과 동시에 습이 있는 상태이다. 백호가인삼탕, 백호탕은 조열(燥熱) 상태이다.

백호탕, 백호가인삼탕증은 열에 의한 탈수로 소변불리(小便不利)가 있다. 반면, 저령탕증은 열과 배뇨장애가 있어 소변불리가 발생한다. 열 때문에 갈증이 있고 그래서 물을 많이 마심에도 배뇨량은 적고, 체내에 습이 저류되어 어열(瘀熱), 울열(鬱熱) 상태가 된다. 열이 있지만 오히려 발한이 없는 경우도 있다.

## 설사 치료처방으로써 저령탕

●「少陰病, 下利六七日, 咳而嘔, 渴, 心煩不得眠者, 猪苓湯主之」『상한론(傷寒論)』소음병편(少陰病篇)

열병으로 수 일째 설사를 하며 구토하기도 한 결과, 갈증이 생겨 물을 많이 마시고 가슴이 불편하여 잠을 잘 수 없는 사람에게 사용하라는 지시이다.

주로 설사와 열 때문에 체내 수분이 결핍되어 탈수상태가 된 것이며, 그 때문에 갈증이 있고, 심번(心煩)이나 불면이 발생한다. 곧 저령탕은 이러한 설사를 치료하기 위해 구성된 처방이다.

구체적으로 어떤 설사에 쓸까? 특징은 조문에도 나온 것처럼 「갈증이 있고, 심번(心煩)하며, 잠을 자지 못하는 사람」, 곧 열이 있고, 설사와 구토 등으로 더욱 체내와 혈중 수분이 손상되어 「탈수증(脫水證)」이 생긴 것으로 "갈증이 있고 가슴이 불편하며 잠을 자지 못하는데, 소변량이 적기도 한" 상황이 목표가 된다. 다만 소화관 중에는 수분이 많이 있는 것이다. 장관내 수분 흡수장애가 있어 그것이 설사로 나타나는 것이다.

따라서 저령탕은 한 방면에서는 열병 설사를 치료하는 처방이며, 다른 한 측면에서는 습열(濕熱)에 대한 처방이다.

중국에서는 소음병(少陰病)을 심경(心經), 신경(腎經)의 병이라 하며, 이것을 양허한증(陽虛寒證)과 음허허열(陰虛虛熱)에 의한 열증(熱證)으로 분류한다. 후자에는 황련아교탕, 저령탕, 저부탕을 사용하도록 분류한다. 양허한증이 진짜 소음병이며 음허허열에 의한 것은 사실 소음병이 아니기 때문에 소음병에는 들어있지 않다.

## 「진무탕의 설사」와 「저령탕의 설사」

저령탕과 정반대로 진무탕은 수체(水滯)와 한(寒)에 의한 설사이다. 소변 배출이 나빠 체내에 수분이 쌓여있고, 이것이 넘쳐 설사하는 것이다. 수체가 있기 때문에 갈증은 일어나지 않는다. 진무탕증은 한에 의한 배뇨기능 장애로 수체가 발생한다. 그리고 냉증임에도 불구하고 소변량이 적으며, 그 수분이 장관으로 들어가 대변의 수분이 많아져 설사하게 된다.

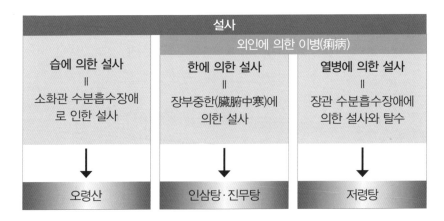

| 설사 | | |
|---|---|---|
| | 외인에 의한 이병(痢病) | |
| 습에 의한 설사<br>∥<br>소화관 수분흡수장애<br>로 인한 설사 | 한에 의한 설사<br>∥<br>장부중한(臟腑中寒)에<br>의한 설사 | 열병에 의한 설사<br>∥<br>장관 수분흡수장애에<br>의한 설사와 탈수 |
| ↓ | ↓ | ↓ |
| 오령산 | 인삼탕·진무탕 | 저령탕 |

# 월비가출탕(越婢加朮湯)

『금궤요략(金匱要略)』

### 구성

마황·석고·창출·대조·생강·감초

### 주치

「裏水者, 一身面目黃腫, 其脈沈, 小便不利, 故令病水……越婢加朮湯主之」『금궤요략(金匱要略)』

### 약능과 방의

❶마황·석고……청열이수(淸熱利水), 석고로 청열하며, 마황으로 이수한다.

❷마황·감초·창출……이수작용(利水作用)

❸대조·생강·감초……건위작용(健胃作用)

### 해설

원전에는 「신체내부에 수분이 저류되어 전신, 안면(顔面)에 부종이 있고 맥은 침(沈)하며 소변량이 감소했을 때 월비가출탕을 쓴다」고 되어 있다.

월비가출탕은 석고와 마황 조합이 핵심이다. 마황은 이수작용이 있어 부종에 쓰인다. 석고는 소염 해열작용이 있다. 따라서 한방에서는 습(濕)과 열(熱)의 병태에 쓰인다. 서양의학적으로는 염증에 의한 삼출성 염증에 사용된다.

즉, 슬관절염이나 수부 관절염 등도 관절에 수분이 저류되며 부종이 일어나는데, 만져보면 열감이 있고 발적, 통증이 있을 때, '석고-마황-창출' 같은 약재를 조합하여 사용한다.

그리고 복막염, 늑막염으로 복강이나 늑막에 수분이 저류된 경우에도 '마황-석고' 조합을 사용한다. 곧 서양의학에서 말하는 삼출성 염증에 '마황-석고' 조합을 사용하는 것이다. 혈전성 정맥염의 삼출성 염증에도 '마황-석고' 조합의 형태로 사용한다. 대엽성 폐렴에도 '마황-석고' 조합이 잘 듣는다.

### 적용병태

**❶삼출성염증**

청열이수제(淸熱利水劑)이며 삼출성 염증에 사용한다.

**❷안면, 사지, 근육, 관절부종**

이수제로 부종에 쓰인다.

### 적용질환

**❶특발성부종**

**❷염증성부종(삼출성염증)**

발적, 열감을 동반한 관절염, 종창, 결막부종에 사용한다.

**❸흉수**

삼출성 흉막염 등

**❹두드러기, 습진 피부염군, 양진(痒疹)**

부종성 홍반 또는 장액성 구진이 생기며 열감 및 극심한 가려움을 동반했을 때, 소풍산을 병용한다. 발적이 심할 때는 황련해독탕을 추가한다.

**❺대상포진**

수포미란이 있으면 도핵승기탕, 황련해독탕을 병용한다.

**❻녹내장**

안압상승을 억제한다.

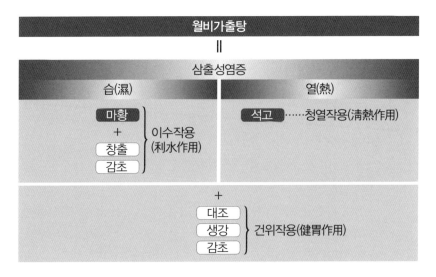

# 방기황기탕(防己黃耆湯)

『금궤요략(金匱要略)』

### 구성

방기·백출·황기·생강·대조·감초

### 주치

❶「風濕, 脈浮, 身重, 汗出, 惡風者, 防己黃耆湯主之」

❷「風水, 脈浮, 身重, 汗出惡風者, 防己黃芪湯主之. 胃中不和者, 加芍藥」

❸「外臺防己黃耆湯. 治風水, 脈浮爲在表, 其人或頭汗出, 表無他病者, 但下重, 從腰以上爲和, 腰以下當腫及陰, 難以屈伸」『금궤요략(金匱要略)』

### 약능과 방의

❶방기·백출……이뇨작용(利尿作用), 방기는 이수(利水)와 소염진통작용이 있다.

❷황기……이뇨작용(피부의 수분을 풀어내며, 지한〈止汗〉한다.)

❸생강·대조·감초……건위작용(健胃作用)

### 해설

「中風, 脈浮, 汗出惡風者, 桂枝湯主之」…… 계지탕 조문이다. 방기황기탕 조문과 다른 점은 "신중(身重)"이다. 이 "신중"으로 몸에 습(濕)이 많음을 표현하고 있다. 『상한론(傷寒論)』 조문은 어렵다. 방기황기탕은 감기약이다. 하지만 이습(利濕)하는 약물로 해표약은 들어있지 않다. 이 증(證)을 보이는 감기 환자는 사실 많다. 하지만 현재는 방기황기탕을 감기약으로 사용하지 않는다. 단순히 이습(利濕)에만 사용한다. 따라서 이습에 쓸 때는 조문에 나온 "맥부(脈浮), 오풍(惡風)" 같은 증상은 없더라도 관계없다.

『한방의 임상(漢方の 臨床)』제2권 제10호에 게재되었던 오츠카 케이세츠 선생의 방기황기탕 해설을 보고 야마모토 이와오는 이 처방을 사용할 수 있게 되었다고 했다. 「방기황기탕증은 남성보다 여성에서

많으며, 특히 유한마담 스타일에서 많이 볼 수 있다. 물살 경향의 부인에서 이 증을 볼 수 있다. 평소부터 살이 좀 빠졌으면 좋겠다고 하는 사람들이 많다. 이 분류에 해당하는 사람은 몸이 무겁고 동작이 느리며 청소나 취사를 성실히 하지 않는 것이 아니라 그렇게 하는 것이 힘들다. 외출해서도 자동차를 이용하여 몸을 좀처럼 움직이려 하지 않으므로 점점 살이 쪄간다. 식사량은 적고, 한 번 정도 식사를 하지 않더라도 평온하다. 차 마시는 것을 좋아하는 경우가 많다. 대변은 거의 매일 보며, 월경량은 적은 사람이 있다. 또는 월경부조를 호소한다. 다한증으로 여름에는 땀이 줄줄 흐른다. 이 분류에 해당하는 여성이 50세가 넘으면 슬관절통을 호소하는 경우가 꽤 있다. 또는 저녁에 신발이나 양말을 벗으면 자국이 남을 정도로 발이 붓는다. 복진을 해보면 복부는 팽만 경향이나 저항이나 압통은 없이 연약하다」 …… 이렇게 서술되어 있다. 오츠카 선생은 우수한 임상가였다. 여기에 서술되어 있는 증상은 습(濕)이 많은 사람에서 나타나는 증상이다. 참고해서 문진해보면 좋겠다.

평소 이 타입인 사람이 풍한외사(風寒外邪)에 침범 당하면 맥이 부(浮)하고 신체가 무거우며(이 증상은 평소에도 있음), 땀이 나고 오풍(惡風)한다. 표(表)가 허하여 이미 자한(自汗)하고 있기 때문에 다시 발한시키지 않고 방기와 황기를 사용하여 체내 수분을 제거한다. 그렇게 하기 위한 처방이다. 방기는 이뇨 진통 소염 작용이 있고, 황기는 기표(肌表)의 수분을 제거한다고 알려져 있다. 그리고 이뇨 지한 곧 수분을 소변으로 빼내어 자한(自汗)을 멈추는 것이다. 해표(解表)와는 관계가 없고 이수화습(利水化濕)하는 처방이다.

### 적용병태

#### 체표수습(體表水濕)

이 처방은 체표의 수와 습을 제거하는 이수제이다.

### 적용질환

#### ❶부종(수기병)

방기는 중력에 영향을 받는 부종, 하지에 현저한 경우나 앙와위로 있을 때 등, 발바닥에 나타나는 부종에 효과가 있다. 땀이 잘 나고,

하반신에 부종이 심하다.

**❷관절수종**

변형성 슬관절증 등으로 염증이 없는 관절수종에 사용한다. 염증이 있으면, 월비가출탕, 마행의감탕 등을 사용한다.

**❸다한증**

부종이나 물살 경향인 사람의 다한증이다. 액취에도 사용한다. 수체(水滯)가 있는 사람은 하반신에는 땀이 많이 없고, 상반신에서만 땀이 난다.

## 서양의학이 인식하고 있지 못하는 현대의 수기병
### (水氣病, 체표수체〈體表水滯〉)

근래 수체(水滯)이면서 잠재성 부종 혹은 부종을 보이는 환자가 매우 증가하고 있다. 이 부종은 신성부종, 심성부종, 저단백혈증성 부종이나 갑상선기능저하에 따른 부종 같은 것이 아니고, 이른바 특발성 부종에 속한다. 이러한 수습증(水濕證)을 겪고 있는 환자는 실제 임상에 매우 많지만, 서양의학에서는 이 병태에 대한 인식이 없어 병태 파악은 물론이요, 그에 대한 대응을 하지 못하고 있다.

살이 잘 찌고 물이 쉽게 저류되는 사람에서 이런 타입이 많다. 특히 중년 이후에 많다. 몸이 무겁다. 한방에서는 "신중(身重)"이라고 표현한다. 일어날 때는 '으랏차차~' 소리를 내며 손을 짚고 선다. 움직이기 힘들어한다. 계단을 올라갈 때는 잘 넘어지고는 한다. 진흙밭을 걷듯 무겁다. 힘이 없어 무거운 것은 아니다. 무릎에 자주 물이 저류되며 아침에는 손이 붓고, 저녁에는 발이 붓는다. 피부에 수분이 저류되면 피부가 저리다. 근육에 수분이 저류되면 신체가 무겁다. 장딴지 경련이 일어난다. 근육 뭉침이 있다. 근육 경련이 일어난다. 머리에 수기가 차면 머리에 뭔가가 뒤집어 씌어진 것처럼 무겁다. 어지럼이 잘 일어난다. 몸이 흔들린다.

실제 임상에서는 요통, 사지통, 전근(轉筋), 사지저림, 신경통, 두통, 신체무거움 등을 호소한다. 이러한 호소를 하는 환자를 한방의학에서는 수증(水證), 습증(濕證)이라고 진단하며 이수제(利水劑)를 응용하면 개선되는 경우가 매우 많다.

　이런 증상은 날씨와도 관계가 깊다.

　치료는 방기황기탕, 방기복령탕, 구미빈랑탕 등을 사용한다. 구미빈랑탕으로 5~15분 만에 통증이 잡힌다. 이런 것을 한방에서는 수독(水毒), 수체(水滯), 습증(濕證)이라고 한다. 이런 상태를 서양의학에서는 좀처럼 제대로 다루질 못하고 있다.

**5**

수체(水滯)와 이수제(利水劑)

# 구미빈랑탕(九味檳榔湯)

『물오약실방함(勿誤藥室方函)』 [산협동양방(山脇東洋方), 하라난요처방(原南陽方)]

### 구성

빈랑자·대황·후박·목향·진피·소엽·생강·계지·감초·오수유·복령

### 주치

「각기(脚氣)이면서 종만(腫滿), 단기(短氣)하고, 심복비적(心腹痞積), 기혈응체(氣血凝滯)한 경우를 치료한다.」『물오약실방함(勿誤藥室方函)』

### 약능과 방의

❶빈랑자·대황……축수작용(逐水作用) (사하작용으로 수분을 제거)

❷후박·목향·진피……사하작용에 따른 복통을 억제한다.

❸소엽·진피·생강·감초……건위작용(健胃作用)

❹오수유·복령……이수(利水), 온리(溫裏), 진구작용(鎭嘔作用)

❺계지·감초……강심이뇨작용(强心利尿作用)

| 구미빈랑탕……이기이수제(理氣利水劑) |
|:---:|
| ‖ |
| 빈랑자 |
| 축수작용(逐水作用) |

| 축수 보조 | 이수 보조 |
|:---:|:---:|
| 후박 | 오수유 |
| 지실 | 복령 |
| 대황 | |

| 위장약……오심구토, 위경련 예방 |
|:---:|
| 소엽　진피　생강　감초　목향 |

| 복통 예방 |
|:---:|
| 목향　후박 |

### 해설

빈랑자가 주약이며 후박·지실·대황을 좌(佐)로 하는 축수(逐水), 이뇨제(利尿劑)로 대황·후박·지실 배합은 빈랑자의 축수작용을 돕는다는 의미로 구성되어 있다.

'오수유-복령' 조합은 빈랑자의 이뇨작용을 돕는다.

축수제로 사용할지, 이뇨제로 사용할지는 약물구성비율에 달려 있다. 일본에 출시되어 있는 엑스제 처방은 축수작용이 약하고 이뇨제로 응용하게 구성되어 있다.

'소엽-진피-생강-감초-목향' 조합은 빈랑자에 의한 오심구토, 위경련을 방지한다. '목향-후박' 조합은 복통이나 쥐어짜는 듯한 복부통증을 예방한다.

### 적용병태

**잠재성 부종**

이뇨약과 약간 다른 이뇨효과가 있어, 이기이수제(理氣利水劑)로써 이뇨제, 구어혈제와 병용한다.

### 적용질환

❶수기병(잠재성 부종)

❷부종, 수종, 관절 내 수종

❸울혈에 의한 부종, 림프 울체

유방암 절제, 자궁암 수술 후, 코발트 조사요법에 따른 림프울체에도 구어혈제와 병용한다.

❹울혈성 심부전

#### ━━━수기병(잠재성 부종)은 사진(四診)이 중요······그 특징

❶망진······일견 용모, 피부, 동작으로 짐작이 간다. 이수제(利水劑)로 치료하면서 주의 깊게 살펴보면 서서히 관찰력이 좋아져서 망진 만으로도 진단할 수 있다. 비만한 사람들에서 많은데, 물살은 똑같이 살이 쪄 있더라도 피부나 근육이 부드러워 튼튼한 체격의 비만과는 다르다. 안검부종, 늘어짐도 참고가 된다. 특히 오전에는 상부에 부종이

있고, 오후에는 하지가 붓는다. 동작은 둔하고 완만하며 민첩하게 움직이지 못한다. 서거나 앉을 때 '으랏차차!' 소리를 내며 손을 짚고 서야만 한다.

**❷문진, 자각증상**

**①신중(身重)**……몸이 무겁게 느껴진다. 움직이기 힘들어 움직여볼까 생각하면서도 자유롭게 움직일 수 없다. 계단 같은 곳에서 잘 넘어지며 길을 가다가도 갑자기 숨이 차곤 한다.

**②저림, 감각둔마, 마비, 통증**……피부에 수분이 많아지면 저림이 발생한다. 누웠을 때 아래에 놓이는 팔에 저림이 생긴다. 근육이나 관절의 무거운 통증이 특징이며 근육을 움직이기 시작할 때 통증을 동반하는 경우가 있고, 움직이면 슬슬 편해진다.

**③근육경련**……근육에 수체(水滯)가 있으면 '장딴지경련'이 일어난다. 그리고 안검이 씰룩씰룩 경련한다. 목, 허리, 허리와 복부, 흉부에 모두 강직성 경련이 일어난다. 늑간근 경련의 경우, 협심증으로 오인할 수 있다.

**④어지럼 동요감**……머리가 흔들거리며, 몸의 동요감도 있다. 회전성 어지럼이 발생한다.

**⑤코골이**

코골이를 하게 된다.

**⑥소변량 감소**

소변량 감소를 보이는 경우가 많다.

**⑦기상과의 관계**……습에 의해 발생하는 위 증상들이 날씨와 관계가 깊다. 비 내리기 전 특히 증상이 악화된다. 날씨가 좋아지거나 땀을 흘리면 증상은 호전된다.

**❸절진(切診) 촉진(觸診)**

두부, 경골전면을 압박하면 함몰된다. 비복근을 압박하면 아프다.

# 영감강미신하인탕(苓甘薑味辛夏仁湯)

『금궤요략(金匱要略)』

### 구성

복령·감초·건강·오미자·반하·행인·세신

### 주치

「水去嘔止, 其人形腫者, 加杏仁主之. 其證應內麻黃, 以其人遂痹, 故 不內之. 若逆而內之者, 必厥, 所以然者, 以其人血虛, 麻黃發其陽故 也」『금궤요략(金匱要略)』

### 약능과 방의

❶건강·감초(=**감초건강탕**)·세신……온리약(溫裏藥)

❷반하·세신·행인·오미자……진해거담작용(鎭咳祛痰作用)

❸복령·행인·감초(=**복령행인감초탕**)……이수약(利水藥), 폐수종에 사용한다.

### 해설

영감강미신하인탕은 따뜻하게 하는 작용이 있는 감초건강탕을 기본으로 하며 세신이 추가되어 '반하−세신−행인−오미자'라는 진해거담약 배합이 조합되어 있다. '복령−행인−감초'는 복령행인감초탕으로 폐수종, 곧 좌심부전의 경증에 사용된다.

영감강미신하인탕과 소청룡탕의 차이는 '마황−계지−작약' 조합 대신 복령이 들어있다는 점이다. 따라서 소청룡탕은 한(寒)과 수(水) 이외에 오한·발열·두통·사지통 같은 표증(表證)이 있는 경우에 쓴다. 만약 표증이 없는데, 심부전에 따른 폐수종에 마황이나 계지 같은 발표약을 사용하면 심부전이 악화되어 사지궐랭이 심해진다.

복부가 냉하면 입에서 맑은 타액이 많이 나오며 소아는 침을 많이 흘리게 된다. 이 경우에도 영감강미신하인탕을 적용할 수 있는데, 이런 경우 통상 인삼탕을 사용하는 경우가 많다. 폐가 냉하면 콧물 재채기 맑은가래가 나타난다. 또한 그렁거리는 천명(喘鳴)이 일어난다. 그리고 기침과 천식, 다량의 맑은가래가 나오게 된다. 이 경우에도 이

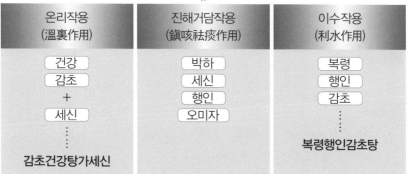

처방을 활용할 수 있다.

**적용병태**

**흉부의 한(寒)과 수(水)에 의한 기침 천명 맑은가래 콧물**

흉부의 한과 수를 제거하며, 진해거담작용이 있다.

**적용질환**

❶폐수종

❷한(寒)과 맑은가래가 있는 기관지염

❸습성늑막염

# 소반하가복령탕(小半夏加茯苓湯)

『금궤요략(金匱要略)』

### 구성

반하 · 생강 · 복령

### 주치

❶「嘔家本渴, 渴者爲欲解, 今反不渴, 心下有支飮故也, 小半夏湯方主之 (『千金』云小半夏加茯苓湯)」

❷「卒嘔吐心下痞, 隔間有水, 眩悸者, 小半夏加茯苓湯主之」『금궤요략(金匱要略)』

❸「先渴後嘔, 爲水停心下, 此屬飮家, 小半夏茯苓湯主之」『금궤요략(金匱要略)』

❹「모든 병에서 구토가 심한 상황, 혹은 환자가 탕약을 마시지 못하고 오심구토하여 적응증에 맞는 약을 복용하지 못하는 경우, 모두 이 처방을 겸용(兼用)하는 것이 좋다.」『유취방광의(類聚方廣義)』

### 약능과 방의

❶반하……진구제토작용(鎭嘔制吐作用) (중추성, 위점막 국소자극에 따른 구토를 억제함), 진해작용(기도 점막자극에 의한 기침을 억제함), 거담작용(소화관 점액이나 기도점액의 분비를 감소시킨다. 객담이나 점액을 용해하는 작용이 있다.)

❷생강……말초성 지구작용(止嘔作用), 건위작용(健胃作用)이 있다. 반하의 부작용을 억제한다.

❸반하 · 생강……진구작용, 거담작용, 진해작용 및 딸꾹질을 멈춘다.

❹복령……이수작용(장내에 수분이 많아 설사를 할 때, 위내정수(胃內停水)가 있고 진수음, 수분이 많은 구토, 어지럼이나 심계항진이 있을 때, 수분을 소변으로 배출한다.)

### 해설

『금궤요략(金匱要略)』의 소반하탕(반하 · 생강) 주치에는 「諸嘔吐, 穀不得下者, 小半夏湯主之」라 되어 있다. 여러 구토로 음식물을 받아먹을 수 없을 때 소반하탕을 사용한다. 여기서는 소반하탕을 구토에 사용하도록 지시하고 있다. 음식물을 구토하므로 "穀不得下者"라 적어 두었다.

소반하가복령탕은 위내정수(胃內停水)가 많을 때 사용하는 처방이다. 소반하탕에 위내정수를 잡는 복령을 추가한 것이다.

주치 각 조문의 의의는 다음과 같다.

주치❶: 자주 구토하는 사람은 갈증이 없어 물을 마시고 싶어 하지 않는다. 구토하고 물을 마시고 싶은 것은 치료가 될 전조이다. 원래 갈증이 있는데 지금은 오히려 갈증이 없는 것은 위내에 정수(停水)가 없기 때문이다. 요약하자면 위내정수가 있을 때 소반하탕에 복령을 추가하여 소반하가복령탕으로 사용하는 것이다.

주치❷: 구토가 있고 명치가 팽만하며 어지럼이나 심계항진이 있을 때는 수음(水飮)이 있는 것이기 때문에 복령을 추가한 소반하가복령탕을 사용한다.

주치❸: 갈증이 있어 물을 마시는데, 그러고 나면 구토하는 것은 수음(水飮)에 의한 것이다. 따라서 복령을 추가한 소반하가복령탕이 좋다.

주치❹: 다양한 질병을 치료할 때 환자가 오심이나 구토를 호소하면, 그 병에 적용할 처방을 복용할 수가 없다. 그래서 소반하가복령탕을 겸용 또는 합방하도록 한다. 실제 임상에서의 사용 방법을 서술한 것이다.

### 적용병태

**위내정수(胃內停水)를 동반한 오심구토**

단독으로 사용하는 경우는 드물며, 다양한 처방 속에 조합하여 사용한다.

### 적용질환

**❶임신구토**

임신구토 때, 임산부는 냄새에 민감하다. 식혀서 한 입씩 마시도록 한다.

**❷급성위염, 만성위염의 오심구토**

반하사심탕, 반하후박탕 등의 처방 속에 오심구토에 대해 배합되어 있다.

**5** 수체(水滯)와 이수제(利水劑)

### 소반하가복령탕 증례

*

서양의인 노즈 타케오 선생이 개업해 있었을 때, 영국 군의관인 올레판트가 위가 아프며 구토가 멈추지 않고, 식사를 할 수 없었다. 미국의사였던 동생 뉴만과 치료했지만 치료가 되질 않았다. 관문에 체류 중이던 선교사의 소개로 진료를 부탁받았는데, 사실 사망하면 진단서를 받기 위해서였다.

이미 시도해보았던 진구진토(鎭嘔鎭吐) 치료는 두 의사가 충분히 시도했고, 여러 방면에서 노력을 한 뒤였기 때문에 더 이상 해볼 여지는 없었다. 이때 일순간 뇌리를 스친 것이 '한방약을 사용해보면 어떨까?'라는 생각이었다. 바로 한방서적을 뒤져 조사하여, 결국 소반하가복령탕을 사용해보기로 했다.

복용 1~2회 만에 아주 좋은 효과가 나타나 구토가 거의 없어졌다. 수일 만에 건강을 회복하여 이국 땅으로 넘어갔다.

이것은 계기로 노즈 타케오 선생은 한방을 연구하게 되었다고 한다.

(『임상한방의전〈臨床漢方醫典〉』 노즈 타케오 저, 서문에서)

# 이진탕(二陳湯)

『화제국방(和劑局方)』

### 구성

반하·진피·복령·생강·감초

### 주치

「治 痰飮為患, 或嘔吐惡心, 或頭眩心悸, 或中脘不快, 或發為寒熱, 或因食生不和」(『화제국방(和劑局方)』)

### 약능과 방의

❶반하……진해작용(鎭咳作用), 거담작용(祛痰作用), 진구작용(鎭嘔作用)

❷반하·복령·진피……습담(濕痰)을 제거한다. 소화관점막이나 기관지점막의 염증을 치료한다.

❸반하·생강……진구작용(鎭嘔作用)

### 해설

이진탕은 "담음(痰飮)"을 제거하는 기본처방이다. 주치에서는 담음병(痰飮病)으로 오심·구토하거나 어지럼, 두근거림, 곧 머리가 흔들거리며, 심계항진이 있거나, 명치불쾌감이 있으며, 또는 열이 없거나 차갑고, 식상(食傷)에 의해 위장상태가 나쁠 때 사용한다고 되어 있다. 이것은 위염으로 구토하고 명치불쾌감이 있으며, 위장 상태가 나쁠 때 사용한다는 것이다. 위염에는 복령을 추가하여, 위내수분을 흡수한다. 점액은 담(痰), 위액은 음(飮)이라고 생각하여 "담음(痰飮)"이라는 단어를 사용했다.

하지만 "담(痰)"이란 수습(水濕)이 체내에 농축되어 점조한 것이라고 옛사람들은 생각해왔다. 현대의학에서 "담"이라는 용어는 기도에서 객출되어 나온 객담을 지칭한다. 하지만 한방에서는 그 외에 위, 식도에서 나온 점액도 담이라고 한다. 그리고 경락의 담, 곧 사지나 관절내액도 담이라 부른다.

| 「담(痰)」의 의미 | |
|---|---|
| 한방의학에서는 | 서양의학에서는 |
| 기도에서 나온 점액<br>소화관에서 나온 점액<br>사지, 관절내액 | 기도에서 나온 객담 |

그리고 이러한 담음을 치료하는 기본처방이 이진탕이다. 소화관 점액, 기도 점액, 사지 관절 체간부의 점액을 목표로 여러 처방 속에 들어가 있다. 기허(氣虛)의 기본처방인 사군자탕, 혈허(血虛)의 기본처방인 사물탕과 비슷하게 이진탕 단독으로 사용할 일은 그다지 없다.

### 적용병태
❶폐의 습담(濕痰)
❷위의 담음(痰飮)
❸사지, 체간부의 담음(痰飮)

### 적용질환
❶위염
❷기관지염
❸수체(水滯)에 동반된 사지저림, 통증, 감각둔마 등

● ——— 후세방 기본처방……이진탕

이진탕은 위염 처방, 기관지염 처방으로 사용된다. 그런데 좀처럼 이해할 수 없는 것이 전신적 담음 처방으로도 사용된다는 것이다. 반하를 객담이나 위의 점액에 직접 넣으면 이것을 용해시킨다. 또한 점액 분비를 억제하는 작용이 있다. 위염에는 반하·진피에 복령을 추가하여 위내의 수분을 흡수시킨다.

점액은 담, 위액은 음으로 생각하여 "담음"이라는 용어를 사용한다. "담음"은 체내 과잉 수분의 총칭이기도 하다.

## 수독(水毒)/담음(痰飮)

*

음(飮)은 물에 가깝고 담은 점조하여 점액 같은 것이다. 음은 주로 이수약, 담은 거담약으로 치료한다. 하지만 이 담음은 서양의학에서 말하는 객담, 곧 기도 분비물뿐 아니라 위내점액, 그 외 사지나 관절수액도 포함한 개념이다.

그 담(음)을 치료할 때 가장 주요한 역할을 하는 것이 반하이다. 그 외 천남성, 패모, 괄루인 등이 있다. 이 담음병의 기본처방이 이진탕이다. 대개 음과 담은 공존하며 둘 중 어느 쪽이 더 많은지에 따라 구분할 뿐이다.

### 전신 수독(水毒) 처방으로서 이진탕

「담음」이란 매우 이해하기 어려운 개념이다.

야마모토 이와오는 『동의잡록(東醫雜錄)』(3) '이진탕의 전개'에서 쯔다 켄센 『요치경험필기(療治經驗筆記)』의 이진탕가시호·승마·저령·택사에 해당하는 구미반하탕(九味半夏湯)을 주방으로 하는 유음(留飮)에 대한 해설 1~14를 인용했다.⋯⋯「1. 신체중만(身體重滿), 2. 노기육비성(老肌肉肥盛), 3. 마비불인(麻痺不仁), 4. 수종창만(水腫脹滿), 5. 유음흉통(留飮胸痛), 6. 유음건망(留飮健忘), 7. 중풍광기(中風狂氣), 8. 수족주통(手足走痛), 9. 수족위약(手足痿弱), 10. 비인옹종(肥人癰腫), 11. 유음급비(留飮急肥), 12. 심계경비명(心悸驚鼻鳴), 13. 졸중풍(卒中風), 14. 예방중풍방(豫防中風方)」⋯⋯자세한 해설은 『동의잡록』을 참조하길 바란다.

그리고 '이상과 같이 나는 《만병회춘(萬病回春)》 등의 담(痰)부터 쯔다 켄센의 실증적 기술까지 모두 읽은 뒤, 임상을 통해 담음 치료를 손에 익힐 수 있었다. 그렇다고 해서 위에 적은 내용을 읽는 것만으로 바로 그대로 치료할 수 있게 되는 것은 아니며, 오류도 있을 수 있다. 시행착오를 반복하면서 스스로 노력해야 한다.'고 이어 서술했다.

# 반하백출천마탕(半夏白朮天麻湯)

『비위론(脾胃論)』

5 수체(水滯)와 이수제(利水劑)

### 구성

반하 · 진피 · 복령 · 생강 · 건강 · 인삼 · 황기 · 백출 · 맥아 · 택사 · 황백 · 천마 · 창출 · 신곡

### 주치

「素有脾胃之證. …… 眼黑頭旋, 惡心煩悶, 氣短促上喘, 無力不欲言, 心神顚倒, …… 目不敢開, 如在風雲中, 頭苦如裂, 身重如山, 四肢厥冷, 不得安臥. …… 胃氣已損, …… 痰厥頭痛作矣」『비위론(脾胃論)』

### 약능과 방의

❶반하 · 진피 · 복령 · 생강(=**이진탕**거감초)……풍담(風痰, 전신 담음)을 제거한다.

❷인삼 · 백출 · 복령 · 황기(≒**대사군자탕**) · 창출 · 맥아 · 신곡……소화기 능저하를 개선한다.

❸천마……어지럼, 두통을 치료한다

❹건강……온리작용(溫裏作用), 사지궐랭을 치료한다.

❺황백……건위(健胃) 조습작용(燥濕作用), 건강의 온열성 완화

❻택사……이수작용, 어지럼을 치료한다.

### 해설

『의학심오(醫學心悟)』의 반하백출천마탕은 이진탕에 백출, 천마를 추가한 것으로 이진탕을 풍담(風痰, 전신의 담음)에 대한 처방으로 가감해 둔 것이다. 풍담에 의해 어지럼, 두통 등의 증상이 동반된 경우 천마가 어지럼, 두통에 유효하다. 엑스제의 경우(『비위론〈脾胃論〉』처방), 여기에 '인삼-황기' 조합이 추가되어 소화기능을 높여 기력, 체력을 보하고 맥아 같은 소화효소가 추가되어 있다. 여기에 추가로 건강을 추가하여 이(裏)를 따뜻하게 하여 사지궐랭(四肢厥冷)에 대한 배려도 해두었다.

즉, 엑스제 반하백출천마탕은 허약자이면서 소화기능이 약한 사람

에서 담음으로 발생한 어지럼, 두통을 목표로 구성한 처방이다.

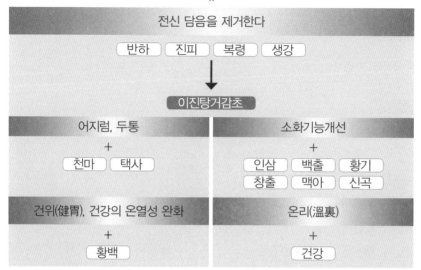

반하백출천마탕
‖
전신 담음을 제거한다
반하  진피  복령  생강
↓
이진탕거감초

| 어지럼, 두통 | 소화기능개선 |
| --- | --- |
| + | + |
| 천마  택사 | 인삼  백출  황기<br>창출  맥아  신곡 |
| 건위(健胃), 건강의 온열성 완화 | 온리(溫裏) |
| + | + |
| 황백 | 건강 |

**적용병태**

❶소화기능이 약한 사람의 담음에 의한 어지럼

❷소화기능이 약한 사람의 담음에 의한 두통

**적용질환**

❶소화기능이 약한 사람의 메니에르병

❷소화기능이 약한 사람의 두통

❸사지담음(경락의 담음, 사지저림, 통증 등)

# 이출탕(二朮湯)

『단계심법(丹溪心法)』『만병회춘(萬病回春)』

### 구성

반하·창출·백출·천남성·복령·진피·황금·위령선·강활·향부자·생강·감초

### 주치

「臂痛者, 因濕痰橫行經絡也. 二朮湯. 治痰飮雙臂痛者, 又治手臂痛, 是上焦濕痰, 橫行經絡中作痛也」『만병회춘(萬病回春)』

### 약능과 방의

❶반하·진피·복령·생강·감초(=**이진탕**)·창출·백출·천남성······사지, 체간의 담음을 제거한다.

❷위령선·강활······사지저림 통증을 치료한다. 강활은 특히 사지와 상반신에 효과를 낸다.

❸황금······청열이습작용(淸熱利濕作用)이 있다. 수습(水濕)이 열(熱)에 의해 농축되면 담이 된다는 생각에서 배합된 것으로 추정된다.

❹향부자·백출·생강·감초······건위약(健胃藥), 옛사람들은 담은 위에서 만들어진다고 생각했다.

### 해설

창출과 백출이 배합되어 이출탕이라 이름 붙었다.

경락(사지, 체간)의 담음을 목표로 이진탕이 포함되어 있는 처방이다. 경락의 담음은 사지나 관절, 체간부의 저림과 통증, 무거운 감각을 동반하며, 서양의학적으로는 견관절주위염이나 상완신경통 등으로 진단되는 경우가 많다. 체질적으로는 물살 경향에 토실하게 살쪄있으며 근육에 단단함이 없는 경우가 많다.

이진탕에 '백출–강활'이 배합되어 거습(祛濕) 효과가 강하며, 천남성은 거담(祛痰)을 강화하고 있다. 여기에 '위령선–강활' 조합은 진통작용이 있으며, 저림이나 통증을 잡는다. 강활은 상반신 거습과 통증에 대한 작용이 우수하다. '백출–향부자' 조합은 담이 위에서 만들어

진다는 옛사람들의 병리관에서 배합된 측면도 있다. 황금을 넣어둔 것도 담은 습이 열에 의해 농축되어 만들어진다는 병리관에 의한 것이라고도 생각할 수 있겠다.

상지 및 상반신 근육과 관절 등의 습담을 제거함과 동시에 진통시키는 처방이다.

### 적용병태

**사지·상반신의 담음(경락담음〈經絡痰飮〉)**

경락담음은 수독체질(水毒體質)로 외견 상 토실토실 살이 쪄 있고 근육에는 긴장감이 없는 경우에 존재한다.

### 적용질환

**사지·체간에 담음이 있는 다음 질환**

❶오십견, 견관절주위염

❷상완신경통

❸경견완증후군

이출탕
‖

| 전신 담음을 제거한다 | | | | |
|---|---|---|---|---|
| 반하 | 진피 | 복령 | 생강 | 감초 |

↓

이진탕
+

| 창출 | 백출 | 천남성 |
|---|---|---|

| 사지 저림, 통증 | 청열이습(淸熱利濕), 수습(水濕) 농축예방 |
|---|---|
| 위령선 / 강활 | 황금 |

| 건위작용(健胃作用), 담의 생성 예방 | | | |
|---|---|---|---|
| 향부자 | 백출 | 생강 | 감초 |

# 죽여온담탕(竹茹溫膽湯)

『부수정방(扶壽精方)』

### 구성

죽여·시호·반하·진피·복령·맥문동·지실·길경·향부자·황련·인삼·
생강·감초

### 주치

「治 傷寒日數過多, 其熱不退, 夢寐不寧, 心驚恍惚, 煩躁多痰」『부수
정방(扶壽精方)』

### 약능과 방의

❶죽여……소염 거담작용

❷반하·진피·복령·감초·생강(=이진탕)……거담작용

❸시호·황련……청열작용(항염증작용)

❹지실·길경·맥문동……거담작용

❺시호·향부자……향정신작용(간울〈肝鬱〉)

❻황련……향정신작용(분노, 짜증 등)

❼인삼·반하·향부자……향정신작용(안심작용〈安心作用〉)

### 해설

　　호흡기계 염증이 약간 장기화되어 가래가 점조성을 띄는 시기의 진
해거담제이다. 또한 쉽게 분노, 불면, 우울 등의 정신 부조화 상태에
사용하는 경우도 있다.

　　이진탕으로 기도의 담(痰)에 대해 조치하고, 죽여는 기도의 염증과
담에 사용한다. 맥문동과 죽여는 담이 염증 때문에 점조해졌기 때문
에 배합되었고, '지실-길경' 조합은 거담을 위해 배합되어 있다.

　　또 다른 사용병태는 '시호-향부자' 조합으로 간울(肝鬱)에 대응하
는 것인데, 황련은 쉽게 분노함에, '인삼-반하-향부자'는 안심작용(安
心作用)을 위해 배합되어 있다. '시호-향부자', '황련', '인삼-반하-향
부자'와 같이 각기 다른 3가지 향정신작용을 보이는 조합이 함께 배합
되어 있다.

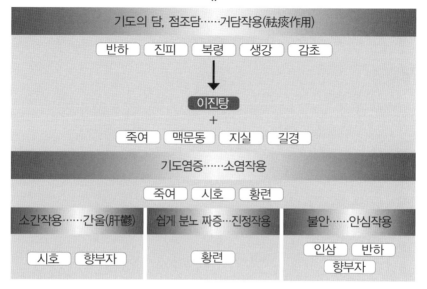

### 적용병태

❶호흡기질환 염증이 장기화되어 점조한 가래와 기침이 있는 경우

❷신경증

### 적용질환

❶기관지염으로 점조한 가래와 기침이 있는 경우

❷신경증

❸수기병(水氣病)이면서 상기 증상이 있을 경우

# 삼소음(蔘蘇飮)

『화제국방(和劑局方)』, 『삼인극일병증방론(三因極一病證方論)』

### 구성

소엽·갈근·전호·반하·복령·진피·목향·길경·지실·인삼·생강·대조·감초

### 주치

❶「治感冒, 發熱頭疼. 或因痰飮凝結, 兼以為熱. 竝宜服之. …… 自能寬中, 快膈, 不致傷脾, 兼大治中脘痞滿, 嘔逆惡心. 開胃, 進食, 無以踰此. …… 小兒, 室女亦宜服之」『화제국방(和劑局方)』

❷「사시감모(四時感冒), 발열두통(發熱頭痛), 해수정음(咳嗽停飮), 중완비만(中脘痞滿), 구토하며, 담수(痰水)를 토하는 것을 치료한다. 이 처방은 복중(腹中)을 편하게 하며, 가슴을 쾌적하게 하여 비위(脾胃)를 상하지 않고, 일체의 발열 및 내상외감(內傷外感) 등에 의한 해수담천(咳嗽痰喘), 혹은 노채(勞瘵)를 모두 치료한다.」『중방규거(衆方規矩)』

### 약능과 방의

❶반하·전호……진해거담약

❷길경·지실……거담약(배농약)

❸갈근·전호……해열약

❹소엽·갈근·전호·진피·생강……해표약

❺인삼·복령·대조·생강·감초……원기를 보한다(보기약)

❻진피·지실·목향……위 기능을 개선한다(이기약)

❼반하·진피·복령·생강·감초(=**이진탕**)……위염, 기관지염을 치료한다.

### 해설

주치를 읽어보면 1년 내내 쓸 수 있는 종합감기약이다. 종합감기약으로 발열, 두통, 기침, 객담이 있는 환자를 치료하는 것이다. 「발열두통(發熱頭疼)」은 외감표증(外感表證)을 의미하며 그 외에도 인후

통, 사지 관절통, 근육통, 어깨결림 등이 있는 경우도 있다. 「해수정음 (咳嗽停飮)」은 기침이나 가래가 나오는 것이다. 「중완비만(中脘痞滿), 구토하며, 담수(痰水)를 토하는 것을 치료한다.」는 명치가 막혀 팽만 감으로 힘든 것이며, 오심이나 구토가 있고 위액이나 점액을 구토하는 사람을 치료한다는 것이다. 이러한 증상은 기체(氣滯)라고도 부른다. 주로 위의 기체로 위 상태가 나쁘다고 한다. 기체를 치료하는 것을 이 기(理氣)라고 한다.

또한 '인삼-복령-대조-감초' 같은 체력과 원기를 보충하는 보익약 이 배합되어 있다. 이것을 익기(益氣), 보기(補氣)라고 한다.

그리고 삼소음은 해표약과 거담진해약에 목향·진피·지각 등의 이 기약과 인삼·복령·감초 같은 보기약을 추가한 것이다. 곧 이기해표 (理氣解表), 익기해표(益氣解表)하는 처방이다.

삼소음
||

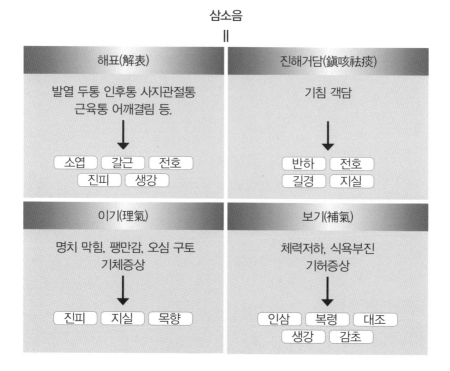

## 적용병태

❶기침 가래를 동반한 감기(종합감기약)

❷만성 기침과 가래(진해거담제)

## 적용질환

❶보통 감기(종합감기약)

❷만성 기관지염

표증을 동반하지 않더라도, 특별한 이유가 없는 만성 기침이나 가래를 보이는 사람에게 사용한다. 고령자에게 쓸 일이 많다. 만약 혈담(血痰)을 동반한다면 사물탕을 합방한다.

## 합방응용

❶기침, 천명음이 심하면, 마황탕을 합방한다.

❷두통이 심하면, 천궁다조산을 합방한다.

❸발열이 심하면, 소시호탕을 합방한다.

❹혈담이 섞이면, 사물탕을 합방, 이것을 복령보심탕이라 한다.

❺수양성 설사가 있으면, 오령산을 합방한다.

기타 증상에 따라 다양한 합방 조합이 있을 수 있다.

# 청폐탕(淸肺湯)

『만병회춘(萬病回春)』 [일관당방(一貫堂方)]

### 구성

길경·상백피·패모·죽여·오미자·행인·천문동·맥문동·황금·산치자·감초·당귀·복령·진피·생강·대조

### 주치

「久嗽不止, 成勞怯, 若久嗽聲啞, 或喉生瘡者, 是火傷肺金也. 俱難治之. 若血氣衰敗聲失音者, 亦難治也. …… 淸肺湯. 治 一切咳嗽, 上焦痰盛」 『만병회춘(萬病回春)』

### 약능과 방의

❶황금·산치자·상백피·죽여……항염증(청열)작용

❷천문동·맥문동……자음청열(滋陰淸熱)하여 객담배출을 용이하게 한다.

❸당귀……자음하여 객담배출을 돕는다. 정맥계 울체를 완화한다.

❹패모·길경·죽여……거담작용(袪痰作用)

❺오미자·행인……진해작용(鎭咳作用)

❻복령·진피·생강·대조·감초……건위작용(健胃作用)

### 해설

청폐탕이란 폐열(肺熱)을 청해(淸解)한다는 의미로 붙은 이름이다. 청폐탕은 주로 호흡기 만성염증이 있으며, 심하지는 않으나 열이 흉부에 있어 기침이나 가래가 있는 경우를 위해 구성된 처방이다. 가래량은 비교적 많고, 그러면서도 열(염증)이 있기 때문에 점조하고 기침이 나와도 가래가 잘 뱉어지지 않아 힘들며, 가래를 뱉을 수 있을 때까지 기침이 이어진다. 객담배출이 용이하게 하는 것이 목적이며, 기침은 가래를 객출하려는 생리적 현상이기도 하여 진해(鎭咳)는 부차적인 효과이다.

'황금-산치자-상백피-죽여' 조합을 써서 흉부열(胸部熱, 염증)을 식힌다. '천문동-맥문동'은 청열작용을 도우며, 체내를 윤택하게 하

고, 가래를 윤택하게 하여 배출을 돕는다. 거담약(祛痰藥)은 윤조(潤燥)하는 거담약인 패모를 위주로 사용했고 '길경-죽여' 조합이 이것을 도우며, '천문동-맥문동-당귀' 조합으로 체내를 윤택하게 하여 객담배출을 돕는다.

'행인-오미자' 조합은 진해작용이 있어 기침을 멈추기 위해 배합되어 있다.

### 적용병태

폐의 만성염증, 점조한 가래

### 적용질환

만성기관지염으로 가래가 많지만, 점조한 가래로 쉽게 뱉어지지 않는 경우

청폐탕
∥

**호흡기만성염증······자음(滋陰)·청열(清熱)**

청열작용(清熱作用)

| 황금 | 산치자 | 상백피 | 죽여 |

+

자음청열작용(滋陰清熱作用)

| 천문동 | 맥문동 |

**점조한 가래, 호흡곤란, 기침······자윤(滋潤)·거담(祛痰)·진해(鎭咳)**

거담작용

| 패모 | 길경 | 죽여 |

+

자윤작용

| 천문동 | 맥문동 | 당귀 |

+

진해작용

| 오미자 | 행인 |

**건위(健胃)**

| 복령 | 진피 | 생강 | 감초 | 대조 |

# 맥문동탕(麥門冬湯)

『금궤요략(金匱要略)』

### 구성

반하·맥문동·인삼·갱미·대조·감초

### 주치

「火逆上氣, 咽喉不利, 止逆下氣, 麥門冬湯主之」『금궤요략(金匱要略)』

### 약능과 방의

❶반하……중추성 진해작용(鎭咳作用), 용해성 거담작용

❷맥문동·인삼·갱미·대조·감초……자윤약(滋潤藥)

### 해설

주치 조문에는 마른기침 때문에 호흡곤란이 심하고 인후가 까끌거리며 막힌 듯한 느낌이 드는 사람에게 맥문동탕을 사용하면 좋다고 적혀있다. 맥문동탕은 '기침약', 곧 진해거담제 중 한 종류로 생각해도 좋다.

이 처방은 반하를 주약으로 한 진해제이다. 반하는 인산 코데인 유사 중추성 진해작용이 있다. 반면 반하는 몸을 건조하게 하는 작용도 있어 '맥문동·인삼·갱미·대조·감초' 같이 모두 몸을 윤택하게 하고, 수분을 보충하는 작용이 있는 약물이 배합되어 있다.

중국에서는 폐위음허(肺胃陰虛)에 대한 보익제로 분류하며 자윤성이 있는 맥문동을 주약으로 하고, '인삼-갱미-자감초' 조합으로 자윤성을 높여 기도를 윤택하게 하여, 기침을 멈춘다고 생각해 용해성 거담작용을 주, 반하의 진해작용은 부차적인 것으로 보고 있다 (반하는 조성〈燥性〉이 있다). 중국 북방은 공기가 건조하여 몸이 마르고 진액이 적은 사람(음허〈陰虛〉)이 건조하다 보니 병이 생기는 경우도 있으나, 일본은 습도가 높으므로 이러한 경우는 상대적으로 적다. 그런 이유에서 중국처럼 자음익기(滋陰益氣) 처방으로 생각하는 것도 한 가지 관점이 될 수는 있지만 꼭 여기에 구애될 필요는 없다.

| 2가지 관점으로 볼 수 있는 「맥문동탕 방의」 | | | | | |
|---|---|---|---|---|---|
| 주 | 진해작용 | 반하<br>=<br>조성(燥性) | 자윤작용 | 맥문동<br>인삼<br>갱미<br>대조<br>감초 | |
| 부 | 자윤작용 | 맥문동<br>인삼<br>갱미<br>대조<br>감초 | 진해작용 | 반하<br>=<br>조성(燥性) | |
| | | 진해거담제 | | 자음익기제 | |

**5** 수체(水滯)와 이수제(利水劑)

### 적용병태

이 처방은 조(燥)로 인한 감기에 사용할 수 있는 대표처방이다. 목표로 하는 증후는 가래가 소량이며 잘 뱉어지지 않고 인후가 건조하여 자극감이 있고, 기침이 연속적으로 올라오며 심하면 얼굴이 붉어지기까지 하는 경우이다.

다만, 다음과 같은 점에 대한 고려가 필요하다.

❶몸이 마르고 건조한 고령자에게 많이 사용한다. 소아나 비만(물살)한 사람에게는 사용할 확률이 떨어진다.

❷가래가 많은 경우에는 적합하지 않다. 복용하면 가래가 점점 증가할 수 있다.

❸소염 효과가 약하므로 염증이 심할 때는 적합하지 않다. 이 경우, 이 처방에 소염작용이 있는 담죽엽, 석고를 추가한 죽엽석고탕을 사용하는 것이 좋다. 또한 항생제나 소염해열제를 병용하고, 이 처방은 단순 진해거담제로 사용하는 것도 좋다.

❹이전에는 폐결핵에 많이 사용하여 객혈 혈담에는 지혈효과를 가진 황련·생지황·아교 등을 기침에 의해 발생한 쉰 목소리가 있을 때는

길경·현삼을 추가하여 사용했다.

### 적용질환

#### ❶건성 기침

가래가 소량이며 잘 뱉어지지 않고 인후가 건조하며 까끌, 인후통이 있는 조증(燥證) 감기의 기침이다.

거담을 위해서는 길경·괄루인 등을 배합한다. 혈담에는 황련·생지황·아교를 배합한다.

염증이 심하면 석고, 죽엽을 배합한다.

#### ❷마진(麻疹)의 조증(燥證)

인후가 아프고 기침이 날 때는 길경석고나 백호가인삼탕 등을 합방한다.

#### ❸임산부 기침(자수〈子嗽〉)

당귀작약산이 효과가 없는 임신 중 특발성 기침에 응용한다.

---

### 모순되는 증상을 어떻게 다룰 것인가?

*

증상을 나타내는 병태를 고려하지 않고, 「증(證)」이라는 일종의 복합증상군 만으로 약 처방을 사용할 때는 병태를 파악하지 않기 때문에 개개의 증상이 가진 의미가 정리되지 않는 경우가 많다. 예를 들어 팔미환(八味丸)을 보면, 『금궤요략(金匱要略)』에서 「중풍역절(中風歷節)」, 「허로(虛勞)」, 「담음(痰飲)」, 「소갈(消渴)」, 「부인잡병(婦人雜病)」 각편에 수록되어 있어 다양한 복합증후에 사용되고 있다.

배뇨를 예로 들어보면 소변량이 많은 경우와 적은 경우, 요폐(尿閉), 그리고 그 외에 빈뇨, 핍뇨, 임력(淋瀝), 유뇨(遺尿), 실금 등 전혀 상반되는 증상이 있다. 또한 「단기(短氣)하며 미음(微飲)이 있다면」이라는 기록이 있는데, 단기는 결코 「음(飲)」 만으로 인한 것이 아니다. 체력의 감소, 폐활량 감소(폐기종) 등도 단기를 만들 수 있다.

고전에 기록된 조문의 병태를 파악하는 것이 매우 중요하다. 증후 패턴에만 의존한 인식에는 분명히 한계가 있다.

# 팔미지황환(八味地黃丸, 팔미환〈八味丸〉)

「금궤요략(金匱要略)」

### 구성

지황·산수유·산약·목단피·택사·복령·계지·부자

### 주치

신양(腎陽)이 부족하여 발생한 요산퇴연(腰酸腿軟), 형한겁랭(形寒怯冷), 양사불거(陽事不擧), 소변청장(小便淸長), 유뇨실금(遺尿失禁), 조루활정(早漏滑精), 설담맥약(舌淡脈弱) 등의 증(證)을 치료한다.

이하『금궤요략(金匱要略)』

❶「虛勞腰痛, 少腹拘急, 小便不利者, 八味腎氣丸主之」

❷「崔氏八味丸, 治脚氣上入, 少腹不仁」

❸「問曰, 婦人病, 飮食如故, 煩熱不得臥, 而反倚息者, 何也, 師曰, 此名轉胞, 不得溺也. 以胞系了戾, 故致此病, 但利小便則愈, 宜腎氣丸主之」

❹「夫短氣有微飮, 當從小便去之, 苓桂朮甘湯主之. 腎氣丸亦主之」

❺「男子消渴. 小便反多. 以飮一斗. 小便一斗. 腎氣丸主之」

### 약능과 방의

❶지황·산수유·산약……보음작용(補陰作用)이 있어 음허(陰虛)에 사용한다.

❷목단피·지황……허열(虛熱)에 사용한다.

❸지황·산수유……유뇨, 다뇨, 야뇨 등에 사용한다.

❹복령·택사·부자……이수작용이 있다.

❺계지·부자……냉증을 따뜻하게 하며, 강심작용이 있어 양허(陽虛)에 사용한다.

### 해설

팔미환은 노화현상에 사용한다. 노화는 주로 음양양허(陰陽兩虛) 병태이며 양허 증상이 주로 나타난다. 쉽게 피로하고 몸 움직임이 둔하며, 동작이나 반사가 둔해져 기민성이 없어진다. 관절이나 근육이

5

수체(水滯)와 이수제(利水劑)

단단해져 움직이기 어렵고, 주변 사물에 잘 걸려 넘어지게 된다. 피부 감각, 혀 미각, 시력과 청력도 저하되며 성기능이 감퇴, 허리는 굽고 무거우며, 요통은 근육이 구축되고 단단해져 일어난다. 거기에 소변불리(小便不利), 유뇨까지 발생한다. 이러한 노화에 따른 다양한 증상에 팔미환을 사용한다.

「허로요통(虛勞腰痛), 소복구급(少腹拘急)」 등은 노화에 따른 근육 구축이며, 「소복불인(少腹不人), 제하불인(臍下不仁)」은 노화에 따른 감각둔마이다.

방광근육 수축력 약화가 발생하면 소변에 힘이 없어져 배뇨에 시간이 걸린다. 요의를 참지 못해 유뇨, 실금이 생기도 한다. 방광근육 수축부전, 괄약근의 이상긴장이나 척수신경 반사이상 등으로 모순성 요폐 등이 일어난다. 「전포(轉胞)」 증(證)도 이 카테고리에 속한다.

「남자소갈(男子消渴)」은 다뇨에 의해 탈수상태가 되어 갈증이 일어나는 것이다.

이상의 증상은 모두 노화현상에 따른 다채로운 증상이다.

**팔미지황환**
‖

| 노화현상 | 기능감퇴 | 양허(陽虛)·한(寒) | | |
|---|---|---|---|---|
| | | 계지 부자 ……온양(溫陽)·강심작용(强心作用) | | |
| | 신체위축 | 음허(陰虛) | | |
| | | 지황 산수유 산약 ……보음작용(補陰作用) | | |
| | | 지황 목단피 ……허열(虛熱)을 식힌다 | | |
| | | 부종·이뇨장애 | | |
| | | 복령 택사 부자 ……이수작용(利水作用) | | |

### 적용병태

노화현상에 따른 다채로운 증상

### 적용질환

#### 노화현상

**❶노화에 따른 한증(寒證)**

안색이 나쁘고 창백하며 피부에도 붉은 기가 없다. 피부는 차갑고 체온은 낮으며 손발 특히 허리 이하가 냉하다. 입도 습윤하여 건조하지 않고, 몸과 피부에 부종도 있다. 갈증은 없고 (소갈은 예외), 따뜻한 것을 좋아한다. 소변량은 많고 색은 옅다. 예외적으로 이뇨장애일 때는 소변량이 감소하고 부종이 발생한다.

**❷부종**

배뇨장애가 있을 때 소변량은 감소하여 부종이 생기는 경우가 있다.

**❸운동기능이상**

탈모, 치아의 동요 및 탈락, 눈·귀·입·뼈·신경·근육의 노화에 따른 기능이상에 사용한다.

**❹생식기장애**

성욕감퇴, 발기장애, 정액감소

**❺방광기능장애**

고령자의 실금, 여력(餘瀝) 등 방광괄약근 수축력저하, 괄약근의 기능실조이다.

## 서양의학적 질환과 이수제(利水劑)

아래 표는 특정 서양의학적 병명이 붙을 때, 다음 처방을 활용할 수 있는 병태가 있을 가능성이 높음을 의미한다. 참고하여 사용하고, 효과가 없다면 한방적 병태에 대해 다시 생각해 볼 필요가 있다.

| | | | |
|---|---|---|---|
| 전신성부종 | 현대의 수기병(水氣病) | | 방기황기탕, 구미빈랑탕, 진무탕 |
| | 급성신염, 신증후군 | | 월비가출탕, 월비가출부탕, 마행감석탕<br>소청룡탕, 소청룡탕가부자, 소청룡탕가행인석고 |
| | 울혈성<br>심부전 | 좌심부전 | 팔미환, 영계출감탕, 복령행인감초탕, 침향강기탕 |
| | | 우심부전 | 목방기탕, 구미빈랑탕, 계명산 |
| | | 중증에는 일시적으로 축수제(逐水劑)……정력대조사폐탕 | |
| | 저단백혈증 | | 대방풍탕, 보중치습탕, 보기건중탕 |
| | 월경 전기 부종 | | 오령산 오피음(시호계지탕, 가미소요산) |
| | 임신부종 | | 규자복령산, 당귀작약산 |
| | 혈분종(血分腫) | | 계지복령환 |
| 국소성부종 | 흉수, 삼출성 늑막염 | | 월비가출탕, 소청룡탕가행인석고 |
| | 복수(간경변, 암성복수) | | 삼화산, 분소탕혈고가감 |
| | 유방암, 자궁암 등 수술 후 부종 | | 통도산합구미빈랑탕 |
| | 관절수종 | | 방기황기탕, 월비가출탕, 구미빈랑탕 |
| 기타 | 알레르기 비염 | | 마황부자세신탕, 소청룡탕가부자 |
| | 메니에르증후군 | | 영계출감탕, 반하백출천마탕, 오령산 |
| | 녹내장 | | 월비가출탕, 오령산 |
| | 소아천식 유사 기관지염 | | 소청룡탕가부자 |
| | 설사 | | 평위산, 위령탕, 저령탕, 오령산, 진무탕 |
| | 습진피부염군의 미란, 수포 | | 월비가출탕 |

5

수체(水滯)와 이수제(利水劑)

# 6 한증(寒證)과 거한제(祛寒劑)

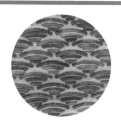

# 인삼탕(人蔘湯)

『상한론(傷寒論)』, 『금궤요략(金匱要略)』

### 구성

인삼·건강·백출·감초

### 주치

❶「霍亂, 頭痛發熱, 身疼痛, 熱多欲飮水者, 五苓散主之. 寒多不用水者, 理中丸主之」

❷「大病差後, 喜唾, 久不了了者, 胸上有寒, 當以丸藥溫之, 宜理中丸」 『상한론(傷寒論)』

❸「胸痺, 心中痞, 留氣結在胸, 胸滿, 脇下逆搶心, 枳實薤白桂枝湯主之. 人參湯亦主之」『금궤요략(金匱要略)』

### 약능과 방의

❶감초·건강(=**감초건강탕**)……이한(裏寒), 내장(內臟)의 냉증을 따뜻하게 한다.

❷인삼……심하비(心下痞) 명치통증을 잡고, 원기(元氣)를 보한다.

❸백출……이수작용(利水作用)

### 해설

주치❶ 조문에 등장하는 곽란(霍亂)이란, 토사(吐瀉)가 심각하고 중증일 때 의식장애나 경련 등이 일어나는 상황이다. 급성으로 진행하는 역리(疫痢) 같은 급성위장염이다. 오령산과 인삼탕(이중환)을 제시했는데, 그 감별점은 열(熱)과 한(寒), 갈증 유무만 제시했다. 오령산은 염증과 수분 흡수장애 상태이고, 인삼탕은 한랭에 따른 내장의 냉증 상태이다.

❷는 큰 병을 앓은 후, 몸이 건강을 되찾지 못하고 완벽히 치료되지 않은 상태인데, 이는 위(胃)가 차갑기 때문이다. 이중환(인삼탕)으로 따뜻하게 하면 좋아진다.

❸은 흉비(胸痺)(가슴통증) 증상을 열거한 뒤, 지실혜백계지탕과 인삼탕을 적용할 수 있는 처방으로 들어두었는데, 두 처방은 적용할

수 있는 병태가 다르다. 지실혜백계지탕은 협심증이고, 인삼탕은 위경 련에 따른 명치통증에 사용하는 처방이다. 대부분의 주치(主治) 조문 이 증상은 적어두었지만 적용할 수 있는 병태를 서술해두지 않았다. 처방의 주치 조문과 처방을 구성하는 각 약재의 약효를 통해 적용 병 태를 이해해둘 필요가 있다.

인삼탕은 감초건강탕에 백출과 인삼을 추가한 처방이다. 이한(裏 寒)에 급성과 만성 두 가지가 있다.

급성으로 복강내부가 차가워지면 소화관 운동이 항진되어 복통, 설사, 구토, 명치 막힌감과 통증이 발생한다. 이 경우, 인삼탕의 주역 은 감초건강탕의 따뜻하게 하는 작용(온리작용〈溫裏作用〉)이며, '인 삼-감초' 조합으로 복통을 멈추고, 인삼은 냉증에 따른 명치 막힌감 을 완화하며, 백출은 설사를 멈춘다.

만성일 경우, '인삼-백출-감초' 조합으로 소화관기능을 높여 식욕 을 증진하고, 동화작용을 개선하여 몸을 건강하게 한다. 동시에 냉증 에 대해 '감초-건강' 조합이 효과를 발휘한다.

### 적용병태

❶급성 「장부중한(臟腑中寒)」
❷내인에 따른 「한증(寒證, 허한〈虛寒〉)」

### 적용질환

외부환경인 냉증이 주원인이 되는 급성 「장부중한(臟腑中寒)」
❶냉증에 의한 급성 설사, 복통, 구토
내인(內因)에 따른 「한증(寒證, 허한〈虛寒〉)」
❶평소부터 냉증
❷약간의 외부환경 냉증에 따라 발생한 복통·설사 등
❸넘쳐나는 침
❹큰 병을 앓은 후 넘쳐나는 침
❺맥이 느림
❻소변량이 많음

## 「한증(寒證)」이라는 병태

한증(寒證)에는 두 가지 병태가 있다.

한 가지는 기허(氣虛)가 원인이 되어 일어나는 한증이다. 이것을 「양허(陽虛)」라고 한다. 생체 측에 주로 원인이 있는데, 몸을 따뜻하게 하는 기능의 저하가 원인이다(내인한증).

또 하나는 외부환경의 한랭작용이 신체에 영향을 미친 한증이다 (외인한증). 외부환경에 따른 외인한증을, 내인한증과 구별하기 위해 '중한(中寒, 한에 맞음)'이라 부르고 있다. 그리고 이 '중한'을 치료하는 처방을 거한제(祛寒劑)라 부른다.

### 중한(中寒)……「장부중한(臟腑中寒)」과 「경락중한(經絡中寒)」

임상적으로는 외부환경의 냉증에 의해 일어나는 질환을 「중한」이라고 하며, 이것은 「표(表)」 곧 신체외부의 중한인 「경락중한」과 「이(裏)」 곧 내장중한인 「장부중한」으로 나누어 치료하는 것이 편리하다.

### 장부중한

냉증으로 설사 복통 같은 증상이 나타나는 것은 몸 내부의 한증(寒證)으로 다룬다. 곧 「이(裏)」 한증이다. 냉증에 의해 발생하는 이한증을 「장부중한」이라 한다.

외부환경의 한랭에 의해 하지가 차가워지고, 그것이 복부에 영향을 미쳐 복부가 차가워진 것과 찬 음식에 의한 것이 있다. 예를 들어 냉

<table>
<tr>
<td rowspan="2">한증<br>(寒證)</td>
<td colspan="2"></td>
</tr>
<tr>
<td>외인한증(外因寒證)=중한(中寒)<br>외부환경의 냉증에 따른 발생</td>
<td>경락중한(經絡中寒, 표〈表〉)<br>……오적산 등<br>물살체질(습증체질)에서 잘 발생<br><br>장부중한(臟腑中寒, 리〈裏〉)<br>……인삼탕 등<br>냉증체질(양허체질)에서 잘 발생</td>
</tr>
<tr>
<td colspan="2">내인한증(內因寒證)=양허(陽虛, 허한〈虛寒〉) ……인삼탕 등<br>기허(氣虛)로 인한 한증(寒證)</td>
</tr>
</table>

동고 안에서 일을 하다가 다리가 차가워진다. 차가운 다리의 혈액이 뱃속으로 순환해 들어가 하복부가 차가워져 복통이 일어나고 설사를 하곤 한다.

대개 체질적(體質的)으로 냉증(양허체질)인 사람은 장부중한에 걸리기 쉽다.

### 경락중한

외부환경의 냉증에 의해 손발이 차갑고 아프며, 두통이 생기고, 어깨가 걸리며, 허리가 아픈 등의 경우는 몸 외측 곧 「표」의 한증으로 다룬다. 이렇게 한사(寒邪)가 신체외측에 적중한 경우를 「경락중한」이라 한다.

예를 들어 냉방병 같은 것은 거의 경락중한이다. 어깨가 걸리고 목 근육이 굳어지며 다리에 쥐가 발생하든지, 근육이 경련하든지, 감각마비가 일어나든지, 또는 신경통이나 요통 같은 통증관련 호소가 나타난다.

대개 체질적으로 물살경향(습증체질)은 경락중한이 잘 발생한다.

## 임상적으로 본 중한(中寒)

허한(虛寒) 곧 내인한증인 사람은 외부환경의 냉증에 영향을 쉽게 받고, 그 때문에 아주 사소한 냉증으로 중한, 특히 「장부중한」이 잘 발생하고, 체표에 습이 많은 사람(물살)은 「경락중한」이 잘 발생한다. 임상적으로는 「장부중한」과 「경락중한」이 병존하는 경우도 있다.

인삼탕은 중초, 비위가 냉하며 심하비경(心下痞硬), 구토, 설사, 복통 같은 증상이 나타날 때 사용하는 처방이며, 급성 「장부중한」과 만성 「한증」 모두에 사용한다.

급성 「장부중한」의 경우, 평소 건강한 사람, 살찐 사람, 마른 사람 또한 입속에 타액이 많아 짐, 소변량이 많아짐 등, 평소 상태는 크게 관계가 없다.

만성 「한증」은 1년 내내 냉증이며, 소변량이 많고, 타액이 많은 등의 증상이 있으며 아주 약간만 냉해도 복통, 설사가 일어난다.

급성 「장부중한」의 경우에는 외부환경 냉증의 영향을 받아 내부가 차가워진 것이며, 만성 「한증」의 경우에는 정기허(正氣虛)가 주 원인이 되어 몸을 따뜻하게 하는 기능에 문제가 생긴 것이다. 곧 급성 「장부중한」은 외인 위주, 만성 「한증」은 내인 위주인 것이다.

---

## 「중한(中寒)」의 서양의학적 병태
\*

### ●혈관, 근육수축, 경련, 장관에서도 긴장도가 올라간다

한(寒)에 따른 위 통증은 위 긴장도가 올라가 위가 움직이지 않게 되는 상태, 또는 역연동이 일어나는 상태이다. 건강이나 오수유를 사용하면 긴장도를 줄일 수 있다.

### ●동맥측 혈행장애와 통증

동맥측에는 많은 평활근이 있는데 평활근도 한(寒)에 의해 수축한다. 따라서 말초 혈행부전이 일어나게 된다. 혈행부전이 일어나면 통증이 생긴다.

한증(寒證)으로 통증이 일어난다는 것은 혈행이 좋지 않아 발생한 통증이 기본으로 있는 것일 수 있다. 이러한 병태를 명확히 하는 것이 앞으로의 과제이다.

심하게 냉해지면 소화관 점막은 하얗게 빈혈현상을 보이게 되며, 경증에서는 자색을 보이든지 옅은 혈색을 보이게 된다.

### ●연동항진과 경련

복통이 있고, 경련과 연동항진 때문에 변비나 설사가 일어난다. 냉증의 정도에 따라 긴장도가 올라가면 연동이 멈추거나, 그 정도는 아니라면 연동항진이 일어나는 것은 아닐까?

# 대건중탕(大建中湯)
『금궤요략(金匱要略)』

## 구성

촉초·건강·인삼·교이

## 주치

「心胸中, 大寒痛, 嘔不能飮食, 腹中寒, 上衝皮起, 出見有頭足, 上下痛 而不可觸近, 大建中湯主之」『금궤요략(金匱要略)』

## 약능과 방의

❶촉초·건강……배를 따뜻하게 하고 장관경련과 연동항진을 억제한다.

❷인삼……상복통을 멈춰주며, 심하비경(心下痞硬)을 치료한다.

❸교이……촉초의 자극을 억제하며, 위액 분비항진을 억제한다.

## 해설

대건중탕은 '촉초-건강' 조합이 주약이며, 이 조합이 복중(腹中)을 따뜻하게 한다. 건강·촉초 모두 약의 성질은 열(熱)하다. 준열한 신미 (辛味)이기 때문에 분량이 많으면 복용하기 어려우므로 교이를 추가 하여 신미를 완화시켜 두었다.

대건중탕은 「한(寒)」에 초점이 맞춰져 있으며, 한산(寒疝)의 처방으 로 기록되어 있다[『금궤요략(金匱要略)』].

---

### 촉초
*

촉초는 위를 자극하여 위산분 비를 항진시킨다. 따라서 위산이 적은 사람에게 좋다. 위산과다나 십이지장궤양이 있으면, 대장경련 에는 잘 듣지만 위가 불편해서 복 용하기 힘들다.

한증(寒證)인 사람은 일반적으 로 위산 분비가 적은 경향이 있 다.

### ❶한(寒)이 원인인 복통

급만성 불문하고 한랭자극을 받아 복강내부가 차가워지고, 그 때문에 장관 내 가스가 혈중에 흡수되지 못해 복부팽만이 일어난다. 장의 연동이 항진되며, 복통이 일어난다. 복벽이 연약하며 이완되었을 때는 장의 연동을 외부에서도 볼 수 있다. 복벽이 두꺼운 사람, 복근이 튼튼한 사람은 외부에서 볼 수 없지만, 환자자신이 뱃속에서 뭔가가 움직이는 것 같다는 것을 느끼는 경우가 많다.

복통은 통증에 강약의 진파가 동반되는 파동성 통증이며, 관강장기의 평활근 경련성 통증이다. 이것을 산통(疝痛)이라 한다.

만성인 환자는 평소부터 냉증 경향으로 손발이 차갑고 한랭자극을 만나게 되면 통증이 발생 또는 악화된다.

급성은 체질적으로 냉증 경향이 아니더라도 심한 한랭작용을 받아 발생한다. 필자의 경험에 따르면 복부를 차갑게 한 것보다 하지를 차갑게 했다가 발생한 경우가 대부분이었다.

대변은 설사하지 않는 경우가 많다. 만약 대변이 무르다면 백출이나 복령·부자 등이 필요하다.

냉하며 복통과 설사가 있다면 인삼탕·진무탕을 쓴다. 따라서 연변이면 인삼탕과 합방하는 것이 좋겠다.

### ❷한(寒)이 원인인 명치통, 흉통, 구토

「心胸中, 大寒痛, 嘔不能飮食」에 사용한다. ❶의 경우에는 인삼은 없어도 괜찮다. '인삼-건강' 조합은 인삼탕의 주치인 「胸痹, 心中痞, 留氣結在胸, 胸滿, 脇下逆搶心, 枳實薤白桂枝湯主之, 人參湯亦主之」에도 나오듯, 한으로 인해 식도에 뭔가가 막힌 듯한 느낌이 들거나, 흉만(胸滿) 흉통이 있는 경우에 사용한다. 흉통이라고는 하지만 심장이나 폐, 늑막 등 부위의 통증은 아니며, '가슴탐'이나 '가슴쓰림'으로 표현되는 위 통증이다.

> ### 적용병태

**냉증에 따른 관강장기 평활근의 경련, 연동항진, 역연동**
**❶한(寒)이 원인인 복통**
**❷한(寒)이 원인인 명치통, 흉통, 구토**

**적용질환**

### ❶담석증, 요로결석

요관, 담관에 결석이 걸려 경련성 통증이 심각한 경우 대건중탕이 매우 잘 듣는다. 경련은 사라졌으나, 연동은 멈추지 않기 때문에 결석이 배출되게 된다. 1cm짜리 크기 정도면 간단히 배출된다. 하지만 염증이 있으면 건강이나 촉초가 따뜻하게 하는 약물이기 때문에 엑스제로는 청열제(淸熱劑)인 황련해독탕 같은 처방을 병용, 합방할 필요가 있다.

### ❷거대결장증

결장 말단이 경련성으로 협착을 일으켜 근위 장관이 확장되고 복부팽만, 복통, 구토가 나타고 몸은 야위며 횡격막이 거상된다.

야마모토 이와오의 임상경험에 거대결장증으로 몇 번씩이나 개복수술을 받고도 반복 재발했던 여성 의사 증례가 있다. 수진 시에 그 여성 의사는 대건중탕을 복용하고는 있었지만 효과가 없다고 했다. 그러나 야마모토는 같은 대건중탕 엑스제를 처방했고, 그것이 매우 좋은 효과를 냈다. 투여량이 달랐다. 그때의 투여량은 1회 50g이었다.

### ❸과민성대장증후군 중 경련성 변비형

계지가작약탕, 계지가대황탕, 사역산가감, 가미소요산이 잘 듣는다. 한랭(寒冷)이 원인이 되는 복통에는 대건중탕이 좋다.

### ❹냉증에 의한 장관의 경련성통증

---

### 약물의 효능을 취하고, 약성의 폐해를 피하자

\*

촉초는 진경작용(鎭痙作用)이 강하여 담석증이나 요관결석일 경우에는 약성, 효능 모두 사용할 수 있으나, 담낭염 같이 염증이 있을 때는 약성이 방해가 된다.

그럴 때에는 황련해독탕을 합방하여 약성(藥性)의 폐해를 피하도록 한다.

한방약에는 이렇게 한열(寒熱)이 다른 조합이 꽤 많다.

# 안중산(安中散)

『화제국방(和劑局方)』(하라 난요 처방)

### 구성

계지·현호색·양강·축사·회향·감초·모려

### 주치

「治 遠年, 日近, 脾疼翻胃, 口吐酸水, 寒邪之氣, 留滯於內, 停積不消, 胸膈脹滿, 惡心嘔逆, 面黃肌瘦, 四肢倦怠. (급만성에 관계없이 냉증에 의한 위부 통증, 복통, 협통, 팽만감, 오심구토, 특히 신물을 토하고, 야위며 안색이 창백하고 혈색이 좋지 않으며, 사지가 무거운 것을 치료한다.)」『화제국방(和劑局方)』

### 약능과 방의

❶양강·회향·계지……배를 따뜻하게 한다(온리작용〈溫裏作用〉).
❷현호색·양강·회향·감초……진경진통작용(鎮痙鎮痛作用, 이기진통작용〈理氣鎮痛作用〉)
❸축사·양강……오심 구토를 멈춘다.
❹모려……제산작용

### 해설

　계지는 혈행을 개선하고 냉증을 따뜻하게 하며, 한(寒)에 의해 발생한 통증을 멈춰준다. 중의학에서 계지는 이론적으로 계지와 육계로 나누어 작용의 차이에 대해 설명하고 있다.

　계지는 발한작용(發汗作用)이 있고, 내장(內臟)보다는 체표, 사지나 두부 등 신체의 외표(外表)를 따뜻하게 하는 작용이 강하고, 육계는 내장을 따뜻하게 하는 작용이 강한 것으로 알려져 있다. 그 때문에 복부가 냉한 복통이나 구토, 식욕부진이 있을 때는 육계를, 신체 외부가 냉하여 발생한 신경통, 근육통, 사지통, 두통 등에는 계지를 사용하면 된다. 안중산의 적용병태를 생각해보면 육계를 사용하는 것이 이론적으로는 맞지만, 엑스제에는 계지가 들어있다. 둘 중 무엇을 사용하더라도 크게 차이는 없다고 생각한다.

현호색도 온성(溫性)으로 따뜻하게 하는 작용이 있다. 강한 진통작용이 있으며, 전신의 통증에 유효하여 복통, 협통, 월경통, 두통, 관절통, 타박통 등에 사용된다. 또한, 이기작용이 있어 골격근이나 내장평활근에 진경작용(鎭痙作用)이 있다.

양강은 건강과 작용이 비슷하게 내장을 따뜻하게 하는 작용이 있다. 또한 진통작용이 있으며 냉증으로 인한 통증에 적용된다. 따뜻하게 하는 작용은 건강이 더 세고, 진통작용은 양강이 더욱 우수하다.

축사(縮砂)는 이기작용, 곧 소화관 진경작용이 있는데 식도경련, 분문이나 유문부 경련을 제거하며, 역연동이나 구토반사를 억누름과 동시에 식도나 위의 연동운동을 항진시킨다.

회향도 따뜻하게 하여 소화관 운동을 항진시킨다. 복부 가스를 배출하는 작용(구풍작용〈驅風作用〉)이 있다. 따라서 냉증에 의한 소화관 경련성 통증(기체〈氣滯〉)을 완화시켜 복부팽만에 사용한다.

모려는 제산작용, 진정작용과 두근거림을 멈추는 작용, 지한작용(止汗作用) 등이 있는데, 안중산에서는 위산과다에 대한 제산작용을 목적으로 사용된다.

배합되어 있는 약물은 모려 외엔 모두 온성(溫性) 약물로 이기작용, 곧 관강장기의 과긴장, 연축을 완화시키는 약물이며 냉증으로 인한 관강장기의 연축, 과긴장에 의한 통증이 적용병태가 된다.

주치에 "면황(面黃)하며 마르고, 사지권태"하다고 했는데, 급성기에는 마르고 살찌고는 관계가 없다. 또한 기허(氣虛), 곧 소화관 이완성 기능이상에는 사용하지 않도록 주의한다.

### 적용병태

**냉증에 따른 관강장기 경련성통증**
❶냉증이 원인인 상복부통
❷냉증이 원인인 복통, 협통
❸냉증이 원인인 월경통, 부인의 하복부통
❹복부 냉증이 원인인 장내가스 저류에 따른 복부팽만

### 적용질환

서양의학에서는 냉증, 한랭이 원인인 병에 대해 다루고 있지 않다. 외부환경의 냉증에 대한 문진이 중요하다. 차가운 음식에 의한 내장 냉증이 원인이 아닌지, 냉동고나 하지를 식히는 환경에 장시간 머무르지는 않았는지 등. 또한 체질적으로 한랭에 약하고, 평소부터 냉증이 있었는지를 확인해야 한다. 이런 체질인 사람은 약간의 한랭에도 쉽게 영향을 받는다.

❶서양의학에서 급성위염, 만성위염으로 진단된 상황 중 안중산의 적용병태로 볼 수 있는 경우가 있다.

❷냉증이 원인인 월경통

---

### 한증(寒證)의 중요 포인트

＊

하복부 냉증은 복부를 차갑게 하는 것보다 하지를 차갑게 함으로써 많이 발생한다. 바닥이 콘크리트인 차가운 곳에 오래 머무르든지, 얇게 입고 추운 장소에 장시간 서 있어 하지가 차가워지는 것 같은 상황이다. 하지를 순환하는 혈액이 냉각되어 차가워진 혈액이 복부에 돌아가 복강 내를 냉각시켜 버리는 것이다.

차갑더라도 연동항진이라기 보다 경련이 심할 때는 설사가 아닌 토끼똥 같은 모양의 대변이 나오는 경우가 많다. 대황부자탕이나 온비탕(후박·계피·감초·건강 각 2.0, 대황·부자 각 적당량)을 사용하여 「온하(溫下)」한다.

복부가 차가워지는 기전은 크게 2가지가 있다. 차가운 음식물을 급하게 섭취해 위가 얼음주머니처럼 되어 뱃속이 차가워지는 것이 첫째요. 다른 하나는 하지를 차갑게 하는 것이다. 영유아의 하지는 짧기 때문에 하지가 차가워지면 배까지 차가워지는 경우는 드물다. 반면, 어른은 하지 비중이 커서 하지를 차갑게 하면 하지 혈류가 식어버리고 차가워진 혈액(정맥혈)이 하복부로 유입되어 내부를 냉각하게 되는 것이다.

6 한증(寒證)과 거한제(祛寒劑)

# 오수유탕(吳茱萸湯)

『상한론(傷寒論)』, 『금궤요략(金匱要略)』

### 구성

오수유·인삼·대조·생강

### 주치

❶「食穀欲嘔, 屬陽明也, 吳茱萸湯主之. 得湯反劇者, 屬上焦也」

❷「少陰病, 吐利, 手足逆冷, 煩躁欲死者, 吳茱萸湯主之」

❸「乾嘔, 吐涎沫, 頭痛者, 吳茱萸湯主之」『상한론(傷寒論)』

❹「嘔而胸滿者, 茱萸湯主之」

❺「乾嘔, 吐涎沫, 頭痛者, 茱萸湯主之」『금궤요략(金匱要略)』

### 약능과 방의

❶오수유……내장(內臟)을 따뜻하게 하는 작용, 진구토작용(鎭嘔吐作用), 진경작용(鎭痙作用), 이수작용(利水作用)을 한다.

❷인삼……심하비(心下痞), 명치 통증을 제거한다.

❸생강·대조……건위작용(健胃作用)을 한다.

### 해설

주치에 따르면, 이 처방은 구토와 설사(❷), 두통(❸), 구토(❹)에 사용되었는데, 모두 한(寒)에 의한 것이다. 주치❶에 나온 소음병(少陰病)을 직접 진찰할 일은 드물다.

외감병(外感病)이면서 토리(吐利)하고 손발이 찬 경우는 냉증에 의한 것이다. 진무탕, 인삼탕, 사역탕 등을 사용한다. 진무탕이나 인삼탕은 구토, 설사가 있으며 손발이 차더라도 번조(煩躁)하여 죽을 것 같다고 하지는 않는다. 번조하여 죽을 것 같다고 하는 것은 쇼크, 허탈 순환부전에 따른 사역탕이나 오수유탕증이다. 하지만 오수유탕은 말초순환부전 쇼크 상태까지는 아니다.

손발 냉증도 적은 편이며, 기운은 있지만 명치부가 비경(痞硬)하다. 주치❸은 두통이 주증상이다. 주치❹는 음식을 먹으면 구역감이 생기고, 가슴이 가득한 느낌이 들면서 메슥거리고 명치가 그득하며 팽만감이 있으며, 압박하면 저항이 있고 단단한 느낌이 든다. 또는 위내정수(胃內停水)가 있다.

### 적용병태

한(寒)이 원인인 두통

한이 원인인 위의 과긴장, 역연동

한이 원인인 딸꾹질

### 적용질환

❶한이 원인인 편두통

❷한증(寒證)에 해당하는 과긴장성 기능성소화불량

❸한증에 해당하는 역연동에 따른 위식도역류질환

❹신경성 식욕부진

## 오수유탕 「두통」의 특징

오수유탕 두통의 특징은 다음과 같다.

❶대부분 여성에서 발생한다.

❷월경전후 가장 빈번하고, 피로할 때도 많다.

❸대부분은 편두통이며 한 번은 우측에, 한 번은 좌측에 나타나기도 한다.

❹발작성으로 찾아온다.

❺우선 목 근육이 뭉쳐있으며 측두근으로 온다. 관자놀이에서 눈 안쪽으로 찌르는 듯한 통증이 온다.

❻구역을 동반하며, 심할 때는 구토한다. 구토는 대량 배출이 아니며, 꺽꺽거리며 헛구역질을 한다. 때로 쓴 담즙을 토하기도 한다. 하지만 언제나 구토하는 것은 아니다.

❼위(胃)가 막힌 느낌이 든다.

❽두통이 있을 때 다리가 차다.

❾그 외 번조(煩躁)하며 가만히 있을 수 없다. 어지럼이 동반되는 경우도 있다.

---

### 「오수유」의 작용과 위식도역류질환

＊

오수유에는 반하처럼 오심·구토를 억제하는 작용이 있으며, 건강·생강처럼 배를 따뜻하게 하는 작용이 있다. 또한 복령·백출처럼 위 속의 수분을 흡수하게 하며, 지실처럼 소화관의 연동을 부드럽게 하는 작용이 있다. 오수유탕 속 인삼은 위(胃)의 그득함이나 통증에 대한 약물(藥物)로 활약하고 있다.

---

### 「오수유탕」과 「복령음」……공통점과 차이점

오수유탕의 '오수유-생강' 조합은 '반하-생강' 조합, 곧 소반하탕과 비슷하게 오심·구토를 치료하는 위약(胃藥)인데, 위를 따뜻하게 하는 작용이 추가로 있다는 것이 다를 뿐이다. 또한 오수유탕증은 복령음증과 비슷하지만, 복령음을 사용할 상황은 유문 운동기능이상(진피·지실·생강으로 완해〈緩解〉)과 위액 분비항진(백출·복령으로 해소)이 있을 뿐, 한증(寒證)은 나타나지 않고, 위(胃)내용물의 역류가 있으나 오심을 동반한 구토는 없다. 따라서 복령음에는 반하가 배합되어 있지 않다. 구토나 설사가 있을 때에는 대개, 명치가 말랑한데 기능적으로 유문부에 문제가 있어 음식물 통과에 문제가 생겨 위(胃)내용물이 정체되어 있을 때는 명치가 팽만하며 단단하다. 유문부 기능 이상을 풀어주는 것은 오수유나 지실이며, 위내 분비 과잉을 흡수하는 것이 백출·복령·오수유·반하, 오심이나 구토에는 반하·생강·오수유가 유효하다.

따라서 오심과 한증이 모두 나타나지 않을 때는 복령음, 한증은 없이 오심을 동반한 경우에는 복령음합반하후박탕이 좋다. 한증이 있다면 오수유탕을 사용한다.

위산과다가 있다면 오수유탕에 안중산을 합방한다. 오수유탕은 위가 차가워져 일어나는 딸꾹질에도 잘 듣는다. 냉증이 아닌 사람의 딸꾹질에는 감초사심탕가진피가 좋다.

# 오적산(五積散)

『화제국방(和劑局方)』 [『이상속단방(理傷續斷方)』]

## 구성

창출·백출·복령·반하·진피·지각·후박·길경·당귀·천궁·작약·계
지·마황·백지·건강·생강·대조·감초

## 주치

「중한(中寒) 및 한사(寒邪)에 감모(感冒)하여 두동(頭疼), 신통(身痛),
항강구급(項强拘急), 오한(惡寒), 구토(嘔吐), 복통(腹痛)하는 것을 치
료한다. 또한 내생랭(內生冷)에 상하여 흉격창만(胸膈脹滿)하며, 외풍
한습기(外風寒濕氣)에 감(感)하여 경락(經絡)이 침습되어 발생한 요각
산동(腰脚酸疼) 그리고 부인난산(婦人難産), 경부조(經不調), 혹은 혈
체불통(血滯不通) 하는 모든 상황을 치료한다.」『중정고금방휘(重訂古
今方彙)』 [『화제국방(和劑局方)』]

## 약능과 방의

❶ **경락중한(經絡中寒)의 처방**……한랭(寒冷)이 원인인 요통, 근육통,
두통, 사지통에

당귀·천궁·계지·마황……혈행을 개선한다.

창출·복령……수체(水滯)를 제거한다.

작약·감초……통증을 제거한다.

❷ **장부중한(臟腑中寒)의 처방**……한(寒)이 원인인 구토, 복통, 설사에

건강·감초……온리(溫裏, 신체내부를 따뜻하게) 한다.

반하·생강·진피·복령……구토를 멈춘다.

작약·후박·계지·감초……복통을 멈춘다.

창출·복령……설사를 멈춘다.

❸ **복합처방**

창출·후박·진피·감초·생강·대조……**평위산**

복령·진피·반하·생강·감초……**이진탕**

반하·후박·복령·생강……**반하후박탕거소엽**

당귀·천궁·작약······**사물탕거지황**

당귀·천궁·작약·복령······**당귀작약산거택사**

복령·계지·백출·감초······**영계출감탕**

복령·건강·출·감초······**영강출감탕**

계지·작약·감초·생강·대조·마황·백지······**계지탕가마황백지**

마황·계지·작약·건강·감초·반하······**소청룡탕거세신오미자**

길경·지실·작약·생강·대조·감초······**배농산급탕**

**해설**

기(氣)·혈(血)·담(痰)·한(寒)·식(食), 오적(五積)을 흩어준다는 의미로 붙은 이름이다. 거한제(祛寒劑)로 보면 「경락중한(經絡中寒)」과 「장부중한(臟腑中寒)」에 모두 적용되는데, 경락중한의 비중이 더 높다.

『중정고금방휘(重訂古今方彙)』에는 중한문(中寒門) 외에도 상한(傷寒), 중습(中濕), 학질(瘧疾), 마목(麻木), 복통(腹痛), 비통(臂痛) 각기(脚氣), 산기(疝氣), 대하(帶下), 산육(産育), 낭옹(囊癰), 파상풍 각 문에 실려 있다. 하지만 모두 한증(寒證)이라는 병태 위주이다. 매우 응용 범위가 넓은 처방이다.

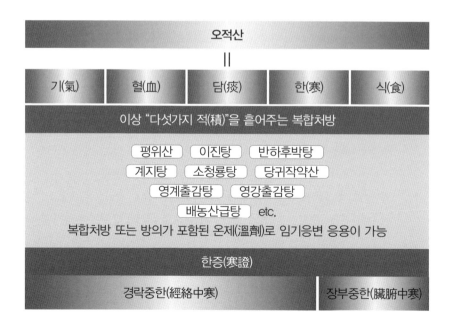

**6**

**한증(寒證)과 거한제(祛寒劑)**

복합처방이라는 관점에서 보면, 평위산, 이진탕, 반하후박탕, 계지탕, 소청룡탕, 당귀작약산, 영계출감탕, 영강출감탕, 배농산급탕 등이 포함된 복합처방이다. 어떤 기본처방을 위주로 할 것인가에 따라 방의는 달라진다. 그 때문에 기본처방의 적용병태를 잘 이해하지 않으면 임기응변하여 응용할 수 없다. 하지만 배합된 기본처방은 모두 온제(溫劑)로 한(寒)에 대한 배려가 강한 처방이다.

### 적용병태

❶경락중한(經絡中寒)

❷장부중한(臟腑中寒)

❸종합감기약(고령자에게 많음)

❹냉증에 의한 월경불순

❺위장약

오적산가황련·산치자로 처방하면 위십이지장궤양에 유효하다.

❻기타

### 적용질환

❶감기

해표약(解表藥)으로 사용할 수 있다. 마황·계지·백지·천궁 등의 해표약이 배합되어 있다. 상한(傷寒)이나 감모(感冒)로 오한·발열하며, 두통·신체통·항배강통(項背强痛)·요통·사지통이 있을 때 사용한다. 또한 길경·지각·작약·생강·대조·감초 등의 거담약(祛痰藥), 반하 같은 진해약(鎭咳藥)을 함유하고 있다. 따라서 기침·객담을 치료할 수 있다. 게다가 이진탕, 평위산이 들어있어 설사·구토·명치통·복통에도 잘 들어, 위장형 감기에도 적합하다.

❷경락중한, 장부중한

한사(寒邪)가 장부(臟腑)에 들어오면, 이한증(裏寒證, 장부중한)이되며, 이때는 인삼탕이 좋다. 한사가 외표(外表), 경락(피부·근육·관절 등 신체의 외피)에 들어오면 오적산이 표준치료가 된다. 과거에 중한은 겨울철에 많았다. 하지만 요즘은 오히려 여름철에 많이 나타나며, 냉방병이 그 대표적인 예이다. 요하지부의 저림, 통증, 어깨결림, 손목통증, 피부저림 등의 증상을 나타낼 때 사용한다. 당귀·계지·생강·백지·건강 등과 같이 혈행을 좋게 하여 따뜻하게 하는 약재가 배합도 있고, 복령·창출·마황 등과 같은 이수(利水), 이습약(利濕藥)도 배합되어 있다. 경락중한이 잘 발생하는 사람들은 평소부터 수체(水滯)를 가진 경우가 많다. 오적산은 냉증을 흩어주는 복합처방이다. 안과 밖 모두 따뜻하게 하는데, 둘 중에는 밖(경락)을 따뜻하게 하는 작용이 더 강하다.

### ❸위염, 위십이지장궤양

#### ①멈추지 않는 구토

구토가 멈추지 않아, 음식을 받아들이지 못하며 다른 약으로도 멈추질 않는 환자에게 사용한다.

#### ②위십이지장궤양

황련은 위산분비를 억제하는 작용이 있어, 오적산가황련산치자를 장복시키면 치유되며 재발되지도 않는다. 위산과다 경향의 만성위염에도 사용한다. 엑스제로 쓸 때는 황련해독탕을 소량 합방하여 쓴다. 식욕이 떨어지지 않을 정도로 합방하는 것이 분량 조절의 묘미이다.

### ❹요통(경락중한)

요통이라고 하면 일단 오적산이다. 냉증이 원인인 요통일 경우이다. 따뜻하게 하면, 예를 들어 목욕을 하면 편해지는 데로 냉증에 의한 것인지 판단할 수 있다.

### ❺요복고연급(腰腹股攣急)

여성의 요복고연급에 좋다. 냉증으로 인한 경련성통증이다. 따뜻하게 하는 작용은 경락 쪽에서 강하나 안도 따뜻하게 한다. 또한 당귀작약산이 포함되어 있기 때문에 이렇게 응용이 가능하다.

### ❻두통(경락중한)

### ❼여성의 냉증, 적백대하(赤白帶下), 냉증이 멈추지 않는 자

### ❽출산유도약

출산유도약으로 옛사람들이 사용해왔다. 따라서 임신 중에는 사용에 주의가 필요하다.

# 당귀사역가오수유생강탕(當歸四逆加吳茱萸生薑湯)
『상한론(傷寒論)』

### 구성

당귀·계지·세신·작약·목통·대조·오수유·생강·감초

### 주치

「手足厥寒, 脈細欲絶者, 當歸四逆湯主之. 若其人內有久寒者, 宜當歸
四逆加吳茱萸生薑湯」『상한론(傷寒論)』

### 약능과 방의

❶당귀·계지·세신……사지체간(경락)의 혈행을 개선시켜 따뜻하게 한
다.
❷오수유·생강……복부내장(腹部內臟)을 따뜻하게 한다.
❸작약·감초……복통·요통·사지통을 치료한다.
❹목통……이수작용(利水作用).

### 해설

당귀사역탕은 '당귀-계지-세신' 조합으로 말초혈관을 확장시키며,
혈행을 개선하여 사지냉증을 따뜻하게 한다. 당귀사역탕은 내장(內
臟)보다도 주로 신체외부, 즉 사지와 체간의 외피 냉증에 사용한다.
울혈(정맥성 울혈)을 제거하며, 동맥성으로 혈행을 촉진하고 따뜻하
게 하는 것이다(온경산한〈溫經散寒〉, 양혈통맥〈養血通脈〉).

또한 하지가 냉해지면 하지 순환 시 차가워진 혈액이 복강으로 순
환해 들어가기 때문에 골반 내나 복강도 차가워지게 된다. 따라서 장
관·자궁·방광 등이 냉해져 복통·요통·빈뇨 등 다양한 증상이 나타
난다. 이렇듯 하지 냉증은 하지에만 머무는 것이 아니다. 수체(水滯),
담음(痰飮)이 있는 사람은 복통이나 구토·설사 등의 증상을 보이게
된다. 이 경우 오수유와 생강을 추가하여 사용한다. 당귀사역탕과 오
수유탕을 합방하는 형태로 표리(表裏)의 한(寒)에 대응하는 처방으로
사용할 수도 있다.

또한 만성적으로 냉증이 지속될 때는 위와 같은 이유에서 복강 내

가 차가워지기 때문에 구토·설사 등의 냉증과 담음(痰飮)에 의한 이한(裏寒) 증상이 나타나지 않더라도 오수유, 생강을 추가하는 것이 좋다.

본 처방에는 인삼 같은 약재는 배합되어 있지 않아, 오적산과 비슷하게 그다지 내장의 허(식욕이나 원기의 쇠약)는 없는 경우에 적합하고, 장부(내장)의 중한에도 유효하지만 경락중한을 주요 목표로 하여 사용하는 것이 좋다.

### 적용병태

❶경락중한(經絡中寒)에 따른 사지 체간의 통증, 장부중한(臟腑中寒)을 겸함
❷동맥계 혈행장애

### 적용질환

❶중한(中寒)에 따른 좌골신경통, 사지신경통
❷한산(寒疝, 경락중한에 따른 내장 통증)
❸동창(凍瘡)
❹동맥성 혈행장애

### 「당귀사역가오수유생강탕」 적용 포인트

이 처방의 적용병태로 사지 동맥성 혈행장애, 동창, 레이노병 등이 있다. 또한 동창 예방이나 치료에도 사용할 수 있다. 하지만 동창은

---

## 중의학에서의 주치(主治)

\*

❶혈허(血虛)하며 한(寒)이 있고, 혈맥(血脈) 운행이 부드럽지 않아 수족궐한(手足厥寒)이 생기며, 맥(脈)은 세(細)하고 끊어질 것 같은 상태.

❷한사(寒邪)가 경락에 적중하여 허리, 다리, 어깨, 팔에 통증이 있는 경우.

이상 2가지 경우를 주치로 서술하고 있다.

주로 정맥성 울혈로 발생하며, 동맥성이 아니기 때문에 근본적 치료를 위해서는 구어혈제를 사용해야만 한다.

하지만 겨울철 추울 때, 동맥성으로 혈행을 개선하여 손발 등 말초를 따뜻하게 하면 동창도 예방하고 개선도 가능할 것이다. 동창과 동상은 병태가 다른 별개의 질환이다.

당귀사역가오수유생강탕도 한랭작용을 받아 발생한 한산(寒疝, 하복부 통증), 요통, 좌골신경통, 동창에 사용할 수 있다. 위(胃)의 냉증에 따른 상복통이나 구토에는 오수유, 생강을 추가하여 사용하는데, '계지-당귀-세신-목통' 조합은 사지(내장보다), 곧 신체외부를 따뜻하게 한다. 따라서 하지가 냉하고, 하지에서 냉해진 정맥혈이 복강에 들어가 하복부장기를 식혀 아플 때 좋다.

## 「중한(中寒)」 처방에 대해

서양의학에서는 생체가 한랭자극을 받아 복통, 복만(腹滿), 구토, 설사 등 신체내부의 증상이나 사지저림, 통증 등 신체외부의 증상을

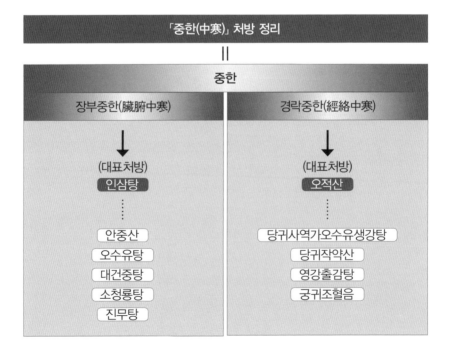

*왼쪽 여백: 6 / 한증(寒證)과 거한제(祛寒劑)*

보이는 것을 병이라 생각하지 않는다. 하지만 일상진료에서 매우 많이 볼 수 있는 상황이다.

한랭자극으로 발병한 질환을 「중한(中寒)」이라 하며 그 중한을 「장부중한」과 「경락중한」으로 나눌 수 있다. 내장이 차가워진 경우가 「장부중한」이며, 여기에는 주로 인삼탕을 쓴다. 피부 근육이 냉하며 저림 통증 등을 보이는 경우는 「경락중한」이고, 이 경우는 오적산을 위주로 치료한다.

내부를 따뜻하게 하는 것은 건강·육계·오수유·촉초·회향·정향 등의 온리약(溫裏藥)이며, 외부를 따뜻하게 하는 것은 계지·당귀·천궁·세신·마황·부자 등으로 온경약(溫經藥)이라 분류한다.

통증에 주로 고방에서는 촉초·작약·후박·감초·부자를 사용하며, 회향·목향·정향·현호색·천련자 등은 후세방에서 추가된 약물이다.

6

한증(寒證)과 거한제(祛寒劑)

# 계지가출부탕(桂枝加朮附湯)

『방기(方機)』

## 구성

계지·작약·생강·대조·감초·창출·부자=계지탕가창출·부자

## 약능과 방의

❶계지·생강……체표 혈행을 개선시킨다.

❷작약·감초……진통작용

❸창출·부자(=출부탕)……신체 내외의 「한습(寒濕)」을 치료하는 기본 처방이다.

❹부자……진통작용, 이수작용

## 해설

계지탕으로 체표 혈행을 개선시키며, 창출·부자(출부탕)로 주로 체표의 이수(利水)와 진통을 도모한다. 외부에서 온 한(寒)과 습(濕)에 의해 관절·피부·근육 등이 아플 경우에 응용한다. 물살(내습〈內濕〉)인 사람들이 외부의 한기나 습기의 영향을 쉽게 받는다.

계지가출부탕은 한습에 사용되는데, 습열(濕熱, 염증성)에는 좋지 않다. 염증성에는 월비가출탕이나 월비가출부탕을 적용한다.

## 적용병태

**한습비(寒濕痺, 체표의 한습)**……비증(痺證)이란 한방병명이다.

## 적용질환

다음 ❶~❼같은 진단명이면서 한과 습이 침범하여 통증을 호소하는 경우, 또는 장마철 습기가 많은 시기나 겨울철 한랭시기, 여름철 냉방 등으로 냉해져 아픈 경우 한습비(寒濕痺)를 의심한다.

❶오십견

❷경견완증후군(頸肩腕症候群)

❸변형성 슬관절증 통증

❹류마티스관절염 통증

❺신경통

❻근육통

❼요통

## 출부탕(朮附湯)

출부탕은 신체내외의 「한습(寒濕)」을 치료하는 기본처방이다.

'출(朮)'은 주로 신체내부의 수분을 제거한다. 신체내부의 수분을 제거할 때는 복령을 배합하는 경우가 많다.

부자는 신체내외의 수분을 제거한다. 부자는 말초혈관을 확장시켜 혈행을 개선하고, 수분을 제거함과 동시에 냉증을 따뜻하게, 통증을 제거하는 작용이 있다.

## 출부탕의 두 얼굴

### ❶설사[한(寒)과 습(濕)에 의한 설사……수양성 설사]에 사용한다

대변냄새는 적고 색은 옅은 것이 냉증에 의한 설사의 특징이다. 출은 소화관 내의 수분을 흡수하여 설사를 멈추게 한다. 부자도 비슷하게 장관 내 수분을 제거하고 복부 냉증을 따뜻하게 한다. 출과 부자 조합은 냉증으로 인한 설사를 치료한다. 보통 설사에 쓸 때는 출과 복령을 병용한다.

「부자와 출」을 배합하여 대응하는 설사는 냉증에 의한 설사로 얼음물, 맥주, 주스 등 차가운 음식을 섭취하여 복강이 냉각되거나 외부의 찬 기운이 하지를 차갑게 하여, 하지 순환혈액이 냉해져 복강으로 돌아가 냉각시키는 것 등의 원인으로 장 연동이 항진되고, 복통이나 설사가 일어나게 되는 것으로 염증성 설사는 아니다.

「출과 건강」을 조합한 처방도 냉증으로 인한 설사에 사용한다. 「출과 건강」과 「출과 부자」의 차이는 장내 수분량이다. 곧 「출−건강」은 냉증이 위주이며, 장 연동항진 때문에 대변은 물러져 설사를 하지만, 변은 끈적거리며 양이 적다. 건강은 장을 따뜻하게 하여 연동항진을 완화시키나 장의 수분을 제거하지는 못한다. 따라서 설사를 하더라도 소변량이 많다. 부자는 장의 수분을 잘 흡수한다. 따라서 장내 수분이 많고 대변은 수양성이며, 소변량이 적어진 경우에 적용한다.

**❷한습비(寒濕痺)에 사용한다**

한방에는 「비증(痺證)」이라는 질병 분류가 있다. 비(痺)는 마비의 비인데, 서양의학에서 말하는 마비와는 조금 의미가 다르다.

옛사람들은 손이나 다리가 물체를 쥐고, 걷거나, 운동하고, 감각을 느낄 수 있는 것은 경락을 통해 기혈이 정상적으로 순환하기 때문이라고 보았다. 이 기혈순환에 장애가 일어나면 운동마비, 감각마비, 신경통, 관절장애가 일어난다고 생각했던 것이다. 「비」는 「폐(閉)」이다. 곧 이 기혈순환(氣血循環)이 막혀 통하지 못하는 것을 「비증」이라 불렀던 것이다.

그 원인을 외부에서 온 풍(風)·한(寒)·습(濕)의 사기로 보았으며, 거기에 당해서 일어난 것으로 생각했다. 풍에 당해 일어난 것이 「풍비(風痺)」이며, 한랭자극을 받아 발생한 것이 「한비(寒痺)」, 습에 당한 것이 「습비(濕痺)」이다. 이 「비증」은 정형외과에서 매우 자주 보게 되며, 오십견·경견완증후군·추간판탈출증·변형성관절증·류마티스·신경통·근육통·요통 등으로 진단된 경우 중에 이 「한습비」가 많다.

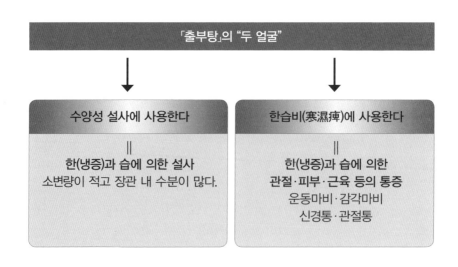

| 「출부탕」의 "두 얼굴" |
| :---: |

| 수양성 설사에 사용한다 | 한습비(寒濕痺)에 사용한다 |
| :---: | :---: |
| ‖<br>한(냉증)과 습에 의한 설사<br>소변량이 적고 장관 내 수분이 많다. | ‖<br>한(냉증)과 습에 의한<br>관절·피부·근육 등의 통증<br>운동마비·감각마비<br>신경통·관절통 |

# 7 열증(熱證)과 청열제(淸熱劑)

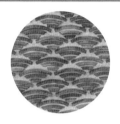

# 백호가인삼탕(白虎加人蔘湯)

『상한론(傷寒論)』,『금궤요략(金匱要略)』

### 구성

지모·석고·감초·갱미·인삼

### 주치

❶「服桂枝湯, 大汗出後, 大煩渴不解, 脈洪大者, 白虎加人蔘湯主之」

❷「陽明病, 脈浮而緊, 咽燥, 口苦, 腹滿而喘, 發熱汗出, 不惡寒, 反惡熱, 身重……若渴欲飮水, 口乾舌燥者, 白虎加人蔘湯主之」『상한론(傷寒論)』

❸「太陽中熱者, 暍是也, 汗出惡寒, 身熱而渴, 白虎加人蔘湯主之」『금궤요략(金匱要略)』

### 약능과 방의

❶석고……항염증작용(청열작용〈淸熱作用〉)

❷지모……항염증작용과 수분을 저장하는 자윤작용(滋潤作用)

❸갱미·인삼……생진(生津) 자윤작용(滋潤作用)

❹감초……자윤작용(滋潤作用)

### 해설

전신성 염증 열성기(熱盛期)에 고열과 발한(發汗)에 의한 탈수를 동반했을 경우에 사용한다. 백호탕은 전신성 염증의 열성기에 주로 사용한다. 백호탕을 사용할 병태는 열병으로 체온상승기에서 고열기로 옮겨가 발한에 따른 열 방산이 시작되고, 열 방사와 생산이 평형을 이룬 상태이다.

증상으로는 전신에서 발한하며 갈증이 있어 물을 몇 잔 마시더라도 목마르다. 하지만 체내 수분이 그 정도로 심하게 감소하지 않았다. 여기서 갈증은 고열에 따른 증상으로 체내 탈수에 까지 이른 것은 아니다. 지모는 청열과 윤조하여 탈수를 예방한다. 석고와 배합되어 갈증을 동반한 전신성 고열에 백호탕으로 사용한다. 백호가인삼탕에는 여기에 추가로 인삼, 갱미, 지모가 발한에 따른 탈수를 예방하기 위해 배합되어 있다. 백호탕은 열성하며, 백호가인삼탕은 대번갈(大煩渴)의 탈수가 추가된 상태(상진〈傷津〉)로써 이론적으로는 구별된다.

백호가인삼탕의 인삼은 기허(氣虛)로 인한 원기가 없는 것을 보익(補益)하는 것보다는 탈수를 방지한다는 의미가 강하다. 『상한론(傷寒論)』에서는 인삼을 생진(生津)·지갈(止渴)의 의미로 사용한다. 『상한론』이 쓰여진 시대까지는 인삼이 보익하는 약재라는 사고방식이 없었다.

### 적용병태

**발열성 질환……고열로 발한에 의한 탈수를 동반한 상태**

발한 전이더라도 고열이면 응용할 수 있다. 곧 해표제로도 응용할 수 있다.

### 적용질환

**❶감염증에 따른 고열**

①마진(麻疹) 발진기에 고열·기침·식욕부진 등이 있을 때 소시호탕에 합방한다.

②수두·풍진·급성구협염에 소시호탕과 합방한다.

**❷라이증후군(Reye syndrome), 약진 등에 동반되는 고열**

**❸일사병, 열중증(중열〈中熱〉)의 탈수증**

7 열증(熱證)과 청열제(淸熱劑)

---

## 청열제(淸熱劑)와 열증(熱證)

\*

청열제란 「열증(熱證)」이라는 병태를 치료하는 처방이다. 「청열(淸熱)」에서 「열(熱)」은 「열증(熱證)」에 해당한다. 「청열제」는 「열을 식힌다」는 의미이다. 그렇다면 「열증」이란 어떤 병태인가? 한방(漢方)에서는 「열증」을 온열성 증후군으로 판단하였다.

온열성 증후군이란 「안면홍조, 안구발적, 고열, 갈증·냉음(冷飮), 대변비결, 소변단적(小便短赤), 설질홍(舌質紅)·설태황(舌苔黃), 맥삭(脈數)·홍대(洪大)」를 보이는 상태이다.

## 「열증(熱證)」의 현대의학적 병태

한방에서는 「열증(熱證)」을 주로 증후군으로 다루기 때문에 서양의학적 시점에서는 다양한 병태가 여기에 해당된다.

### ❶염증

열증은 현대의학적으로는 「염증」으로 인식할 수 있다. 이 경우 「청열(清熱)」이라는 것은 항염증이라는 의미로 볼 수 있다. 염증을 일으키는 균에 의한 감염증뿐 아니라 열상(熱傷)이나 태양광에 의한 것이라든지 물리적, 과학적, 기계적인 요인에 의한 염증도 포함한다. 급성염증, 만성염증, 전신성염증, 국소성염증으로 나눌 수 있는데, 전신성이든 국소성이든 한방에서는 모두 「열증」으로 본다.

국소성염증의 특징은 발적·열감·종창·통증으로 알려져 있는데, 발적과 열감은 세동맥의 확장(동맥혈 증가에 따른 충혈), 종창은 세동맥에서 혈장단백질 삼출의 결과로 생각된다. 한방에서는 염증성 삼출액에 따른 종창은 수(水)의 이상으로 다룬다. 염증성 삼출액에는 청열약과 이수약으로 대응할 수 있으며, 청열이습(清熱利濕)을 도모한다.

### ❷염증유사증후

한방에서 「열증」으로 판단하는 온열성 증후군에는 전신에너지(열)생산항진상태로 볼 수 있는 병태도 포함되어 있다. 열 생산항진에 따라 발한(發汗) 등으로 체내 수분이 소실되어 갈증·설건조(舌乾燥)·변비·소변량감소 등이 생기며 온열성 증후군을 보이게 되기 때문이다.

### ❸정신적 흥분

뇌의 흥분이나 자율신경계 흥분과 연결된 충혈성 증상인 불면, 안구충혈, 안면홍조, 구고(口苦)로 구성되는 증후군도 「열증」으로 다룰 수 있다.

이상과 같이 모두 「열증」이라고는 하나, 서양의학적으로 보면 전혀 다른 병태가 함께 열증이라는 명제 하에 포괄된다. 청열약이 처방 속에서 어떤 병태에 대해 배합되어 있는 것인지 주의를 기울여 살펴 볼 필요가 있다.

# 삼황사심탕(三黃瀉心湯)

『금궤요략(金匱要略)』

### 구성

대황·황련·황금

### 주치

❶「心氣不足(定), 吐血, 衄血, 瀉心湯主之」『금궤요략(金匱要略)』

❷「心下痞, 按之濡, 其脈關上浮者, 大黃黃連瀉心湯主之」『상한론(傷寒論)』

❸「治 丈夫婦人, 三焦積熱, 上焦有熱, 攻衝眼目赤腫, 頭項腫痛, 口舌生瘡, 中焦有熱, 心膈煩躁, 不美飮食, 下焦有熱, 小便赤澀, 大便秘結, 五髒俱熱, 即生疽癤瘡痍, 五般痔疾, 糞門腫痛, 或下鮮血」『화제국방(和劑局方)』

### 약능과 방의

❶황련······항염증작용, 진정작용, 지혈작용

❷대황······항염증작용, 사하작용, 진정작용

❸황금······항염증작용, 지혈작용

### 해설

삼황사심탕은 황련해독탕과 비슷하게 열증(熱證)에 적용하는 처방이며, 서양의학적으로 보면 역시나 다양한 병태에 폭넓게 응용된다.

「심하비(心下痞), 안지유(按之濡)」라는 병태는 위염을 지칭하고 있다. 「심기부정(心氣不定)」이란 「정심(定心)」에 대한 것으로 마음이 안정되지 않음을 의미한다. 곧 정신적 불안정으로 쉽게 분노, 정신불안 상태인 것을 지칭하는 것이다. 출혈은 동맥성 출혈이며 그에 대한 지혈작용이 있다.

『상한론(傷寒論)』의 삼황사심탕은 각 약재의 용량이 매우 적다. 전신성 염증이나 고열을 동반한 염증을 목적으로 한 것이 아니라 위염이나 출혈, 정신안정작용을 목적으로 한 것으로 보인다. 「삼황환(三黃丸)」이라는 형태가 된 시점부터 열병의 고열(삼초실열〈三焦實熱〉)에 응용되었던 것으로 생각된다.

삼황사심탕은 점막의 충혈이나 미란 등 표재성 염증, 동맥성 출혈, 정신불안정, 고열기 염증 등에 사용할 수 있다.

### 적용병태

❶위염 등 점막의 충혈, 미란 등

❷급성 동맥성 출혈

❸쉽게 분노, 불면, 짜증, 정신불안(정신안정제로써)

❹감염증 고열 시

고열이 이어져 섬어(譫語)나 의식장애가 있을 때, 짜증·불면·번조가 있을 때, 토혈·코피·객혈 등의 출혈이 있을 때

❺신체상부의 염증······두부, 안면부 염증

①입이나 혀의 염증, 인두염증

②치은, 치아주위조직 염증

③눈 염증

❻화농성염증

화농성질환의 해열, 소염 목적으로 사용한다.

❼열증체질자의 모든 질환

### 적용질환

❶급성위염, 아프타성구내염

만성화된 경우에는 반하사심탕, 황련탕 등을 사용한다.

❷급성 동맥성 출혈

지혈제로 냉복한다.

❸열병의 고열

소염제와 해표제로써 다른 처방에 합방한다.

❹정신불안

정신안정제로, 그리고 이 의미로 다른 처방에 배합한다.

7

열증(熱證)과 청열제(淸熱劑)

# 황련해독탕(黃連解毒湯)

『주후백일방(肘後百一方)』『외대비요방(外台祕要方)』

### 구성

황련·황금·황백·산치자

### 주치

❶「만약 6, 7일이 지나, 열극(熱極)하며 심하번민(心下煩悶), 광언(狂言)하며 귀신을 보고, 내달리고 싶어하며……번구(煩嘔)하고, 잠을 이루지 못하는 것을 치료한다.」『주후백일방(肘後百一方)』

❷「療 凡大熱盛, 煩嘔, 呻吟, 錯語, 不得眠. …… 此直解熱毒, 除酷熱, 不必飮酒劇者, 此湯療五日中神效」『외대비요방(外臺祕要方)』

### 약능과 방의

❶황련·산치자……항염증작용, 진정작용, 지혈작용. 산치자는 이담작용, 이뇨작용이 있어 간염이나 요로염증에 배합하여 쓴다.

❷황금·황백……항염증작용

### 해설

황련해독탕은 황련·황금·황백·산치자 4가지 약재가 함께 청열(淸熱) 곧 항염증해독 효능이 있는 약재로 조합되어 전신성 감염증의 고열과 염증에 사용한다. 이 경우 해독(解毒)은 고열로 인한 의식장애, 섬망 같은 정신증상을 개선한다는 의미이다. 국소성 염증에는 소염과 해독을 목표로 사용한다. 이 경우 해독은 항화농(抗化膿)을 의미한다. 황련·산치자는 진정작용이 있으며, 불면·짜증·흥분 등에 진정제로써 사용할 수 있는 것 외, 지혈작용이 있어 지혈의 기본처방으로도 사용할 수 있다.

황련해독탕은 소염해독제, 진정제, 지혈제로 사용되는데, 일상임상에서는 상한(傷寒)이나 온병(溫病) 같은 급성 열병 이외에 그대로 황련해독탕 단방으로 사용할 일은 비교적 드물다. 사용할 방제나 처방속에 황련해독탕을 배합하거나 가감하여 사용한다. 환자의 병태에 따라 처방하게 되는 복합처방(여러 처방이 합방된 형태의 처방)은 기본

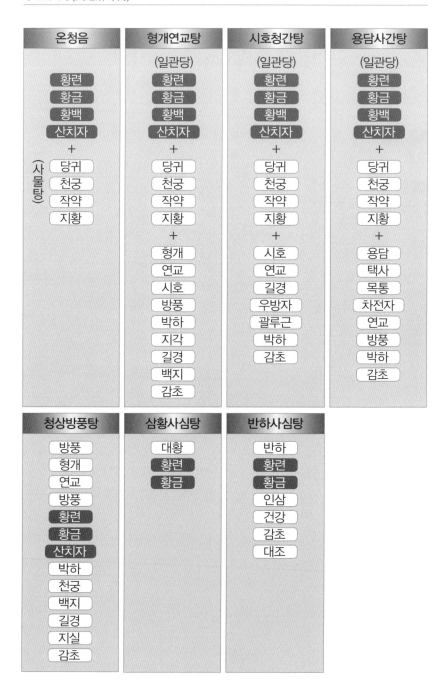

| 온청음 | 형개연교탕 | 시호청간탕 | 용담사간탕 |
|---|---|---|---|
| | (일관당) | (일관당) | (일관당) |
| 황련 | 황련 | 황련 | 황련 |
| 황금 | 황금 | 황금 | 황금 |
| 황백 | 황백 | 황백 | 황백 |
| 산치자 | 산치자 | 산치자 | 산치자 |
| + | + | + | + |
| 당귀 | 당귀 | 당귀 | 당귀 |
| 천궁 | 천궁 | 천궁 | 천궁 |
| 작약 | 작약 | 작약 | 작약 |
| 지황 | 지황 | 지황 | 지황 |
| (사물탕) | + | + | + |
| | 형개 | 시호 | 용담 |
| | 연교 | 연교 | 택사 |
| | 시호 | 길경 | 목통 |
| | 방풍 | 우방자 | 차전자 |
| | 박하 | 괄루근 | 연교 |
| | 지각 | 박하 | 방풍 |
| | 길경 | 감초 | 박하 |
| | 백지 | | 감초 |
| | 감초 | | |

| 청상방풍탕 | 삼황사심탕 | 반하사심탕 |
|---|---|---|
| 방풍 | 대황 | 반하 |
| 형개 | 황련 | 황련 |
| 연교 | 황금 | 황금 |
| 방풍 | | 인삼 |
| 황련 | | 건강 |
| 황금 | | 감초 |
| 산치자 | | 대조 |
| 박하 | | |
| 천궁 | | |
| 백지 | | |
| 길경 | | |
| 지실 | | |
| 감초 | | |

**7** 열증(熱證)과 청열제(淸熱劑)

처방에 대한 이해가 없다면 활용하기 힘들다.

### 적용병태

**❶염증**……항염증해열제로 사용

황련해독탕은 황련·황금·황백·산치자 같은 청열약, 곧 항염증 효능을 가진 약재가 배합되어 전신성 염증에 의한 고열이나 국소성 염증의 열, 충혈 치료에 사용되는 처방이다.

①**전신성 감염증 열성기(熱盛期)**

②**화농성 염증**

③**국소성 염증의 홍반, 충혈**

④**만성염증**

사물탕과 합방하여 온청음의 형태로 사용한다.

**❷정신증상**……향정신약, 진정제로 사용

**❸출혈**……지혈제로 사용

### 적용질환

**❶전신염증**

①고열을 보이며 섬어·광조(狂躁)할 때

②고열을 보이며 토혈, 코피, 하혈, 혈뇨 등의 출혈이 있을 때이다. 대변(大便)이 잘 통하면 황련해독탕, 변비가 있으면 삼황사심탕을 사용한다.

**❷소화기계염증**

구내염, 식도염, 위염으로 점막이 충혈되고, 미란·출혈·염증 등이 동반된 경우 사용한다. 단독으로도 쓰나 반하사심탕에는 위염에 대한 '황련–황금' 조합이 배합되어 있다.

**❸일광피부염, 화상**

충혈성 홍반이나 홍훈(紅暈)에 황련해독탕을 사용한다. 수포를 형성할 것 같으면 삼출성염증이며, 이때는 '마황–석고'가 배합된 월비가출탕을 합방한다. 만성화되어 색이 검어지고 건조해지면 온청음을 적용한다.

**❹급성출혈**

지혈제로 급성출혈에 사용한다. 만성출혈에는 사물탕을 추가하여

7 열증(熱證)과 청열제(淸熱劑)

온청음의 형태로 쓴다.

### ❺정신적 흥분

진정제(鎭靜劑)로 사용한다. '황련-산치자' 등 진정작용이 있는 약물이 배합되어 있기 때문에 흥분, 불면, 짜증냄, 기분이 진정되지 않음 등의 정신증상에 사용한다. 상기되며 안색이 붉고, 안구점막이 충혈된 상태로 되어 있는 등, 뇌충혈에 의한 것으로 생각되는 증상에도 사용한다.

## ●──「삼황사심탕」과 「황련해독탕」의 일반적 적용병태

### ❶표재성 위염

위점막이 충혈되고 미란, 출혈, 염증을 동반한 경우 사용한다. 폭음, 폭식, 농도 높은 알코올에 의해 발생한 급만성 표재성 위염에 적합하다. 만성화된 경우에는 반하사심탕, 황련탕, 오적산합황련해독탕을 사용한다.

### ❷정신불안

짜증, 쉽게 화냄, 흥분, 안구충혈, 안색이 붉음, 상기 등이 격심하며 광조상태(狂躁狀態)를 보일 때 사용한다. 뇌충혈이나 고혈압 등에 동반되는 상기 증상에 유효하다.

### ❸출혈

황련해독탕, 삼황사심탕에는 모두 지혈작용이 있다. 다만 적용할 출혈상태는 선홍색, 대량으로 힘차게 뿜어져 나오는 출혈이 대상으로, 동맥성 출혈로 생각해 볼 수 있다. 또한 출혈은 되더라도 빈혈을 보이는 경우는 드물고, 맥도 힘이 있다. 화내거나 흥분하는 경우도 많고, 음주를 좋아하다보니 출혈이 생긴 경우가 많다.

삼황사심탕은 토혈, 코피 등 상부출혈, 황련해독탕은 하혈, 혈뇨 등 하부출혈에 사용하는 경향이 있다(산치자 유무 차이일지도). 어쨌든 출혈에 쓸 때는 두 처방 모두 냉복(冷服)하도록 한다.

### ❹염증

#### ①전신성 감염증

고열, 안면홍조, 정신불안, 불면, 짜증, 의식장애, 헛소리 등의 증상에 토혈, 코피 등의 출혈증상을 동반한 염증이다.

### ②신체상부 염증

눈, 혀, 구내, 치아, 치주 및 두부염증이다.

### ③피부염증

일광피부염, 화농성염증, 화상 등이다.

### ④황달을 동반한 염증

### ⑤화농성 염증

이상의 염증에 소염(消炎), 지혈(止血)을 목적으로 단독 또는 합방하여 응용한다.

## 한방의 「청열약」과 양약의 「항생제, 소염제」

*

『상한론』의 삼황사심탕이나 대황황련사심탕은 분량이 적다. 엑스제로 만들면 삼황사심탕의 분량으로는 소염목적의 경우, 그 작용이 약하다. 황련해독탕이나 삼황환의 형태로 양을 늘려둔 것은 항염증적으로 청열해독제로써 사용하기 위함이다.

한방의 「열독(熱毒)」이란 고열을 보이는 매우 극심한 염증과 화농성 염증 모두에 해당한다. 극심한 염증이란 의식장애를 동반한 경우를 말한다.

화농성 염증에는 의이인·석고도 잘 듣는다. 길경·석고나 갈근탕가석고 등으로도 치료한다.

한방의 청열약에는 단순한 소염작용만 있는 것이 아니고, 진정·지혈·혈관투과성억제 효과가 포괄적으로 있다. 이는 항생제나 소염제는 가지고 있지 못한 효과이다.

# 반하사심탕(半夏瀉心湯)

『상한론(傷寒論)』, 『금궤요략(金匱要略)』

### 구성

반하·황련·황금·인삼·건강·감초·대조

### 주치

❶「傷寒五六日, 嘔而發熱者, 柴胡湯證具. 而以他藥下之, 柴胡證仍在者, 復與柴胡湯. 此雖已下之, 不爲逆, 必蒸蒸而振, 却發熱汗出而解. 若心下滿而硬痛者, 此爲結胸也, 大陷胸湯主之. 但滿而不痛者, 此爲痞, 柴胡不中與之, 宜半夏瀉心湯」『상한론(傷寒論)』

❷「嘔而腸鳴, 心下痞者, 半夏瀉心湯主之」『금궤요략(金匱要略)』

### 약능과 방의

❶감초·건강……내장(內臟)의 한(寒)을 제거하고, 냉증에 의한 위장관 연동항진의 결과 발생한 연변, 설사를 제거한다.

❷인삼……냉증에 따른 심하비(心下痞)를 제거한다.

❸반하……오심·구토를 제거한다.

❹황련·황금……흉중(胸中, 반리〈半裏〉)의 열을 제거한다.

❺황련·감초……향정신작용

### 해설

반하사심탕은 『상한론』에 상한(傷寒)의 열병 경과 중에 하법(下法)을 진행하여 발생한 심하비(心下痞)를 치료할 목적으로 창방된 처방이다.

「心下滿而硬痛者」는 결흉(結胸)이다. 대함흉탕으로 치료한다. 열병에 하법을 시행했음에도 계속 오심·구토하면서 발열할 경우에는 소시호탕으로 치료한다. 「滿而不痛者」, 이것은 비(痞)이다. 반하사심탕으로 치료한다. 『금궤요략』에서는 구토홰하리병편(嘔吐噦下痢病篇)에 등장한다. 「嘔而腸鳴, 心下痞者」는 반하사심탕으로 치료한다.

따라서 열병뿐 아니라 일반 잡병에서 구토·오심·장명(腸鳴)·(설사)가 있을 때 쓰기 좋다.

"비(痞)"라는 것은 자각적 비색감(痞塞感), 팽만감이다. 자각적 명치부 팽만감, 비증(痞症)이 있으며, 이것을 복진하면 고무공 같은 저항감을 느낄 수 있는데, 심하비경(心下痞硬)이라고 하며 압박해도 아프지는 않음을 관찰할 수 있다.

황련은 위액·위산분비를 억제하는 작용이 있다. 황련과 황금은 위점막 충혈을 억제하여 위염증에 사용할 수 있다.

인삼은 심하비(心下痞)를 치료하여 명치통, 흉통을 치료하는 작용이 있다.

반하는 오심·구토를 멈추는 작용이 있는데, 위 점액을 용해시켜 위염 치료에 사용한다.

건강은 온리(溫裏)라 하여 복부를 따뜻하게 하는 작용이 있다. 그리고 황련의 복부를 차갑게 하는 부작용을 억제하기 때문에 생강이 아니라 건강으로 사용했다.

'황금–황련–감초' 조합은 사심(瀉心), 심기부정(心氣不定)이라 할 수 있는 정신적 스트레스를 진정시킨다. 이 작용을 강화하려면 감초사심탕으로 감초를 증량하여 사용한다.

### 적용병태

❶상한(傷寒) 소양병(少陽病)의 반리시기(半裏時期)
❷한열착잡(寒熱錯雜)하며 위장증상을 보이는 경우
❸심번(心煩), 불면, 정신불안 등 (향정신약으로 사용)

### 적용질환

#### ❶급성위염, 만성위염

과식, 과음이 원인이 되어 일어난 위염에 사용한다. 황련이 들어있는 처방은 점막의 발적 충혈이 심하고 위액분비도 많으며, 평소에는 잘 먹고 식욕도 좋은 위염에 사용한다. 위산이 많아 공복 시 복통이 있는 경우에도 효과가 있다.

#### ❷급성위장염

구토·오심·심하비경(心下痞硬) 외에 장내에 수분이 많아 장명하리(腸鳴下痢)를 보이는 급성위장염에 사용한다. 과식, 과음한 후의 위염, 장염과 염증성 설사에 응용한다. 감염성 염증성 설사이면 항생제를 병용하는 경우가 많다.

### ❸위십이지장궤양

황련은 위산분비를 억제하는 작용이 있고, 장복하면 위궤양을 치료하여 재발하지 않게 할 수 있다. 하지만 황련에는 복부를 차갑게 하는 작용이 있어, 장복하기 어렵다. 따라서 반하사심탕의 형태로 복용하든지, 오적산에 황련·산치자를 추가하여 장복시킨다.

### ❹아프타구내염

아프타구내염에는 황련이 잘 듣는다. 엑스제로는 황련해독탕, 반하사심탕이 잘 듣는다. 그러나 황련은 복부를 차갑게 하여 복통·복만(腹滿)·설사를 일으킨다. 따라서 황련해독탕은 주의가 필요하다. 반하사심탕은 복부를 따뜻하게 하는 건강이 배합되어 있어 황련 부작용을 억누를 수 있다.

아프타구내염이 발생했을 때, 황련해독탕 엑스제 5g이나 반하사심탕 엑스제를 5~10g씩 복용하면 5분 정도 만에 통증이 잡히고, 저녁에 복용하면 다음날 호전된다. 반복성 아프타구내염에는 반하사심탕을 연속 복용시키면 쉽게 재발하지 않는다.

### ❺딸꾹질

딸꾹질에는 감초사심탕에 진피를 추가하여 사용한다. '황련–감초' 조합은 정신적 스트레스에 의해 발생한 경우에 좋다. 반하사심탕합감맥대조탕, 반하사심탕합작약감초탕의 형태로 응용한다. 반하사심탕이 듣지 않으면, 한(寒)에 의한 딸꾹질로 오수유탕이 좋은 경우가 있다. 급성 딸꾹질은 대부분 이 두 처방으로 효과가 난다. 수술 후 딸꾹질에는 보중익기탕이 좋다.

### ❻위장신경증

위장신경증으로 설사할 때는 감초사심탕가복령이 가장 자주 사용된다. 복부에 꾸르륵거리는 장명음이 있으며 좌악~하고 내리는 설사를 보일 때 잘 듣는다. 정신적 스트레스로 유발된 장관 연동항진에 따른 무통성 설사에 응용한다. 정신적 연동항진에는 감초를 증량한다. 그렇게 하면 바로 감초사심탕이 된다. 정신적 스트레스에는 '감초–황련' 조합이 유효하다. 황련에는 진정작용이 있고, 불면이나 여러 정신불안에 사용할 수 있다. 만약 장내 수분이 많아 설사할 때는 복령을 추가한다. 복령에는 심계(心悸)를 멈춰주는 등 정신안정작용도 있다.

# 황련탕(黃連湯)

『상한론(傷寒論)』

## 구성

반하·황련·계지·인삼·건강·감초·대조

## 주치

「傷寒, 胸中有熱, 胃中有邪氣, 腹中痛, 欲嘔吐者, 黃連湯主之」『상한론(傷寒論)』

## 약능과 방의

❶황련……소염작용, 위점막, 식도점막의 충혈 염증성 병변을 치료한다.

❷반하……오심·구토를 제거한다.

❸인삼……심하비(心下痞), 명치통증을 멈춘다.

❹건강·계지……복부를 따뜻하게 하며, 황련의 한성(寒性)을 완화한다.

## 해설

이 처방은 반하사심탕의 황금 대신 계지를 넣은 것이다. 계지는 건강과 함께 복부를 따뜻하게 하며, 황련의 한성(寒性)에 의한 부작용을 억제하기 위해 배합되어 있다. 황련은 과산성위염, 식도하부 역류 식도질환, 열공탈출 등 위점막이나 식도점막의 충혈 염증성 병변에 배합한다. 위액 역류는 기슴쓰림, 흉중열감을 만들어낸다. 본 처방은 산성 위액 구토, 가슴쓰림, 명치통증을 목표로 사용한다.

## 적용병태

❶식도, 위점막의 충혈 염증성 병변

❷위산 분비과다

## 적용질환

❶역류성식도염, 말로리바이스증후군

❷급성위염, 헬리코박터-파일로리 감염위염, 감염성위장염

❸위산과다증. 과산성위염, 미란성위염, 위십이지장궤양

❹숙취, 구내염, 구각염

# 황금탕(黃芩湯)
『상한론(傷寒論)』

### 구성

황금·작약·대조·감초

### 주치

「太陽與少陽合病, 自下利者, 與黃芩湯, 若嘔者, 黃芩加半夏生薑湯主之」『상한론(傷寒論)』

### 약능과 방의

❶황금……세균성설사, 장염으로 복통, 이급후중(裏急後重)한 것을 치료한다. 항균작용이 있어 염증성 습열(濕熱) 설사에 쓴다.

❷작약·대조·감초……대장의 경련성통증, 이급후중을 완화한다.

### 해설

이 처방의 주치조문에는 급성 감염성 설사에 사용하는 것으로 되어 있다. 한방에서는 급성 감염성 설사를 설사(泄瀉)와 이질(痢疾)로 분류한다. 치료법이 다르기 때문이다. 설사는 소장성 수양성 설사이며 복통은 동반하지 않는다. 평위산이 기본처방이 된다. 반면, 이질은 대장성 설사로 대장의 경련성통증, 이급후중 같은 기체(氣滯) 증상을 동반한다. 이 처방은 이질을 치료하기 위해 창방된 기본처방이다(일반적으로 이질은 청열제〈淸熱劑〉에 이기제〈理氣劑〉를 배합하는 것이 기본으로, 진피·목향·황련·위주로 처방을 구성한다). 황금은『증보능독(增補能毒)』에「……열을 동반한 누지근한 배에 반드시 사용한다……」고 되어 있다.

이 처방에는 이수제가 배합되어 있지 않기 때문에 수양변이 심할 때는 오령산, 평위산, 위령탕 등 삼습(滲濕), 방향화습제(芳香化濕劑)를 합방한다.

비슷하게 이 처방에는 지구약(止嘔藥) 배합도 없기 때문에 오심·구토 등 위염증상이 동반된 경우에는 소반하가복령탕이나 반하후박탕 같은 강기제(降氣劑)를 합방하지 않으면 폭 넓은 임상효과를 기대할 수 없다는 점에 주의가 필요하다.

### 적용병태

#### ❶습열리(濕熱痢)……세균성 대장염

적절히 항생제를 병용한다.

염증이 심할 때는 '황련–황백' 조합을 추가하고 (엑스제라면 삼황사심탕, 황련해독탕), 이급후중이 심하면 작약감초탕, 대시호탕, 당귀건중탕을 합방한다.

#### ❷자궁내막증의 유착성 염증

황금은 대장뿐 아니라 자궁부속기염 등 부인과 염증성질환에도 응용할 수 있다. 자궁내막증은 궁귀조혈음 제1가감가별갑을 위주로 처방을 구성하는데, 경도염증을 동반하며 월경통이 심할 때는 황금탕 또는 황련해독탕을 합방한다. 또한 황금은 안태약(安胎藥)으로도 알려져 있어 임산부에게도 안심하고 응용할 수 있다.

### 적용질환

#### ❶급성 세균성 대장염의 하복통, 누지근한 배를 동반한 경증례
#### ❷자궁내막증의 월경곤란증

한열(寒熱)을 보아가면서 궁귀조혈음 제1가감이나 일관당 용담사간탕을 합방한다.

#### ❸급성자궁부속기염

# 신이청폐탕(辛夷清肺湯)

『외과정종(外科正宗)』

### 구성

신이·지모·석고·승마·황금·산치자·백합·맥문동·비파엽·감초

### 주치

「治 肺熱, 鼻內瘜肉, 初如榴子, 日後漸大, 閉塞孔竅, 氣不宣通者, 服之」『외과정종(外科正宗)』

### 약능과 방의

❶지모·석고·산치자·황금·승마……「지모·석고」와 「산치자·황금」 같은 청열사화(清熱瀉火) 조합의 병용이다.

❷백합·맥문동·비파엽……윤조자윤작용(潤燥滋潤作用)

❸신이……비점막 염증성 부종에 따른 코막힘을 치료한다.

### 해설

「지모·석고」 같은 백호탕계 청열사화약과 「산치자·황금」 같은 황련해독탕계 청열사화약이 배합되어 있다. 신이청폐탕은 비점막의 염증이 심하여 코막힘과 두통이나 코통증이 심할 때 적합하다. 콧물을 위주로 한 축농증에는 갈근탕가천궁신이합길경석고가대황이 잘 맞는데, 열독(熱毒)이 있으며 통증이 심할 때는 신이청폐탕이 아니면 효과가 잘 나지 않는다.

갈근탕가천궁신이 등을 사용할 상태보다 염증증상이 심한 비염, 부비동염에서 심한 발적, 충혈, 동통, 종창이 있으면 신이청폐탕을 사용한다. 농(膿)도 점조한데 백합, 맥문동, 비파엽은 그 때문에 배합된다. 비후성비염이 되면 점막하 결합조직 증식을 동반하기 때문에 구어혈제 합방이 필요해진다.

### 적용병태

**주로 비감, 부비동 염증성질환**

## 만성비염, 만성부비동염, 비후성비염

점막의 비후가 심할 때는 계지복령환, 대황목단피탕 등 소염성 구어혈제를 합방한다.

화농성염증이 심할 때는 길경석고 또는 배농산급탕을 합방한다.

잘 재발하는 경우에는 일관당 해독체질로 보아 형개연교탕으로 변방하여 만성화농성질환을 잘 일으키는 체질 개선을 도모한다.

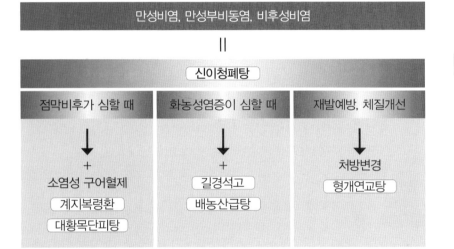

# 청상방풍탕(淸上防風湯)

『고금의감(古今醫鑑)』 『만병회춘(萬病回春)』

### 구성

방풍·형개·연교·산치자·황련·황금·박하·천궁·백지·길경·지실·
감초

### 주치

「淸上焦火, 治 頭面瘡癤, 風熱毒」『고금의감(古今醫鑑)』

### 약능과 방의

❶형개·방풍·박하·백지⋯⋯발한해표작용(發汗解表作用)
(패독〈敗毒〉)

❷황련·황금·산치자⋯⋯청열사화(淸熱瀉火) 청열해독(淸熱解毒)
(해독〈解毒〉)

❸연교⋯⋯청열해독(淸熱解毒) (해독〈解毒〉)

❹길경·지실·천궁·백지⋯⋯배농작용(排膿作用) (탁독〈托毒〉)

### 해설

청상방풍탕은 절(癤)·면(面)·모낭염·농포(膿疱, 농포염좌창〈膿疱
性痤瘡〉) 등 화농성염증에 대한 처방이다. 화농성염증에 발한법(發汗
法)과 해독법(解毒法), 탁독법(托毒法)을 동시에 사용하기 위해 쓴다.

'형개-방풍-박하-백지' 조합은 해표약으로 염증에 의한 표증(表
證)을 제거하기 위해 마련된 조합이다(패독법). '황련-황금-산치자-
연교' 조합은 화농성염증 (해독법)에 '길경-지실-천궁-백지' 조합은
배농작용(탁독법)에 해당한다. 청상방풍탕은 안면의 농포를 동반한
화농성염증에 대한 처방이다. 이 처방은 여드름에도 유효하나, 여드
름의 면포(面皰)에 대한 힘은 부족하다.

### 적용병태

**주로 안면(상초)의 화농성염증(열독)**

適用疾患

### ❶모낭염

모낭염이 반복되는 경우는 체질적으로 일관당의학 해독체질인 경우가 많다. 곧 피부색은 약간 검고 피부결이 거칠다. 소아기부터 중이염, 비염, 축농증, 편도염 등 신체상부의 염증성질환에 잘 걸린다. 또한 사춘기에는 여드름이 잘 생기고, 그 여드름은 염증을 일으켜 농포를 형성하는 경우가 많다.

청상방풍탕으로 증상이 호전되면, 그 해독체질 개선을 목적으로 형개연교탕을 장복시켜야 한다.

### ❷안면의 절(癤)·옹(癰)·면정(面疔)

### ❸여드름

염증에 의한 경결, 화농이 심할 때 사용하며, 염증증상이 경감되면 면포(面皰)에 대한 대처를 위해 시호사물탕이 배합된 형개연교탕을 사용한다.

| 안면(상초)의 화농성염증 |
|---|

||

| 청상방풍탕 |
|---|

| 패독(敗毒) | 해독(解毒) | 탁독(托毒) |
|---|---|---|
| 발한해표(發汗解表) | 청열해독(淸熱解毒) | 배농(排膿) |
| ↓ | ↓ | ↓ |
| 형개 | 황련 | 길경 |
| 방풍 | 황금 | 지실 |
| 박하 | 산치자 | 천궁 |
| 백지 | 연교 | 백지 |

**7 열증(熱證)과 청열제(淸熱劑)**

# 온청음(溫淸飮)

『만병회춘(萬病回春)』『의누원융(醫壘元戎)』

### 구성

황련·황금·산치자·황백·당귀·천궁·작약·지황

### 주치

「溫淸飮 治 婦人經脈不住, 或如豆汁五色相雜, 面色萎黃, 臍腹刺痛, 寒熱往來, 崩漏不止」『만병회춘(萬病回春)』

### 약능과 방의

❶당귀·천궁·작약·지황(=**사물탕**)……보혈(補血), 지혈작용(止血作用)
❷황련·황금·황백·산치자(=**황련해독탕**)……소염해열(消炎解熱), 지혈작용(止血作用)

### 해설

이 처방은 황련해독탕과 사물탕의 합방인데, 주치에 적혀있듯 원래 여성 만성성기출혈에 대한 지혈제이지만, 여성뿐 아니라 만성출혈에 두루 이용할 수 있다. 사물탕의 지혈작용과 황련해독탕의 지혈작용을 모두 가지고 있기 때문이다.

또한 온청음은 현재 피부질환의 만성염증에 동반된 건조성병변에 많이 사용한다. 피부 만성염증에 의한 건조·거침·인설 등을 동반한 경우를 "혈조(血燥)"라 부른다. 혈조에는 혈허(血虛)에 의한 조(燥)와 혈열(血熱)에 의한 조가 있는데, 온청음은 혈열에 의한 조에 적합하다. 만성습진, 비달태선, 건선류에서 염증과 표피 건조각화가 있는 병태, 피부는 발적되고 침윤 때문에 비후 증식하고, 표층은 습윤하지 않고 각화되어 있는 병태이다. 곧 피부 내부에 충혈성염증이 있고 피부에 건조성병변이 생긴 것을 말하는데, 여기에 더 나아가 피부 각화 비후를 동반한 경우도 있다.

온청음은 접촉성피부염이나 일광피부염 등이 만성화된 경우, 표면의 건조성병변과 염증에 의한 발적, 작열감을 보이는 병태에 사용한다. 발적도 선홍이 아니라 검붉던지 갈색경향을 보이며, 색소침착을 보이기도 한다. 습윤경향은 없으며, 비후도 없는 병태이다. 진피유두의 비대증식, 세포침윤에 의해 비후되어 있는 경우나 각화를 동반한 경우에는 온청음 만으로는 효과가 약하다. 세포침윤에 따른 비후와 각화를 보이는 병태에는 추가로 구어혈제를 배합할 필요가 있다.

또한 온청음은 다양한 만성염증의 기본처방으로 폭넓게 응용할 수 있다. 실제로 응용할 때는 온청음을 기본처방으로 포함하고 있는 시호청간탕, 형개연교탕, 일관당 용담사간탕으로 사용하는 경우가 많다.

### 적용병태

❶만성염증질환(기본처방으로 사용한다)
❷피부의 만성염증을 동반한 건조성병변
❸만성출혈성질환
❹신경증(향정신약으로 사용한다)

### 적용질환

❶피부질환에 응용한다
①습진, 피부염군의 건조형
②아토피피부염

아토피피부염의 피부병변은 크게 습윤병변과 건조병변으로 나누어진다. 습윤병변에는 소풍산, 건조병변에는 십미패독탕을 중심으로 응용한다. 건조병변(건조, 낙설 등)에 만성염증병변(피부가 암적색)이 추가되면 온청음을 사용한다. 거기에 비후 태선화병변이 추가되면 소염성 구어혈제를 합방한다.
(처방례) 온청음, 시호청간탕, 십미패독탕합온청음
　　　　온청음합소염성구어혈제

③건선

염증성각화증이다. 한방적으로는 "혈조(血燥)"에 해당한다. 피부 만성염증에 따른 홍반과 그 위에 두꺼운 인설을 동반한 건조성·낙설성 비후가 발생한 피진이다. 병태는 만성증식성염증이다. 만성염증에 온청음, 증식성 병변에 소염성 구어혈제를 합방한다.
(처방례) 온청음합통도산합계지복령환

온청음합통도산합대황목단피탕

### ④지루피부염

지루피부염은 일반적으로 건조병변이며 십미패독탕이 탁효를 보인다. 발적이 심하면 황련해독탕을 합방하는데, 만성화되고 피부색이 암적색이며 건조·낙설을 동반했을 때는 온청음을 합방한다.

### ⑤주부습진·진행성수장각화증

손 피부의 건조·위축·균열 등 혈허증상에 사물탕, 발적·충혈·열감 같은 염증증상에 황련해독탕 곧 온청음의 형태로 사용한다. 다만 주부습진은 내인(內因)이 관여되어 있는 것으로 볼 수 있다. 그 내인에 대처하기 위해 가미소요산, 가미소요산합사물탕을 사용한다.

### ❷만성출혈

부인 성기출혈에도 많이 사용한다.

### ❸신경증

### ❹만성염증전반(기본처방으로 사용한다)

---

## 「온청음가감」을 만성염증의 기본처방으로

\*

온청음에 들어있는 사물탕의 지황·작약·당귀는 염증 시 상음(傷陰)을 치료하는 역할을 한다. 천궁도 들어있어 사물탕이 되므로 혈허(血虛)도 보(補)하는 것으로 생각할 수 있다. 온청음의 사물탕은 단순히 혈허를 보하는 것보다는 상음을 치료한다는 적극적 의미가 있다고 생각해 볼 수 있다.

병사(病邪)의 실(實)은 항생제, 한방에서는 청열약(淸熱藥)으로 대처한다. 하지만 병사의 실이 사(瀉)하는 항생제나 청열약으로 치료되지 않고 만성화된 경우, 또는 반복적으로 재발되는 경우가 있다. 그리고 이런 케이스에 서양의학은 무력한 편이다.

옛사람들이 음허(陰虛)로 다루던 것 중에는 만성염증에 해당되는 것이 다수 포함되어 있다. 혈허발열(血虛發熱) 음허발열(陰虛發熱)로 다루던 것 중에는 혈허(血虛)와 함께 감염증(感染症) 등에 따른 염증이 동시에 존재하는 경우가 많다.

## ━━ 염증의 만성화 요인……어혈(瘀血), 일관당 해독체질, 기허(氣虛)

염증의 만성화에는 어혈이 관련된 경우가 있다. '도인–목단피' 조합을 배합하든지, 계지복령환이나 통도산가도인목단피 등을 병용한다. 비뇨기 만성염증으로 요도협착이 우려될 때는 예방목적으로 구어혈제를 투여해두는 것이 좋다.

일관당의학의 해독체질은 기본적으로 마른체형, 근육질, 피부는 엷게 검고 깨끗하지 않으며 거칠고, 근육긴장이 심하며, 간지럼을 잘 타서 복진을 거부하는 경향이 있고, 손발바닥은 습윤(濕潤)하다. 유아기에는 중이염, 편도선염에 잘 걸리는 체질이다. 만성화 또는 재발을 반복하는 사람들 중, 이 해독체질이 많다. 이 해독체질에는 일관당 용담사간탕을 이용한 체질개선이 필요하다.

여성 성기질환이 합병된 경우에는 어혈이 있는 경우가 많다. 구어혈제를 병행해서 치료해야 한다. 구어혈제로는 통도산·계지복령환·궁귀조혈음·절충음 등이 있다.

체력이 저하되어 치유력이 떨어진 사람에게는 보익제(補益劑)인 육군자탕·보중익기탕·십전대보탕 등으로 체력을 보하는 치료를 병행해야 한다. 녹농균에 의한 염증에는 오림산을 주로 쓰면서 보중익기탕·십전대보탕을 병용한다. 다만 염증성질환에 계지·부자·건강 같은 온열약(溫熱藥)을 사용하면 염증이 악화되기도 하므로 이 점에 주의해야 한다.

## ━━ 염증 만성화와 장기화 병태를 한방적으로 파악하자

옛사람들이 음허발열(陰虛發熱, 허열〈虛熱〉)로 파악했던 병태 중에 서양의학에서 말하는 만성염증이 포함되어 있다. 곧 옛사람들이 이야기한 음허발열은 만성소모성질환으로 전신에 오심번열(五心煩熱) 같은 열 증상을 보이며, 대부분 결핵이나 암 같은 소모성질환에서 나타난다. 결핵은 허열이라 하더라도 결핵균이라는 실열(實熱)과 소모에 따른 허열이 혼재되어 있다.

서양의학의 만성염증을 한방적 병태로 해석해보자면, 염증은 실열

(實熱), 만성화요인을 염증 과정 상의 손상으로 다루면, 그 손상은 상음(傷陰)에 해당한다. 염증 병태에 청열제, 황련해독탕을 사용하고, 상음 병태에는 사물탕으로 대응한다. 조직증식이나 섬유화에는 구어혈제를 배합한다.

곧, 온청음을 기본으로 한 시호청간탕, 형개연교탕, 일관당 용담사간탕에 구어혈제를 합방하여 사용하면 된다. 옛사람들이 이야기한 허열에 대한 자음강화탕이나 육미환 등보다 임상효과가 우수하다. 옛사람들의 허열(虛熱)에 대한 대처방식에는 약간 애매한 측면이 있었던 것 같다.

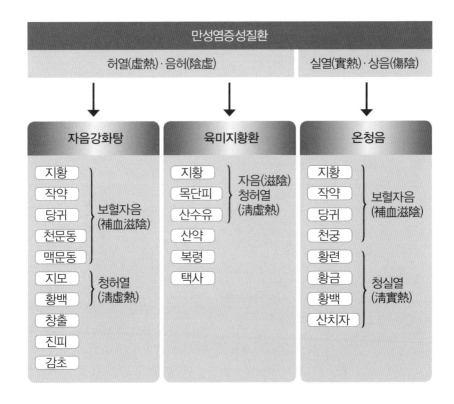

## 만성염증에 대한 지견

*

### 염증발생과 회복

염증반응은 병원균과 상해조직의 효율적인 제거를 위해 필수적인 생체방어기구로, 호중구 침윤과 활성화를 통해 생체 내 이물을 제거하는 「초기과정」과 이어 일어나는 아포토시스(apotosis)된 호중구와 조직편을 제거하며, 조직을 회복하는 이른바 「회복과정」으로 구성된다.

초기과정에서는 국소적 염증신호에 응답하여 혈관투과성의 증대, 내피세포 활성화, 호중구 침윤이 일어난다. 그 후 회복과정에서는 아포토시스된 호중구나 조직층이 대식세포 같은 탐식세포를 통해 흡수되어 빠르게 염증부위에서 제거된다. 이 기전이 잘 작동하지 않는 경우, 면역원성을 가진 분자가 사세포에서 확산되며, 그 결과 염증반응이 필요이상으로 지속되게 된다.

### 자연염증이라는 개념

감염증뿐 아니라 비감염성 염증병태도 잘 알려져 있다. 암의 전이, 동맥경화, 비만, 당뇨병, 만성신염, 만성췌장염, 만성심부전, 결합조직질환 등에도 염증이 병태로 관여하고 있다는 것이 밝혀져 있다. 이런 개념이 자연염증으로 불리고 있다.

# 시호청간탕(柴胡淸肝湯)

일관당방(一貫堂方)

### 구성

황련·황금·산치자·황백·당귀·천궁·작약·지황·연교·시호·감초·길경·우방자·괄루근·박하

### 약능과 방의

❶황련·황금·황백·산치자(=**황련해독탕**)……소염해열작용(消炎解熱作用), 지혈작용(止血作用)

❷당귀·천궁·작약·지황(=**사물탕**)……지혈작용, 보혈작용(補血作用)

❸연교·우방자……항화농성염증(抗化膿性炎症)

❹길경·괄루근·감초……거담(祛痰)·배농작용(排膿作用)

❺박하·시호·우방자……신량해표작용(辛凉解表作用)

❻괄루근·지황·감초……자윤(滋潤) 청열작용(淸熱作用)

*보혈(補血)하는 약물은 자윤(滋潤)하지만 대사를 억제하여 해열하는 작용은 없다. 자음(滋陰)하는 약물은 자윤하고 대사를 억제하여 열을 내릴 수 있다.

### 해설

이 처방은 온청음에 만성염증을 치료하는 작용을 추가한 것이다. 특히 항화농성염증 작용을 가진 '연교-우방자' 조합에 '길경-괄루근-감초' 같은 배농작용이 있는 조합을 배합하여 화농성염증을 치료하도록 배려해 두었다. 여기에 다시 박하·시호·우방자 같은 신량해표약을 배합하여 인후·경부·귀 등의 만성 화농성 염증성질환을 치료하도록 구성한 처방이다.

이 시호청간탕을 소아 해독체질에 응용하며, 해독체질 특유의 질환을 예방할 수도 있다.

### 적용병태

❶소아 해독증체질 개선

❷만성염증, 재발성염증

❸소아 신염 재발예방

❹소아 신경과민증

적용질환

소아 만성 및 재발성 편도염, 편도주위염, 인두염

소아 만성 및 재발성 중이염

　급성은 갈근탕가길경석고, 소시호탕가길경석고가 잘 듣는다. 열병 초기에는 발표(發表)하는 것이 더 치료가 빠르다. 중기에 들어가면 청열해독(淸熱解毒)하는 것이 좋다.

　만성 및 재발성에는 형개연교탕, 시호청간탕, 소시호탕가길경석고를 사용한다. 찍~찍~ 고름이 흘러나올 때는 보중익기탕을 합방한다. 치유력이 약하든지, 염증이 그다지 심하지 않지만 농이 멈추지 않고 나올 때, 청열제 만으로는 치료되지 않을 때가 있다. 이때 보중익기탕이나 귀기건중탕, 십전대보탕 등을 병용한다. 천금내탁산이나 탁리소독음 등에 백주산(伯州散)을 병용하기도 한다.

　소아는 처음부터 시호청간탕에 보중익기탕을 합방하여 사용한다.

●───── 일관당 해독체질 소아……시호청간탕(합보중익기탕)

　영유아 중이염으로 이비인후과에서 한방약 치료를 소개하여 내원한 경우는 대부분 반복재발을 하는 증례이다. 영유아는 감기에 걸리면 상인두염이 일어나고, 이어 중이염이 잘 일어난다. 그것이 영유아 중이염의 특징이다. 그래서 감기로 열이 나다보면 중이염이 생긴다. 이런 아이들은 대부분 일관당에서 말하는「해독체질」이다.

　편도(扁桃)가 크거나 아데노이드가 크고, 1개월에 몇 번씩 편도염으로 고열이 생기거나, 경프림프절이 종대되어 있다. 이런 체질이 해독체질이다.

　시호청간탕을 계속 복용하게 되면 감기에도 걸리지 않고, 편도염도 생기지 않으며 중이염도 일어나지 않게 된다. 원기가 없고 식욕이 없다고 할 때 보중익기탕을 합방한다. 2~3개월이 지나면 점차 열이 나지 않으면서 건강해 질 것이다.

　　해독체질 소아는 영유아기에는 중이염, 학동기에는 편도염, 중학생이 되면 부비동염에 잘 걸린다. 안색이 검고 마른 체형이며, 손발바닥에 땀이 많이 흐른다고들 한다. 배는 함몰되어 있으면서 가려움을 잘 탄다. 굽은 자세이다 보니 누울 때는 옆으로 눕는 경향이 있다. 편도염 림프절염 중이염 등이 반복되며 고열을 보인다. 일관당 시호청간탕을 사용하여 체질개선을 하면 좋아진다. 원기가 없고 안색이 창백하면 보중익기탕을 합방하는데, 임상적으로는 시호청간탕합보중익기탕이 유효한 경우가 많다. 시호청간탕을 복용하지 못하는 소아, 시호청간탕이 효과가 없는 소아는 해독체질이 아니다. 이 경우에는 소시호탕, 시호계지탕을 투여한다. 복통을 자주 호소하는 아이들에게는 시호계지탕을 처방한다.

## 삼출성중이염

\*

　　삼출성중이염으로 초기발열이나 감기증상이 있을 때 '자소음'이라 하여, 소시호탕과 향소산을 합방하여 사용한다.

　　만성화 되어 염증이 없지만 수분만 저류되고 치료되지 않는 경우에는 영계미감탕을 복용시켜 수분을 제거한다.

　　최근에는 알레르기비염이 증가하면서 이에 따른 삼출성중이염도 발생하고 있다. 여기에는 마황부자세신탕이 좋다. 소청룡탕(小靑龍湯)과 합방하여 수분을 제거하기도 한다.

# 형개연교탕(荊芥蓮翹湯)

일관당방(一貫堂方)

## 구성

황련·황금·산치자·황백·당귀·천궁·작약·지황·연교·시호·형개·방풍·박하·지각·길경·백지·감초

## 약능과 방의

❶황련·황금·황백·산치자(=**황련해독탕**)······소염해열작용(消炎解熱作用), 지혈작용(止血作用)

❷당귀·천궁·작약·지황(=**사물탕**)······지혈작용, 보혈작용(補血作用)

❸연교······항화농성염증(抗化膿性炎症)

❹길경·백지·지각·작약·감초······거담(祛痰) 배농작용(排膿作用)

❺박하·시호·형개·방풍······해표(解表) 진통작용

## 해설

일관당에서 해독체질 질환에 사용하는 처방으로 창방된 처방이다. 황련해독탕에 사물탕을 배합한 온청음이라는 소염해열(消炎解熱) 처방에 연교라는 항화농성염증 약물을 추가하며, 길경·백지·지각·작약·감초 같은 배농약물, 시호·박하에 방풍·형개 같은 해표약을 추가한 처방이다. 항염증제로써 특히 두부, 안면부 화농성염증, 특히 옹(癰), 정(疔) 같은 피부 화농성질환의 처방이다.

## 적용병태

❶만성화농성염증, 특히 안면 만성염증

❷일관당 해독체질(체질개선제)

## 적용질환

❶여드름

여드름 치료는 내분비 밸런스 이상에 따른 피지 분비항진, 여드름간균이나 화농균에 의한 것, 각질증식에 따른 모공 폐색 및 반흔이나 켈로이드 치료로 나누어 치료 방침을 세워야 한다.

**7**

열증(熱證)과 청열제(淸熱劑)

이 처방을 시호사물탕과 청상방풍탕의 합방으로 보기도 한다. 곧 시호사물탕에 항염증제인 황련해독탕을 추가하고, 다시 소염과 배농 작용을 추가한 처방으로, 면포와 동시에 농포에도 대응하는 항화농성염증 처방이다.

각질증식에 따른 모공 폐색에는 의이인과 계지복령환가대황을 병용한다. 또는 도핵승기탕합대황목단피탕가의이인을 병용하기도 한다.

사물탕은 성호르몬을 조정하는 처방이며, 소시호탕은 자율신경, 정서중추의 조절을 담당한다. 여드름이 일어날 때는 소시호탕과 사물탕을 배합한 시호사물탕을 사용하여 내분비 밸런스를 조절하는 근본적 치료법을 기본으로 삼는다.

**❷모낭염**

모낭염이 재발을 반복할 때는 방풍통성산, 보중익기탕을 병용한다.

**❸주사**

방풍통성산합통도산을 병용한다.

**❹만성부비동염**

급성부비동염은 갈근탕가길경석고, 갈근탕가천궁신이합길경석고, 염증이 심하여 코막힘이 명확하면 신이청폐탕을 사용한다. 급성증상이 관해된 후에는 형개연교탕을 장복시킨다.

**❺청년기 체질개선**

급만성중이염이 재발을 반복할 때

만성부비동염이 재발을 반복할 때

편도염·편도주위염·인두염이 재발을 반복할 때

●──── 일관당 「시호청간탕」과 「형개연교탕」

시호청간탕은 윤(潤)하게 한다는 의미에서 괄루근이 들어있다. 생진보혈(生津補血)이라는 면이 부각된 것이다. 따라서 안면부 살집에 뭔가 난 것이나 편도염·이하선염·중이염 등, 경락으로 이야기하면 담경(膽經)의 염증이라고 할 수 있는 그런 부분의 염증에 사용한다. 형개연교탕에는 해표약과 백지가 들어있다.

## 해독체질의 특징

*

체격은 일반적으로 마른 체형이 많고, 안색은 약간 검고 피부는 건조하며 까슬한 경우가 많다. 물론 창백한 사람도 있다. 말랐지만 근육질로 복근긴장도 강하여 복진 시 내부를 파악하기 어렵다. 배에 손을 대면 간지럼을 잘 탄다. 성장하면서 얼굴도 검붉어지며 활발하고 잘 먹지만 살은 찌지 않는다. 맥도 삭(數)하다. 설질(舌質)은 붉고 세(細)하다.

머리 모양은 횡경이 짧고 전후경이 길다. 그리고 복근 긴장이 강하며 간지럼을 잘 타는 경우는 자율신경반응도 예민하다. 또한 신경도 과민하여 아이가 짜증이 많고, 틱 증상을 보이거나, 고열, 경련, 분노경련 등을 잘 일으키고, 사춘기가 되면 노이로제 경향을 잘 보인다.

7

열증(熱證)과 청열제(淸熱劑)

# 용담사간탕(龍膽瀉肝湯)

일관당방(一貫堂方)

## 구성

황련·황금·산치자·황백·당귀·천궁·작약·지황·용담·택사·목통·
차전자·감초·연교·박하·방풍

## 약능과 방의

❶황련·황금·황백·산치자(=**황련해독탕**)·연교·용담……소염해열작
용(消炎解熱作用), 지혈작용(止血作用)

❷당귀·천궁·작약·지황(=**사물탕**)……지혈작용, 보혈작용(補血作用)

❸목통·차전자·택사……이수작용(利水作用)

❹방풍·박하……해표해열작용(解表解熱作用)

## 해설

온청음에 발한해표작용(發汗解表作用)이 있는 '방풍-박하', 청열작
용이 있는 '연교-용담-박하', 이수작용이 있는 '목통-차전자-택사'를
배합한 처방이다.

## 적용병태

### ❶일관당 해독체질 개선

청년기부터 임병(淋病)·요도염·방광염·서혜부림프절염, 여성외음
부염·자궁내막염·난관염 같은 화농성염증이 일어난다. 또한 요로결
석이 잘 생긴다. 이런 병의 예방과 치료에 이용한다.

### ❷만성염증성질환

이 처방은 만성염증성질환에 사용되는 온청음을 기본으로 하는 처
방이며, 각종 만성염증성질환에 사용된다.

## 적용질환

### ❶비뇨생식기 만성염증성질환

임병(淋病)·요도염·방광염·신우신염·서혜부림프절염·정소염·정소
상체염·정관정낭염·전립선염·전립선주위염·여성외음부염·자궁내막

염·골반주위염·난관염·난소염·질염·질칸디다·질트리코모나스 등이 만성화 또는 재발을 반복할 때 용담사간탕에 통도산 또는 대황목단피탕, 계지복령환을 합방하여 사용한다.

### ❷하초(下焦) 염증

항문농양으로 한정하면, 대황목단피탕이나 등용탕이 좋다. 하지만 이런 질환이 있을 때 임상적으로는 하초염증을 동반한 경우가 많다. 항문농양 단독이라면 대황목단피탕 만으로도 괜찮지만, 하초전반에 염증이 있으면 대황목단피탕에 황련해독탕이나 일관당 용담사간탕을 추가하는 편이 더욱 좋다. 급성기에는 대황목단피탕합황련해독탕 같은 조합이 좋지만, 만성이면 대황목단피탕합용담사간탕이 좋다. 항문농양, 항문주위염에도 염증이 심하면 황련해독탕을 합방하는 것이 좋다. 엑스제로는 효과가 약하므로 특히 합방하는 것이 좋다. 예를 들어 여성의 난관염이나 자궁내막염 등을 합병한 경우에는 일관당 용담사간탕이나 황련해독탕을 합방하는 것이 좋겠다.

### ❸만성간염, 간경변

만성간염의 병태는 소화흡수기능 저하를 보이는 기허(氣虛) 병태를 동반한 경우가 많으며, 이 때문에 용담사간탕합보중익기탕을 사용할 일이 많다. 또한 간경변으로 진행하면 이 병태는 증식성염증 소견인 fibrosis를 보이기 때문에 구어혈제인 통도산을 합방하여 용담사간탕합보중익기탕합통도산으로 사용한다.

### ❹만성담낭염, 담관염

염증이 만성화되어 섬유화를 동반한 증식성 염증을 보일 때 용담사간탕에 계지복령환이나 궁귀조혈음을 합방하여 사용한다.

### ❺만성사구체성신염, 만성신부전

이것도 만성염증성질환이다. 용담사간탕을 기본처방으로 치료한다. 장기화되어 난치성 만성신부전으로 이행할 경우에는 구어혈제인 통도산이나 궁귀조혈음 제1가감을 합방한다.

### ❻결합조직질환 및 유사질환

결합조직질환의 만성염증증상인 관절염·신염·홍반·구내염·포도막염 등에는 용담사간탕에 통도산합계지복령환을 합방한다.

### ❼대사·내분비질환

당뇨병, 갑상선기능항진증, 통풍·고요산혈증에 사용한다. 당뇨병 한방치료의 주 목적은 만성고혈당에서 기인한 다양한 미세혈관합병증(망막병증·신병증·신경병증 등)과 생명예후를 좌우하는 대혈관합병증(허혈심장질환이나 뇌혈관장애) 등의 혈관합병증을 예방하는 것이다. 고요산혈증을 보이는 관절의 만성염증에 대해 또는 예방을 목적으로 용담사간탕을 사용하며, 고요산혈증의 체질개선과 당뇨병의 식독(食毒) 개선을 목적으로 방풍통성산을 합방하며, 혈관장애나 그 예방을 위해 구어혈제, 통도산을 합방한다.

### ❽뇌혈관장애

용담사간탕합통도산합방풍통성산을 사용한다.

### ❾울혈성심부전, 울혈간

용담사간탕합통도산합계지복령환을 사용한다.

### ❿피부과질환

습진·피부염군에서 만성화되어 암적색, 건조성병변을 보이는 경우, 염증성각화증(건선, 비달태선), 혈전성정맥염 등, 만성화된 것은 어혈(瘀血)을 동반한 것이므로 통도산을 합방한다.

### ⓫만성췌장염

급성췌장염과 만성췌장염은 아예 병태가 다르다. 치료법도 별개다. 급성췌장염은 췌외분비액의 역류에 의한 자가분해(autolysis)와 염증이 주요 병태이다. 담즙 분비와 배설의 촉진·오디괄약근의 이완 등으로 췌액을 밖으로 유출시켜 췌외분비를 억제하는 방식의 치료를 위주로 치료가 구성된다. 대시호탕을 가감하여 치료한다. 만성화는 섬유화·췌관확장·결석 등과 관련된 통증이 주요 병태이다.

## ⦿ 한방으로 본 염증의 만성화 요인

한방에서는 염증의 만성화 요인은 내인(內因)이라고 생각한다.

### ❶정기허(正氣虛, 기허〈氣虛〉, 음허〈陰虛〉)

정기허(正氣虛)을 보(補)하는 것은 보중익기탕, 귀기건중탕, 십전대보탕, 천금내탁산 등이 있다. 여기서 기허(氣虛)는 치료에너지의 부족이다.

### ❷일관당 해독체질

이 체질에서는 반복되는 편도염, 만성편도염, 아데노이드 증식 같은 상기도염증이 쉽게 생기며, 급성 중이염도 쉽게 반복되고, 중이염이나 부비동염 등이 한 번 치유되었더라도 감기에 걸리면 다시 또 재발한다. 또한 중이염, 부비동염, 편도염이 만성화되어 잘 낫지 않는 경우가 많다. 그리고 치조농루, 치루, 만성난관염, 자궁내막염 등 만성화되어 치료되지 않는 경우가 많다. 이러한 질환의 대부분은 체질적으로 염증이 잘 일어나거나, 만성화가 잘 되는 체질에서 쉽게 발생한다. 이러한 체질을 일관당의학에서는 「해독체질」이라고 한다. 편도염, 중이염 등도 한쪽으로 오는 것은 시호청간탕, 만성비염·만성부비동염처럼 중앙으로 오는 것은 형개연교탕, 하초를 필두로 하는 각종 만성염증성 질환에는 일관당 용담사간탕을 이용해 체질개선을 도모한다.

### ❸어혈(瘀血)

염증 만성화에는 어혈이 관련되어 있다. 또한 염증의 만성화가 어혈을 만들기도 한다. 염증의 만성화요인에 어혈이 있는 것이다.

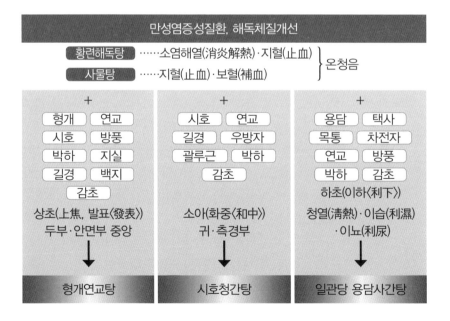

**7**

열증(熱證)과 청열제(淸熱劑)

# 십미패독탕(十味敗毒湯)

『양과방전(瘍科方筌)』

### 구성

시호·독활·방풍·형개·천궁·복령·박속(or 앵피)·생강·감초·길경

### 주치

「옹저(癰疽)와 모든 반창(般瘡)의 창종(瘡腫) 초기, 증한장열(憎寒壯熱)하며 흔통(焮痛)하는 것을 치료한다.」『양과방전(瘍科方筌)』

### 약능과 방의

❶시호·형개·방풍·독활·천궁·생강……발한해표작용(發汗解表作用)

❷형개·방풍·박속(or 앵피)……지양작용(止痒作用)

❸천궁·복령·독활……경결을 흡수한다.

❹박속(or 앵피)·길경·감초……배농작용(排膿作用)

### 해설

하나오카 세이슈는 옹저(癰疽), 곧 옹(癰)과 절(癤) 같은 모낭을 필두로 발생하는 피부의 화농성질환 초기에 사용하는 처방이라고 기록했다.

「패독(敗毒)」이라 이름 붙어 있는데, 여기서 「독(毒)」이란 일반적으로 화농성염증의 병인을 가리키는 것으로 생각된다. 화농성염증 치료법으로는 「패독법(敗毒法)」과 「해독법(解毒法)」이 있다.

「패독법」은 초기에 염증과 종창을 보이며 경결과 침윤이 있지만, 아직 농양이 생기지 않은 시기로 주로 발한약(發汗藥)을 중심으로 발한요법으로 화농하지 않고 소산시키는 치료법이다. 「해독법」이란 항화농성염증 약물(청열해독약(淸熱解毒藥))을 위주로 하여 청열사화약(淸熱瀉火藥)을 배합한 소염해열 치료법이며 염증이 심할 때 사용한다.

십미패독탕은 원래 피부의 절(癤), 종(腫)에 사용하는 치옹제(治癰劑)이다. 아사다 소하쿠가 피부질환에 많이 응용하였다. 습진, 피부염군의 건조성 피부병변에 주로 응용한다. 지루성피부염, 아토피피부염, 접촉피부염, 여드름, 한포상 백선, 장척농포증, 농포성건선 등에 널리

응용한다.

다만 엑스제로는 가감방을 만드는 것이 불가능하다. 그 때문에 이러한 피부질환에 십미패독탕 엑스제 단독투여만으로는 대응하기 어렵다는 것에 주의하길 바란다.

적용병태

**피부질환**……십미패독탕은 소풍산과 함께 피부질환 양대 처방이다.

❶옹(癰), 절(癤) 등 모낭을 필두로 발생하는 피부의 화농성질환 초기

패독법(敗毒法)으로 사용한다.

❷습진, 피부염군

십미패독탕은 처방 속에 이수약(利水藥)이 적다. 팽진(膨疹)이 있는 두드러기나 습진 중에서도 습윤경향이 심하면 십미패독탕 단독으로는 효과가 약하다. 피부병변은 다채롭기 때문에 십미패독탕에 가감하여 병태에 맞춰 사용해야 한다. 엑스제로 처방하게 되면 처방이 고정되어 증(證)에 따라 거습(祛濕)하는 약물이나 청열(淸熱)하는 약물, 가려움에 대한 약물을 배합할 수 없다. 그렇다보니 십미패독탕 단독으로 효과를 낼 가능성은 비교적 낮고 대부분 병태에 따라 다른 엑스제를 합방하지 않으면 효과를 얻을 수 없다는 점을 주의 깊이 기억해두자. 엑스제를 사용해야만 할 때는 습진, 피부염군의 피진(皮疹)을 크게 나누어 건조성피진에는 십미패독탕, 습윤성피진에는 소풍산을 사용하면 된다.

급성습진의 습윤형, 두드러기 같은 팽진은 습윤형피진이다. 지루피부염, 아토피피부염 중에 건조성인 경우, 태선국면을 보이는 경우, 양진형(痒疹型), 모낭성피진 등은 건조성피진에 해당한다.

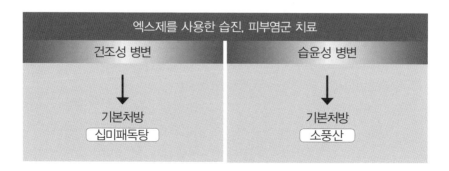

| 엑스제를 사용한 습진, 피부염군 치료 | |
|:---:|:---:|
| 건조성 병변 | 습윤성 병변 |
| ↓ | ↓ |
| 기본처방 | 기본처방 |
| 십미패독탕 | 소풍산 |

**적용질환**

**❶옹(癰) 절(癤) 등의 피부화농증**

**❷모낭염**

황련해독탕을 합방하든지 청상방풍탕을 사용하든지 한다. 자주 재발하면 일관당 해독체질이다. 이때는 형개연교탕을 장복시킨다.

**❸지루피부염**

십미패독탕이 매우 잘 듣는다. 발적이나 염증증상이 심할 때는 황련해독탕을 합방한다.

**❹아토피피부염**

급성습진 습윤형, 두드러기 같은 팽진은 습윤형피진에 속한다. 지루피부염, 아토피피부염 중에서 건조성인 경우, 태선국면을 보이는 경우, 양진형(痒疹型), 모낭성피진 등은 건조성피진에 해당한다.

아토피피부염은 그 증상발현이 복잡한 편이며, 이른바 피진이 생기는 경우가 있는데, 이때는 건조성이 기본이다. 유아나 수분이 많은 피부의 경우는 팽진형피진이나 급성습진형으로 본다. 하지만 일상 임상에서는 명확히 구별하기 어려운 면이 있어서, 소풍산과 십미패독탕을 합방하고, 합방의 비율을 피진의 조습(燥濕) 정도에 맞춰 변화시켜 사용하는 경우도 많다.

**❺여드름**

**❻농포성건선**

**❼장척농포증**

**❽한포상백선**

**❾접촉피부염 및 심상성습진**

●────── 화농증(외옹〈外癰〉과 내옹〈內癰〉) **치료법**

소법(消法), 탁법(托法), 보법(補法)이 있다.

**❶소법(消法)**

소법이란 염증이 발생한지 얼마 되지 않아 화농되지 않은 시기와 화농이 시작되었지만 아직 배농이 진행되지 않는 시기에 진행하는 치료법으로 병소를 소산(消散)시키는 방법이다. 이 소법은 다시 시기에 따라, 부위에 따라, 한법(汗法) 청법(淸法) 하법(下法)으로 분류된다. 외옹일 때는 병소가 표위(表位)에 있기 때문에 한법과 청법 위주로 치료하며, 내옹은 청법과 하법을 위주로 치료하는 경우가 많다.

### ①한법(汗法)

해표법(解表法)이다. 발병초기에 국소로 발적 통증이 있고, 전신적으로 오한·발열하며, 맥증(脈證)이 부(浮)하며 두항통이 있을 때, 그리고 아직 화농되지 않았을 때 소산시키는 방법이다. 제대로 발한해표(發汗解表)되면 한번 복용으로 치료가 가능하다. 외옹 초기에만 활용할 수 있는 특유의 치료법이다. 자신이나 친인척이 병에 걸렸을 때, 발한요법을 사용해 볼 수 있다. 하지만 일반적으로는 이 치료법을 사용할 시기가 지나 환자를 만나게 되는 경우가 대부분이다. 이 시기가 지났다면 청법(淸法)을 위주로 치료하게 된다.

### ②청법(淸法)

청법이란 청열법(淸熱法)으로 염증을 억제하는 치료법이다. 화농되기 시작한 병소를 소산(消散)시키고, 만약 소산할 수 없더라도 병소의 확대를 막고 염증을 국소화시켜 축소시킨다. 청열해독약(淸熱解毒藥) 곧 항화농성염증 약물을 중심으로 치료한다. 여기에 청열사화(淸熱瀉火, 소염해열〈消炎解熱〉)하는 약물을 배합한다.

**7 열증(熱證)과 청열제(淸熱劑)**

| 엑스제를 사용한 습진, 피부염균 치료 | | |
|---|---|---|
| 소법 (消法) | 한법(汗法) (발한해표법〈發汗解表法〉) | 화농되기 전에 소산(消散)시킨다 |
| | 청법(淸法) (청열해독법〈淸熱解毒法〉) | 염증 억제, 국소화 |
| | 하법(下法) (사하법〈瀉下法〉) | 두부 안면부, 복부염증을 제거한다 |
| 탁법 (托法) | 보탁(補托) | 농을 연화시킨다 |
| | 투탁(透托) | 심부의 농을 표면화시킨다 |
| 보법(補法) | | 정기를 보하여 육아신생을 촉진하고 만성화를 예방한다 |

### ③하법(下法)

하법은 대황·망초 같은 한성하제(寒性下劑)로 사하시킴으로써, 두부·안면 등 상부의 충혈염증을 제거하고, 복부의 염증도 치료한다. 대황목단피탕은 장옹(腸癰) 초기에 사용하여 치료하는 처방으로 대황·망초 같은 한성사하약과 동과자·목단피 같은 소염약이 배합된 것이다.

### ❷탁법(托法, 탁독투농법〈托毒透膿法〉)

내탁(內托)·탁리(托裏)·탁독(托毒) 등으로 불린다. 탁법에는 보탁(補托)과 투탁(透托) 두 가지가 있다. 염증의 확대경향은 막고, 병소는 국소화시키며, 화농은 되지만 농이 아직 견고하여 터지지는 않은 시기에 사용하는 방법으로 농을 연화시키는 것이 보탁, 심부의 농을 표면으로 끌어당겨, 터트려 배농시키는 것이 투탁(투농〈透膿〉)이다. 보탁에는 주로 황기·당귀·천궁·백지, 투탁에는 주로 패모·괄루인·괄루근·길경 등을 사용한다.

### ❸보법(補法)

농은 터져 배농되었으나 육아신생이 잘 진행되지 않을 때와 심한 염증증상은 보이지 않지만 만성적으로 치료되지 않는 경우, 2가지가 있다. 원인은 주로 정기허(正氣虛)이다. 사군자탕, 보중익기탕을 주로 사용하여 정기를 보하고, 당귀·천궁·마황·백개자 등을 배합하며, 건강·세신·계지를 배합하여 정기를 고무시킨다.

# 치두창일방(治頭瘡一方)

일본경험방

### 구성

천궁·창출·연교·인동·방풍·형개·홍화·대황·감초

### 약능과 방의

❶연교·인동……화농성염증에 소염작용(消炎作用)

❷창출……삼출성병변의 거습작용(祛濕作用)

❸방풍·형개……발표작용(發表作用), 습진의 가려움을 억제한다.

❹천궁·대황(=궁황산)……안면 및 두부병변에 작용한다.

### 해설

연교·인동으로 피부의 화농성염증을 소염하며, 창출로 삼출성병변을 제습(除濕)하고, '방풍-형개' 조합으로 피진의 가려움을 억제한다.

홍화는 혈류울체를 바로잡아 혈류를 개선한다.

'천궁-대황' 조합은 두부·안면부 병변에 대한 배합이다.

안면 등 신체상부의 습진과 피부염군 중 습윤병변이 명확하며 화농을 동반한 병태에 응용한다.

### 적용병태

**습진과 피부염군 중 화농을 동반한 습윤병변이 명확한 병태**

### 적용질환

이하 질환에서 적용병태를 보이면 사용한다.

❶지루피부염

❷아토피피부염

## 타카하시 미치후미 선생의 두창(頭瘡) 보고

*

타카하시 미치후미 선생의 두창 보고를 통해 치두창일방의 병태를 살펴보고자 한다.

「전두부에서 후두부까지 (겨우 양측두부만 빼고) 지루습진으로 그 삼출물이 축적되어 철갑이나 철그릇을 뒤집어 쓴 것처럼 되어 있다. 일면 흠뻑 젖어있어 두부 중심부 모발은 있는지 없는지도 거의 알 수 없었다. 그 축적물을 누르면 지루성 농즙이 배출된다.

여기에 악취가 코를 찌른다. 가려움이 심하여 손수건으로 긁으면 손수건에 분비물이 물들어 있다. 이 습진은 두부에만 있을 뿐 다른 부위에는 하나도 없었다…」라며 치두창일방 저효례(著效例) 보고했다.

치두창일방의 적용병태를 이해하는데, 이 기록이 참고가 될 것으로 생각한다.

열증(熱證)과 청열제(淸熱劑)

# 소풍산(消風散)

『외과정종(外科正宗)』

### 구성

당귀·지황·방풍·선퇴·지모·고삼·호마·형개·창출·우방자·석고·
감초·목통

### 주치

「治 風濕, 浸淫血脈, 致生瘡疥, 搔癢不絕. 及大人, 小兒, 風熱癮疹,
遍身, 雲片斑點, 乍有乍無, 並效」『외과정종(外科正宗)』

### 약능과 방의

❶방풍·형개·우방자·선퇴……거습작용(祛濕作用, 풍〈風〉)

❷석고·지모·고삼·지황……청열작용(清熱作用, 열〈熱〉)

❸창출·목통……이습작용(利濕作用, 습〈濕〉)

❹당귀·지황·호마……자윤양혈작용(滋潤養血作用, 조〈燥〉)

### 해설

　「풍습외사(風濕外邪)가 혈맥(血脈)으로 침입하여 창개(瘡疥, 표재
성 피부병변)가 생기고, 매우 가려움이 심한 것을 치료한다. 또한 성
인이나 아이의 풍열은진(風熱癮疹, 두드러기)이 전신에 운편반점처럼
나오며 여기인가 싶으면 바로 사라지고, 다시 나타나는 경우에 사용하
면 효과가 있다.」

　요약하면,

❶습윤경향(습성미란, 수포)이며 발적을 동반한 천층성 가려움이 심
한 피부질환

❷전신성, 발적을 동반한 은진(癮疹, 두드러기)에 사용한다.

　병인으로 「풍습사(風濕邪)가 혈맥(血脈)을 침음(浸淫)한다」고 서술
되어 있는데, 과거 사람들이 그 시대의 신체관이나 생리 병리관으로
그렇게 생각했던 것뿐이다. 병인과 관련된 사고방식은 반드시 따를 필
요는 없다. 현대의 병인, 생리 병리관으로 적용병태를 생각해 볼 필요

가 있다.

소풍산이 유효한 병태(적응증)는 상기 두 가지 병태이다. 바꿔 말하자면 다음과 같은 피부질환이다.

❶습진, 피부염군

접촉피부염, 약진(藥疹), 소아스트로풀르스, 결절성양진, 아토피피부염

❷두드러기

소풍산은 풍습열조(風濕熱燥)의 피진을 위해 조합된 처방으로 거풍(祛風), 청열(淸熱), 이습(利濕), 윤조(潤燥)하는 약물이 배합된 처방이다. 주요 약재는 고삼과 형개이다. 고삼은 혈열(血熱)을 식히고, 형개는 풍(風)을 제거한다. 피부의 천층성 염증과 소양을 위주로 한 경우 사용한다.

청열을 돕기 위해 '석고-지모-생지황' 조합이 배합되어 있고, 소풍(가려움)을 위해 '방풍-우방자-선퇴' 조합이 추가되어 있는 것이 그 골자가 되며, 습윤 상태에 대해 '목통-창출' 조합을, 건조함에 대해 '당귀-호마' 조합이 추가되어 있다. 이것이 소풍산의 방의(方意)이다.

### 적용병태

**풍습열조(風濕熱燥)의 병태를 보이는 피부질환(반응성피부질환)**

기본처방으로 응용한다.

### 적용질환

❶습진, 피부염군

아토피피부염이 습윤병변을 보일 때 사용한다. 습윤이 심하면 월비가출탕을 합방한다.

❷양진(痒疹)

❸결절성양진

서양의학에서는 아무리 노력해도 치료가 어려운 질환이다. 병원을 전전하다 내원한다. 소풍산합소염성구어혈제(계지복령환, 대황목단피탕, 통도산합계지복령환)이 좋은 효과를 보인다.

## 피부질환에서의 풍습열조(風濕熱燥)

**풍증(風證):** 피부질환에서 풍증이란, 「가려움」과 「피진의 확대경향, 이동성」을 의미한다. 그리고 거풍약물이란 주로 진소(鎭瘙), 지양(止痒) 작용이 있다.

**습증(濕證):** 피부질환에서 습증이란 피부병변의 습윤경향을 말한다. 부종, 장액성구진, 수포, 미란면의 습윤 등을 의미한다.

**열증(熱證):** 열증이란 염증이다. 피진(皮疹)을 보면 그것이 열인지 아닌지는 피진의 충혈, 발적, 열감을 통해 알 수 있다. 청열약물이란 항염증성 약물이다. 석고·지모는 주로 기분열(氣分熱)을 식히고, 건지황·고삼은 혈분열(血分熱)을 식힌다. 피진에서 기분열이란 염증 초기이며 선홍색을 띄면서 충혈된 것을 가리킨다. 혈분열은 약간 염증이 오래되어 세포침윤과 증식성 염증을 동반한 경우이다.

**조증(燥證):** 피부질환의 조증에는 혈허(血虛)와 혈조(血燥)라는 병태가 있다. 혈허란 피부의 노화위축, 건조를 가리킨다. 고령자 피부에서 자주 볼 수 있다. 피부가 위축되고 얇아지며 땀샘이나 피지선이 적어지고, 피부는 윤택하지 않고 건조하다. 그 때문에 가려움이 생기면 혈허생풍(血虛生風)이라 한다(**당귀음자**).

혈조란 진피에 증식성 염증이 있고 유두가 비대되며, 표피층은 커지고, 각화이상과 가시세포증(acanthosis)이 일어나 표면이 두껍고 인설이 생기며 건조하고, 내부는 발적충혈과 비후가 되어 있는 상태이다(**소풍산**).

명확히 습진이나 아토피피부염이라고 할 수 있는 상황은 아니며, 외인보다 내인에 영향을 더 받은 것 같더라도, 그 피진이 풍(소양), 습(습윤·부종) 경향이 있거나, 열(발적·충혈·열감)을 동반한 피진이라면 적용할 수 있다.

| 풍증(風證) | | 가려움, 피진의 확대와 이동성 |
|---|---|---|
| 습증(濕證) | | 피부병변의 습윤경향…부종, 장액성구진, 수포, 미란 |
| 열증(熱證) | | 피진충혈, 발적, 열감 |
| 조증 | 혈허(血虛) | 피부 노화위축, 건조 |
| (燥證) | 혈조(血燥) | 표면이 두꺼운 인설과 건조, 내부의 발적 충혈과 비후 |

**7** 열증(熱證)과 청열제(淸熱劑)

접촉피부염은 물리화학적 물질 자극에 의해 일어나는 피부염인데, 여기에도 유효하다.

소아 스트로풀르스나 벌레물림 등에 의한 양진에도 유효하며 결절성양진에도 잘 듣는다.

## 소풍산 엑스제를 응용할 때 주의사항

소풍산은 어느 정도 습윤과 건조 경향이 혼재된(굳이 한 쪽을 고르자면 습윤에 적합) 염증성 가려움이 있는 피진에 대응할 수 있게 구성되어 있다. 곧, 습진삼각을 구성하는 각 발진에 전반적으로 대응할 수 있는 것이다.

소풍산에는 이습(利濕)하는 창출·목통이 있는 가하면, 호마·당귀·지황 같은 윤조(潤燥)하는 전혀 상반된 약물이 배합되어 있다. 이것은 습진과 피부염군이 다양한 양상의 피진을 보이며, 수포 미란 같은 습윤 측면이 있으면서도 동시에 건조·가피·낙설 같은 조(燥) 병변을 가지고 있기 때문이다. 만약 습윤·수포 같은 습(濕)이 많고, 건조병변이 적을 경우에는 이습 약물을 늘리고, 윤조 약물을 줄여야 한다. 조의 병태가 많다면 이습 약물을 줄이고 윤조 약물을 늘리는 것처럼 병태에 따라 대응해야 한다. 이것이 증(證)에 따라 처방을 결정하는 방법이다. 하지만 엑스제는 처방내용이 고정되어 있어 변경할 수 없다. 따라서 엑스제를 사용할 때는 다른 엑스제를 합방하여 병태에 가깝게 만드는 방식으로 대응해야 한다.

예를 들어 소아 스트로풀르스는 수포 부종 같은 습 병변이 심하고, 건조병변은 적다. 당귀·호마 같은 몸을 자윤하는 작용이 있는 약물은 좋지 않다. 전탕약으로는 당귀·호마 등을 빼버리면 병태에 적합하게 만들 수 있지만, 엑스제를 쓸 때는 이습작용을 강화시킴으로써 대응해야 한다. 따라서 마황·석고·출이 들어있는 월비가출탕을 합방하여 대응하면 된다. 이 방식은 엑스제를 주로 활용하는 임상에서 사용할 수 있는 고육지책이다. 이렇게 엑스제에는 엑스제 나름의 사용방식이 있다.

## 소풍산 피부병변에 따른 엑스제 합방

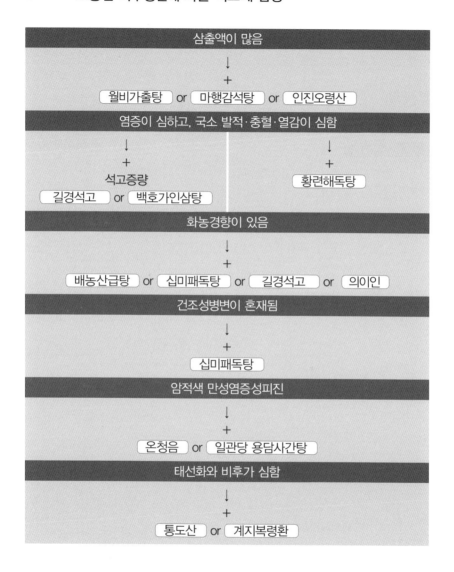

삼출액이 많음

↓
+

월비가출탕 or 마행감석탕 or 인진오령산

염증이 심하고, 국소 발적·충혈·열감이 심함

↓
+
석고증량

길경석고 or 백호가인삼탕

↓
+

황련해독탕

화농경향이 있음

↓
+

배농산급탕 or 십미패독탕 or 길경석고 or 의이인

건조성병변이 혼재됨

↓
+

십미패독탕

암적색 만성염증성피진

↓
+

온청음 or 일관당 용담사간탕

태선화와 비후가 심함

↓
+

통도산 or 계지복령환

7 열증(熱證)과 청열제(淸熱劑)

# 길경탕(桔梗湯)

『상한론(傷寒論)』, 『금궤요략(金匱要略)』

## 구성

길경·감초

## 약능과 방의

❶길경……배농작용(排膿作用), 인통(咽痛)을 멈춘다.

❷감초……배농작용, 인통을 멈춘다.

## 해설

인통 치료의 요약이다. 하지만 거담배농작용도 있어 배농탕, 배농
산의 기본이 되기도 한다.

## 적용병태

인통을 멈출 목적과 배농작용으로 다른 여러 처방에 배합하여 사용
한다.

# 배농산급탕(排膿散及湯)

『토도선생투제증록(東洞先生投劑證錄)』

## 구성

지실·작약·길경·감초·생강·대조

## 약능과 방의

❶길경·감초(=길경탕)······거담배농작용. 인통과 기침에 사용한다.

❷지실·작약(=지실작약산)······염증에 의한 울혈종창과 통증과 완화한다.

❸생강·대조·감초······건위작용(健胃作用)

## 해설

다양한 화농성질환에 사용한다. 염증이나 발열에는 배농산급탕 만으로는 효과가 없다. 다양한 처방 속에 겸용하거나 합방하여 사용한다.

## 적용병태

**화농성질환(배농을 목적으로)**

## 적용질환

배농에 사용한다. 외옹뿐 아니라 폐옹에도 사용한다. 중이염·부비동염·치아농양·유선염·항문주위농양 등에 합방하여 사용한다.

### ●────배농산급탕의 응용(야마모토 이와오)

야마모토 이와오는 배농산급탕이 항생제를 사용한 뒤에 생기는 경결을 소산(消散)시킨다는 것을 알았다. 곧 종기, 피하농양 등에 항생제를 투여할 때, 투여시기가 조금 늦어지면 화농이 멈추기는 하지만 배농은 되지 않고, 흡수소실도 되지도 않으며, 그대로 경결되어 남게 되는 경우가 많다. 이런 경우, 배농산급탕을 사용하여 배농을 시도한 결과, 배농되지 않고 흡수되어 소산되는 것을 알게 되었다. 이후, 항생제를 복용하여 염증은 억제되더라도 경결이 남았을 때는 배농산급탕을 복용시켜 2~3일 만에 소실되는 것을 관찰했다. 항생제와 배농산급탕을 병용하면 좋겠다.

**7**

**열증(熱證)과 청열제(淸熱劑)**

# 길경석고(桔梗石膏)

『일본당의사설약(一本堂醫事說約)』

## 구성

길경·석고

## 약능과 방의

❶길경……거담배농작용

❷석고……소염해열작용

## 해설

석고는 해열작용, 항염증과 항화농작용이 있으며, 길경은 거담배농 작용이 있다. 화농성염증에 사용한다.

### 길경석고 엑스제 사용법

길경석고 엑스제는 편도염이나 기관지염의 거담, 중이염·부비동염 에서 농이 나올 때 사용할 수 있다. 급성이든 만성이든 그다지 심하지 않은 염증일 때 엑스제로 대응이 가능하다.

하지만 청열제는 항쟁제가 듣지 않는 만성 부비동염·중이염·편도 염 등에 사용하는 경우가 많다. 항생제로 잘 치료가 되는 환자는 한 방치료실에까지 내원하지 않는다. 이 부분에서 한방의 메리트가 있다.

염증이 심할 때 엑스제를 사용하게 되면 대량으로 사용하던지, 황 련해독탕을 합방하여 쓰면 된다. 길경석고 엑스는 만성 염증이라면 최소한 1일 5g 정도가 필요하다. 소아에서도 같은 용량으로 사용한다.

| 편도염, 기관지염, 중이염, 부비동염 etc. (급만성 불문) | | |
|---|---|---|
| 염증이 심하지 않음 | 소시호탕 갈근탕 etc. | +길경석고 |
| 염증이 심함 | | +길경석고(대량) +길경석고 +황련해독탕 |

## 「석고」와 「의이인」

*

석고와 의이인은 모두 화농성 질환에 사용한다. 석고는 화농뿐 아니라 항염증작용이 강해 염증이 심할 때 사용한다. 따라서 농후한 농에 사용한다.

유모토 큐신 선생은 농후한 농에는 석고, 희박한 농에는 의이인을 처방에 가미하여 사용했다고 한다.

석고는 염증이 심할 때 사용한다. 따라서 중이염이나 부비동염이면서 농이 점조하고 농후한 녹색이거나 황색, 냄새가 날 때는 석고를 사용한다.

**7** 열증(熱證)과 청열제(清熱劑)

# 계작지모탕(桂芍知母湯)

『금궤요략(金匱要略)』

### 구성

지모·계지·마황·작약·감초·부자·백출·방풍·생강

### 주치

「諸肢節疼痛, 身體魁瘰, 脚腫如脫, 頭眩短氣, 溫溫欲吐, 桂枝芍藥知母湯主之」『금궤요략(金匱要略)』

### 약능과 방의

❶지모⋯⋯소염자윤작용(消炎滋潤作用)

❷계지·마황⋯⋯혈관을 확장시켜 혈행을 개선한다.

❸부자·방풍·백출⋯⋯부종을 제거하며, 부자에는 진통효과가 있다.

❹작약·감초·부자·방풍⋯⋯골격근 연축에 의한 통증을 완화한다.

### 해설

관절에 염증이 있어 뜨겁다. 관절막은 비후되어 있지만, 관절 내부에는 물이 없다. 소염자윤약인 지모를 주요 약재로 삼은 이유이다. 또한 지모는 신경흥분을 억제하는 효과가 있고, 계지를 배합하면 진통효과가 높아진다. 작약을 배합하면 신경이나 근육의 흥분성이 높아져 발생한 근육의 섬유성 연축에 효과가 있다. 근육의 구급이나 경련에 의한 통증, 운동 시 통증에 대해 '작약-감초' 조합을 배합하고, 여기에 부자를 추가하면 진통작용이 강화된다. 방풍도 또한 골격근 경련에 의한 통증에 진통효과가 있다. 경부 등의 강직이나 사지의 연급, 관절통증에 사용한다. '계지-마황' 조합은 혈관을 확장시켜 혈행을 개선시키고, 부자·방풍·백출을 배합해 두었기 때문에 부종을 제거하는 효과와 진통효과도 있다.

### 적용병태

만성관절염⋯⋯관절 내 수종은 적고, 관절막이 비후된 관절염

### 적용질환

만성류마티스관절염, 만성관절염

# 삼물황금탕(三物黃芩湯)

『금궤요략(金匱要略)』

## 구성

지황·황금·고삼

## 주치

『千金三物黃芩湯, 婦人多在草蓐, 得風, 四肢苦煩熱, 皆自發露所爲, 頭痛者, 與小柴胡湯. 頭不痛但煩, 與三物黃芩湯』『금궤요략(金匱要略)』

## 약능과 방의

❶지황·고삼……혈열(血熱)을 식힌다. 청열양혈작용(淸熱凉血作用)
❷황금……청열사화작용(淸熱瀉火作用)

## 해설

열병이나 산후 손바닥 번열(煩熱)로 고통스러워하는 사람에게 사용할 목적으로 만들어진 처방이다. 고삼에는 구충작용이 있어, 환자가 복용하고 나서 회충을 토했다는 경험도 있다.

윤기작용(潤肌作用)은 사물탕이 우수하다. 따라서 피부의 위축·노화·건피증에는 사물탕이나 당귀음자가 좋다. 발적과 열감, 곧 염증증상에는 삼물황금탕의 소염작용이 우수하다.

진행성 수장각피증, 주부습진은 건피증과 동시에 염증이 있다. 이것은 혈허(血虛)와 혈열(血熱)이 있다. 생지황·목단피·고삼·적작약·자근·현삼 등 혈열을 제거하는 약물과 숙지황·당귀·백작약·하수오 등 보혈윤조(補血潤燥)하는 약물의 배합비를 생각해 봐야만 한다.

또한 각질증식·비후·부전각화 등이 심할 때는 혈열뿐 아니라 어혈도 있어, 도인·홍화·소목 같은 활혈화어(活血化瘀), 구어혈약 및 의이인을 청열양혈약에 배합해야만 한다.

## 적용병태

**혈허(血虛)와 혈열(血熱)**

## 수장건피증과 동시에 존재하는 충혈성 염증

### 적용질환

❶진행성 수장각피증

❷주부습진

　모두 손 습진이다. 주부습진형과 진행성 수장각피증으로 크게 나누어진다.

### 합방가감

　가미소요산합삼물황금탕(가미소요산합온청음)

　가미소요산합삼물황금탕합계지복령환

---

## 주부습진, 진행성 수장각피증 한방치료

*

　주부습진, 진행성 수장각피증 치료는 일반적인 피부과 처치는 유지하며, 소인(素因)에 대해 가미소요산을 활용하고, 건조 현상에 대해서는 사물탕을 합방하고, 발적 열감까지 동반된 염증증상에는 삼물황금탕과 온청음을 병용하여 치료한다.

　치료는 주로 내인(內因)에 초점을 맞춰 시행한다. 그렇기 때문에 복용하면 즉효가 나는 것은 아니고, 서서히 호전되어 치유되어 간다. 재발되지 않도록 장기간 꾸준히 복용하도록 한다.

　삼물황금탕, 온청음, 육미환은 모두 방의가 거의 같다. '삼물황금탕보다는 온청음이다', '육미환이 좋다'처럼 굳이 각 처방의 효과를 가지고 헷갈려하지 않는 것이 좋겠다.

---

# 오림산(五淋散)

『고금의감(古今醫鑑)』

### 구성

복령·택사·차전자·활석·목통·산치자·황금·당귀·작약·생감초·
지황

### 주치

❶「治 肺氣不足, 膀胱有熱水道不通, 淋瀝不出, 或尿如豆汁, 或如砂
石, 或冷淋如膏, 或熱淋, 尿血」『고금의감(古今醫鑑)』

❷「治 腎氣不足, 膀胱有熱水道不通, 淋瀝不宣, 出少起多, 臍腹急痛
…… 或尿如豆汁. 或如砂石, 或冷淋如膏, 或熱淋便血, 並皆治之」『화
제국방(和劑局方)』

### 약능과 방의

❶산치자·황금·지황·생감초……소염작용(消炎作用)

❷작약·생감초·당귀……진경진통작용(鎭痙鎭痛作用)

❸활석·택사·복령·목통·차전자……이뇨, 소염작용

❹지황……지혈작용

### 해설

   병인으로 신기부족(腎氣不足)과 폐기부족(肺氣不足)이 언급되어 있
는데, 어느 쪽이든 상관없다. 중의학의 신체관에서는 폐(肺)가 「수도
(水道)를 통조(通調)한다」, 「수(水)를 기화(氣化)한다」고 하는데, 이는
체내 수(水)의 운행이 폐기를 통해 기화된다는 의미이다. 곧 수가 폐
기를 통해 에너지를 부여받아(기화된 결과), 체내를 순환한다고 생각
하는 것이다. 또한 신의 기화작용을 통해 수는 방광(膀胱)으로 들어
간다고 본다. 신기(腎氣)가 방광에 에너지를 주어 소변을 배설시키는
것이다. 이렇게 폐기나 신기에 대해 규정하고 있다. 따라서 신기의 문
제인지, 폐기의 문제인지, 둘 중 어디어도 관계없다. 머릿속에 기억해
두어야 할 것은 이것이 실제 병태에 기초한 것은 아니란 점이다.

옛사람들은 체내의 구조나 생리, 병리 같은 기전을 알지 못한 경우가 많았다. 학설이나 가설을 만들어 설명하는 것이 결코 나쁜 것은 아니다. 하지만, 지금도 과거의 가설에 얽매일 필요는 없다. 옛사람들이 가설로서 제출한 해석을 현대의학적 신체관으로 읽어 낼 필요가 있다.

방의(方意)를 통해 보면 오림산은 '경증 요로감염'에 사용할 수 있는 처방이다. 세균감염에 의한 방광염 중, 화농이 매우 심하지 않는 상황에 한하여 오림산은 매우 유효하다. 항생제에 저항성을 보여 잘 낫지 않는 경우, 재발을 반복하여 치유가 어려운 경우, 만성방광염에 매우 효과가 좋은 처방이다. 곧 다음과 같은 방광염에 사용하기 좋다.

**❶염증이 심하지 않음**

**❷소변이 혼탁하나, 화농은 명확치 않음**

**❸소변량도 그렇게 적지 않음**

따라서 자각증상도 편하다. 하지만 일상 임상에서는 이러한 경증 방광염 환자를 만난 기회가 매우 많다. 특히 급성기처럼 항생제 효과가 좋지 않은 만성기 방광염이 많으며, 항생제를 중지하면 재발을 반복하기도 한다.

오림산은 요로염증에 대해 산치자와 황금을 배합하여 청열(염증억제)한다. 소변량 증가를 목적으로는 복령만 들어있다.

오림산을 사용할 타입은 피부에도 수분이 많은 편인 물살형이며, 살이 부드럽고 혈색은 나쁘며 냉증이고, 체내와 피부에 수체(水滯)가 있다. 당귀작약산형이다. 따라서 오림산을 쓸 상황은 「당귀작약산가산치자」로도 대부분 좋아진다. 체내에 수분이 많기 때문에 복령만으로 이수(利水)된다면 좋겠지만, '산치자−황금' 조합으로 몸의 열이 식으면 소변량도 증가한다. 당귀작약산에서 열성이 가장 강한 천궁을 빼고, 황금과 산치자를 추가한 처방이라고 생각하면 좋겠다.

하지만 수분 배출이 좋지 않은 임력(淋瀝, 요의빈삭이나 배뇨통) 증상이 심할 때는 오림산의 택사·활석·목통·차전자가 들어가는 편이 좋다. 당귀작약산 타입보다 수체(水滯)는 적고 건조한 혈허(血虛) 경향을 보이는 경우에는 사물탕을 적용할 타입이며, 이 경우에는 하라 난요의 병자탕(丙子湯; 황금·활석·지황·당귀·택사·산치자·감초로 구성〈역자주 〉)이 더 좋다. 이 타입은 몸에 수체가 적어, 복령을 사용해도 소변량이 증가하지 않는다. 활석·택사가 없으면 효과가 나질 않는다. 이 타입인 사람이 발열, 발한 등으로 몸의 수분이 줄어 임력(淋瀝)하고 통증이 심하며, 증상이 심하고, 배뇨는 전혀 없다고 할 정도로 소변량이 적을 때, 그리고 대변도 굳고, 변비가 생겨 나오지 않을 때 팔정산을 사용한다. 사물탕의 혈허에 염증이 심하게 겸한 상황이라면 용담사간탕류를 쓴다.

## 오림산의 폐기부족(肺氣不足) 신기부족(腎氣不足)

\*

옛사람들은 각 증상의 병태를 당시의 신체관에 기반하여 폐기부족이나 신기부족으로 해석했다. 오행론을 통한 장상론적 해석이다. 어느 쪽이 옳은 지 의논할 필요도 없다.

서양의학적 병리관을 취하자면 방광염에 해당한다.

### 적용병태

하부요로의 염증성질환
복부내장의 염증성질환

### 적용질환

**❶방광염**

염증이 심할 때 → 황련해독탕이나 용담사간탕을 합방한다
빈뇨·통증이 심할 때 → 작약감초탕을 합방한다
소변이 농축되어 있을 때 → 저령탕을 합방한다
혈뇨가 있을 때 → 사물탕이나 온청음을 합방한다
농뇨가 있을 때 → 황련해독탕, (팔미대하방)을 합방한다

**❷복강 내 염증**

## ●───── 오림산의 응용

오림산의 응용범위는 하복부염증 전반이다.

야마모토 이와오는 오림산으로 방광염을 치료하고, 동시에 난관염·난관주위염이 좋아진다는 것을 환자를 통해 배웠고, 그 응용범위를 확대해갔다고 한다.

당귀작약산형 질염, 자궁경관염, 자궁내막염, 난관염, 난관주위농양, 골반복막염으로 치료범위를 넓혀갔다. 당귀작약산형 수체(水滯)와 냉증이 있는 사람은 방광염뿐 아니라 충수염, 난관염 모두 염증증상이 약하고 화농경향도 강하지 않고, 쉽게 만성화경향을 보이게 된다. 그리고 이런 타입에 오림산이 잘 듣는다. 하복부 염증성질환이 급성이고, 통증이나 염증이 매우 심할 때는 사용하지 않는다.

하지만 블룸버그 징후 양성과 걸었을 때 통증 울림이 있는 경우에도 사용한다. 또한 가감하지 않은 엑스제로도 잘 듣는다.

7

열증(熱證)과 청열제(淸熱劑)

# 용담사간탕(龍膽瀉肝湯)

『설씨의안(薛氏醫案)』

## 구성

산치자·황금·용담·목통·차전자·택사·생지황·당귀·감초

## 약능과 방의

❶산치자·황금·용담·생지황……청열작용(淸熱作用), 소염작용

❷생지황……청열양혈작용(淸熱凉血作用), 지혈작용

❸당귀……활혈작용(活血作用), 진경작용(鎭痙作用)

❹목통·차전자·택사……이뇨, 소염작용

## 해설

오림산과 용담사간탕은 방의(적용병태)가 비슷하다.

'용담－생지황'이 조합되어 있기 때문에 오림산에 비해 소염작용이 강하고, 지혈작용도 좋다. 소염작용과 이뇨·지혈작용은 있지만, 진통진경약물 배합이 없다. '작약－감초' 조합이 들어있지 않기 때문에 용담사간탕으로는 방광괄약근 연축에 따른 배뇨통이나 빈뇨, 임력(淋瀝) 같은 고통에 대한 효과가 약하다.

이 처방은 요도염, 방광염뿐 아니라 눈·귀의 염증, 바톨린선염, 질염, 자궁내막염, 난관염, 서혜부 림프선염 등과 같은 염증에 폭넓게 사용된다. '작약－감초'를 추가하면 방광염의 배뇨통, 빈뇨에 효과를 볼 수 있도록 되어 있다. 이 처방이 방광염에 듣지 않는다고 하는 분들도 있는데, 방광염에 사용하기 위해서는 작약감초탕을 가미 또는 병용해야만 한다.

한방 엑스제는 처방이 고정되기 때문에, 병태에 따른 가감도 할 수 없어, 단독으로는 응용범위가 협소하다. 또한 엑스제는 약재 함유량이 적기 때문에 심한 염증은 억제할 수 없다. 따라서 합방 또는 겸용할 필요가 있다. 일반적으로 방광염, 요도염에는 오림산 엑스제를 중심으로 염증이 심할 때는 황련해독탕 엑스제나 용담사간탕 엑스제를 합방한다. 빈뇨, 배뇨통, 임력(淋瀝)에 대해서는 작약감초탕 엑스제를

합방한다. 소변색이 짙으면 저령탕 엑스제를 합방한다. 혈뇨에는 궁귀교애탕 엑스제나 사물탕 엑스제, 저령탕합사물탕 엑스제, 온청음 엑스제 등을 합방한다.

### 적용병태

소염이뇨제가 필요한 병태
골반강의 급성염증

### 적용질환

❶급성방광염, 요도염
❷급성 하복강 내 염증

바톨린선염·질염·자궁내막염·난관염·서혜부·림프선염 등의 염증에 사용한다. 염증의 급성기에 사용한다. 만성염증에는 일관당 용담사간탕을 사용하면 좋다.

| | 용담사간탕(薛) | 오림산 |
|---|---|---|
| 소염작용 | 산치자<br>황금<br>용담<br>생지황<br>감초<br>택사<br>목통 | 산치자<br>황금<br>지황<br>생감초<br>활석<br>택사<br>목통 |
| 이뇨작용 | 택사<br>목통<br>차전자 | 활석<br>택사<br>복령<br>목통<br>차전자 |
| 지혈작용 | 생지황 | 지황 |
| 진경진통작용 | 감초<br>당귀 | 작약<br>생감초<br>당귀 |

# 인진호탕(茵蔯蒿湯)

『상한론(傷寒論)』, 『금궤요략(金匱要略)』

### 구성

인진호·산치자·대황

### 주치

❶「陽明病, 發熱汗出者, 此爲熱越, 不能發黃也. 但頭汗出, 身無汗, 劑頸而還, 小便不利, 渴引水漿者, 此爲瘀熱在裏, 身必發黃, 茵蔯蒿湯主之」

❷「傷寒七八日, 身黃如橘子色, 小便不利, 腹微滿者, 茵蔯蒿湯主之」『상한론(傷寒論)』

❸「穀疸之爲病, 寒熱不食, 食卽頭眩, 心胸不安, 久久發黃, 爲穀疸, 茵蔯蒿湯主之」『금궤요략(金匱要略)』

### 약능과 방의

❶인진호……청열이수(淸熱利水), 이담작용

❷대황……항염증, 이담, 사하작용

❸산치자……이담, 항염증작용

❹인진호·산치자·대황……소염, 이담, 사하작용

### 해설

주치❶은 「양명병(陽明病)으로 발열하며 땀이 나는 것은 열월(熱越)이라 하며, 열이 땀과 함께 발산되는 것이다. 따라서 황달에까지 이르지 않는다. 하지만 머리에만 땀이 나며 다른 곳에는 땀이 없고, 소변도 나오지 않으며, 갈증이 있고 물을 아무리 마셔도 또 마시게 되는 것은 습열(濕熱)로 어열(瘀熱)이 이(裏)에 있는 것이다. 몸에는 반드시 황달이 생긴다. 이럴 때 인진호탕이 가장 좋다」라는 의미이다.

대황에는 소염작용, 해독작용(항화농작용), 이담작용이 있으며, 담즙분비를 증가시킨다.

**적용병태**

❶소염성 이담사하제를 필요로 하는 병태

❷황달

**적용질환**

❶급성간염의 황달

❷급성담낭염, 담관염의 황달

# 을자탕(乙字湯)

『총계정의사소언(叢桂亭醫事小言)』, 아사다가처방

### 구성

당귀·시호·황금·감초·승마·대황

### 주치

「치질, 탈항통초(脫肛痛楚) 혹은 하혈장풍(下血腸風) 혹은 전음양통(前陰痒痛)하는 사람을 다스리는 처방」『총계정의사소언(叢桂亭醫事小言)』

### 약능과 방의

❶시호·승마⋯⋯탈항성 내치핵과 탈항을 끌어올림(승제작용〈升提作用〉)

❷감초⋯⋯항문괄약근의 경련을 멈추고, 탈출된 치핵이나 항문을 환납(還納)시켜 편하게 한다.

❸당귀⋯⋯울혈을 제거하여 치핵의 부종을 치료한다.

❹시호·황금·승마⋯⋯소염작용, 습열(濕熱)을 제거한다. 항문주위와 외음부 소양증이나 습진을 개선한다.

❺승마·대황⋯⋯지혈작용

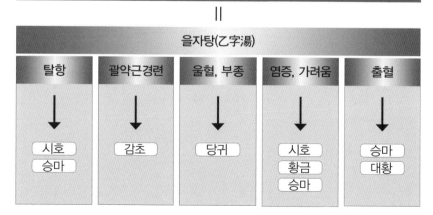

중간형 내치핵의 탈출, 항문주위와 외음부의 습진·소양감

||

을자탕(乙字湯)

| 탈항 | 괄약근경련 | 울혈, 부종 | 염증, 가려움 | 출혈 |
|---|---|---|---|---|
| ↓ | ↓ | ↓ | ↓ | ↓ |
| 시호<br>승마 | 감초 | 당귀 | 시호<br>황금<br>승마 | 승마<br>대황 |

### 해설

중간형 치(痔)의 탈출에 사용하는 대표처방이다.

시호와 승마로는 항문괄약근 및 직장종주근의 이완을 치료하여, 직장과 항문을 끌어올린다. 감초로 괄약근의 연축성 수축을 완화하며, 환납하여 편하게 한다. 당귀는 울혈을 제거하고, 치핵을 치료한다. 이상이 중간형 탈출에 대한 배합이다. '대황-승마'는 지혈작용이 있고, '시호-승마-황금' 조합은 소염과 충혈에 대한 배합이다. 또한 '시호-황금-승마' 조합은 습진이나 가려움에 유효하며, 이 조합이 항문주위와 외음부 습진, 가려움에 이 처방이 유효한 이유이다.

### 적용병태

❶내치핵의 탈출·탈항(이완성탈출과 경련긴장성 탈출의 중간형)
❷하혈·치핵의 출혈
❸항문주위 및 외음부 습진, 소양증

### 적용질환

❶내치핵의 탈출·탈항(이완성탈출과 경련긴장성 탈출의 중간형)

시호·승마로 항문괄약근 이완을 치료하며, 감초로 항문괄약근 경련에 대응한다.

❷항문주위와 외음부의 가려움, 습진

### 합방가감

**을자탕합감초탕**

**을자탕합작약감초탕**

**을자탕합사역산**

괄약근의 경련성긴장이 심해 환납이 힘들 때는 환납시키기 15분 전에 작약감초탕을 복용해 두면 괄약근 긴장이 잡혀 환납이 용이하다.

**을자탕합마행감석탕**

탈출된 부분이 감돈(嵌頓)되어 혈전성정맥염을 일으켰을 때는 마행감석탕을 합방한다.

# 육미지황환(六味地黃丸, 육미환〈六味丸〉)

『소아약증직결(小兒藥證直訣)』

## 구성

지황·산약·산수유·목단피·복령·택사

## 주치

소아의 발육불량, 음허소갈(陰虛消渴), 음허화왕(陰虛火旺)에 따른 발열·기침·자한(自汗)·도한(盜汗)·어지럼·이명 등을 치료한다.

## 약능과 방의

❶지황·산수유······신음부족(腎陰不足)을 보하며, 몸을 윤택하게 하여 허열(虛熱)을 식힌다.

❷지황·목단피······청열작용(淸熱作用)으로 음허열(陰虛熱)을 억누른다(청열양혈작용〈淸熱凉血作用〉).

❸복령·산약······위장기능을 개선하며, 지황의 부작용을 예방한다.

❹복령·택사······소화관과 체내의 과잉수분을 제거한다.

## 해설

육미환은 전중양(錢仲陽)이 팔미환에서 계지·부자를 빼서, 소아의 보지(步遲), 어지(語遲), 치지(齒遲), 해로(解顱) 같은 발육부전에 사용했던 처방이다. 현재는 소아보다 성인의 음허병태를 치료하는 대표 처방으로 사용되고 있다.

본 처방의 특징은 목단피에 있다. 목단피는 항염증, 해열작용을 가지고 있는데, 지황과 함께 청열양혈약(淸熱凉血藥)으로 분류되어 허열에도 사용된다.

### 음허(陰虛)와 허열(虛熱)의 증상

신체가 마르고, 근육도 마른다. 특히 큰 근육이 야윈다. 이보다 먼저 피하지방이 없어진다. 혀도 가늘어진다. 기허(氣虛)가 없는 한 식욕은 떨어지지 않으며, 오히려 항진된다. 몸에 윤기가 없어진다. 소아는 발육이 나쁘다. 노화현상이 빨리 나타난다.

7

열증(熱證)과 청열제(淸熱劑)

### 음허(陰虛) 증상

도한(盜汗)이 있다. 갈증이 있어 물을 마신다. 인후부가 건조하며, 입이 마른다. 어지럼, 이명, 치아가 흔들리며 잘 빠진다. 몸이 야위고, 근육이 빠진다. 설질(舌質)은 홍(紅)하고 가늘어지며, 맥(脈)도 세삭(細數)하다.

---

## 나의 허열(虛熱) (소모성질환)

\*

아파서 작년 11월부터 누웠다 일어났다 한다. 10월경부터 체중이 줄기 시작했다. 우선 큰 근육이 빠지기 시작했고, 다음으로 손발의 작은 근육이 빠져갔다. 4월경부터 오심번열(五心煩熱)이 생겼다. 체중은 55kg에서 44kg으로 감소했다. 저녁 7시경부터 손발이 타오르고, 도한이 나기 시작하여 약 3시경까지 정해진 듯 지속된다. 소변량은 적고 색은 짙다.

근육이 빠져가고 소변색이 짙어지며, 근육과 지방이 다 타버렸을 무렵부터 허열이 나기 시작했던 것 같다.

허열(虛熱)에도 여러 타입이 있는 것 같다. 내 경우는 소모성질환에 의한 것으로 생각된다.

---

### 허열(虛熱) 증상

손발에 작열감, 타오르는 듯하다. 오후가 되면 열이 난다. 심하면 뼛속에서 끓어오르듯 열이 난다. 이를 골증(骨蒸)이라고 한다. 몸을 움직이면 열이 난다. 이것은 노열(勞熱)이라고 한다. 음(陰)이 허하여 발생하는 화(火)이기 때문에 음허화동(陰虛火動)이라고 한다.

음허 병태에 기초하여 전신의 다양한 증상이 추가되게 된다.

❶어지럼, 이명 등
❷심계항진, 불면, 건망
❸마른기침, 점조한 가래, 실음(失音), 해혈(咳血) 등

### 적용병태

**❶소아 발육불량**

**❷허열(虛熱)**

  옛사람들이 허열로 다룬 병태에는 음허(陰虛)에 의한 것 이른바 허열과 만성염증에 의한 상음(傷陰)이 모두 포함되어 있다.

**❸만성염증성질한(자음강화법)**

### 적용질환

  **음허(陰虛)·허열(虛熱)**의 기본처방으로 사용한다.

**❶**어지럼, 이명, 안화(眼花), 두통, 고혈압, 노이로제, 월경불순

**❷**심계, 불면, 다몽, 건망, 정충(怔忡) 등

**❸**건해(乾咳), 담궐(痰厥), 도한(盜汗), 골증조열(骨蒸潮熱) 등

● ——— **만성염증과 「허열(虛熱)」, 「실열(實熱)」**

  중의학은 허열에 대해 자음강화탕이나 육미환가감으로 대처하는

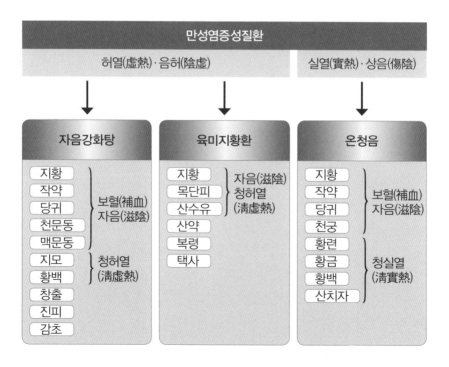

| 만성염증성질환 | | |
|---|---|---|
| 허열(虛熱)·음허(陰虛) | | 실열(實熱)·상음(傷陰) |
| **자음강화탕** | **육미지황환** | **온청음** |
| 지황<br>작약<br>당귀<br>천문동<br>맥문동 } 보혈(補血)<br>자음(滋陰)<br>지모<br>황백<br>창출<br>진피<br>감초 } 청허열<br>(淸虛熱) | 지황<br>목단피<br>산수유<br>산약<br>복령<br>택사 } 자음(滋陰)<br>청허열<br>(淸虛熱) | 지황<br>작약<br>당귀<br>천궁 } 보혈(補血)<br>자음(滋陰)<br>황련<br>황금<br>황백<br>산치자 } 청실열<br>(淸實熱) |

데, 야마모토 이와오는 만성염증은 실열이 주 병변이며, 여기에 상음 (傷陰)이나 어혈(瘀血)을 동반한 것으로 인식했다. 따라서 실열(實熱) 에 대해 황련해독탕을 쓰고, 상음(傷陰)에 대해 사물탕을 합방하여 온청음을 기본으로 병태에 따라 가감을 시행해간다.

## 심신불교(心腎不交) 이론과 육미환

*

중국에서는 예로부터 생명현 상 요인으로 화(火)와 수(水)를 중 시하여 장(臟)으로는 심(心)을 화 에, 신(腎)을 수에 배속시켜 두었 다. 심화(心火)가 내려가고, 신수 (腎水)가 올라 수화(水火)가 상교 (相交), 상제(相濟)하여 생명현상 이 이루어진다고 생각했다.

신수가 부족하면 심화가 홀로 왕성해진다. 이것을 심신불교(心 腎不交)라고 한다. 반대로 수가 과다하여 화를 소멸시키는 것을 신수능심(腎水凌心)이라 한다.

화가 올라가고, 수가 내려가는 것은 이치에는 맞지만, 화가 내려 가서 수가 상승한다는 것은 사실 음양론적으로는 이상하게 들릴 수 있다. 이 모순을 회피하고자 했던 것인지, 후세에는 심화 중에 진음(眞陰), 신수 중에 진양(眞陽) 이 있다고 하여 진음진양(眞陰眞 陽)을 상정하고, 진음이 화를 내 리며, 진양이 수를 끌어올린다고 설명하게 되었다.

또한 심기(心氣)의 하강은 신기 (腎氣)의 상승에 따라, 신기의 상 승은 심기의 하강에 의한다. 승강 하는 것은 수화이며, 그것을 승강 시키는 것이 수화(水火) 중의 진 음진양이다. 심화 중의 진음이 하 강하여 신 중에 수를 만들어내 고, 신수 속의 진양이 상승하여 심 중에 화를 만들어내게 된다. 이렇게 심과 신은 상호 협조교류 하고 있다. 이것이 무너지면 심신 불교가 된다. 이상이 심신불교 이 론이다.

그리고 이 신수부족(腎水不足) 을 보충하는 것이 육미환이다. 육 미환은 「수(水)를 왕성히 만들어 화(火)를 제어하는 처방이다」라고 들 설명한다.

# 8 발한해표제(發汗解表劑)

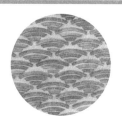

# 계지탕(桂枝湯)

『상한론(傷寒論)』, 『금궤요략(金匱要略)』

### 구성

계지·작약·생강·대조·감초

### 주치

❶「太陽病, 頭痛, 發熱, 汗出, 惡風, 桂枝湯主之」『상한론(傷寒論)』

❷「師曰, 婦人得平脈, 陰脈小弱, 其人渴不能食, 無寒熱, 名妊娠, 桂枝湯主之」『금궤요략(金匱要略)』

### 약능과 방의

❶계지……발한작용(發汗作用)

❷작약……지한작용(止汗作用)이 있으며 발한과다를 억제하기 위해 배합

❸생강……발한작용이 있고, 계지의 발한작용을 돕는다.

❹생강·대조·감초……건위작용(健胃作用)

### 해설

계지탕은 감염증 초기에 발한요법으로 사용하는 처방이다. 계지를 복용하면 전신외표(全身外表)가 따뜻해지므로 이것이 주요 약재이다. 생강도 몸이 따뜻해진다. 계지의 작용을 생강으로 도와 몸을 따뜻하게 하여 발한요법을 진행하는 처방이다.

『상한론(傷寒論)』에서는 상한 발병초기에 병이 표(表)에 있는 시기를 태양병(太陽病)이라 부른다. 이 발한요법을 시행해야 할 시기에는 맥이 부(浮)하다. 체온은 오르지만 자각적으로는 오한(惡寒)을 느끼게 된다.

자한(自汗)이라는 것은 아무것도 하지 않는데 자연스럽게 땀이 나오는 것을 말한다. 계지탕의 적용병태는 한기(寒氣)가 가볍고, 따뜻하게 하기 위해 이불을 덮고 자면 몸이 따뜻해지면서 쫘악~ 땀이 나오는 상황이다. 오풍(惡風)이란 외기(外氣)나 바람을 맞으면 오싹하게 한기가 드는 것을 말한다. 자한이 있을 정도이기 때문에 약간만 따뜻하

게 하면 바로 땀이 난다. 따라서 작약을 배합하여 발한과다를 방지해 둔 것이다.

　계지탕을 적용할 병태는 몸이 약한 사람의 감염증이 아니라 병이 가벼운, 즉 경증이라고 이해해두는 것이 좋겠다.

#### 적용병태

**태양병(太陽病)으로 맥부(脈浮), 오한(惡寒), 자한(自汗)이 있는 가벼운 감염증**

#### 적용질환

❶가벼운 감기초기
❷임신 중 두통 같은 신체의 불편감

---

### 발한요법을 해야 할 시기와 의미

*

　발한요법은 열병이 발병한 초기에 한다. 『상한론(傷寒論)』으로 말하자면 태양병 시기이다. 열병 초기 발열 때문에 체열이 상승할 때, 열이 최대로 오를 때까지 오한이나 오풍이 발생한다. 심할 때는 오한전율(惡寒戰慄)이 나타나 후들후들 떨기도 한다. 이 생체가 체온을 상승시킬 시기에 한기가 있으면 발한요법을 시행한다.

　바이러스·세균 등에 감염되어 열이 나는 것은 몸이 이러한 병원미생물 번식을 제어하여 치료하기 위한 것이 아닐까 생각되고 있다. 체온상승, 곧 열이 몇 ℃까지 올라갈 것인가는 병원체의 종류에 따라 다를 수 있다.

　발한시키기 위해서는 빠르게 체온을 상승시켜야만 한다. 동시에 발생하는 한기의 정도 중 가장 가벼운 것이 오풍이다. 그 다음이 오한이며, 가장 심한 것이 오한전율이다. 오한전율의 경우, 근육이 경련하여 열을 생산하며 빠르게 체온을 상승시킨다. 이 한기(오한)의 정도는 병원체 종류(독력〈毒力〉의 차이), 추위나 더위 등의 외부기온, 외부환경 등의 조건에 따라 차이가 있다.

　곧, 병원체의 독력, 환경조건, 정기(正氣, 체력 등 내인조건) 차이에 따라 병태에 차이가 생기는 것이다. 그에 맞춰 처방도 차이가 있을 수 있다.

# 계지가갈근탕(桂枝加葛根湯)

『상한론(傷寒論)』

### 구성

계지·작약·갈근·생강·대조·감초

### 주치

「太陽病, 項背强几几, 反汗出, 惡風者, 桂枝加葛根湯主之」『상한론(傷寒論)』

### 약능과 방의

❶계지탕……태양병(太陽病), 한출오풍(汗出惡風)의 병태를 치료한다.
❷갈근……항배강급(項背强急)을 치료한다.

### 해설

계지탕을 투여하여 발한(發汗)시켜야만 할 경증 환자이면서 항배강급(項背强急)이 있을 때, 갈근을 추가하여 계지가갈근탕을 사용한다.

### 적용병태

❶열병 초기에 표증(表證)이 있는 상태이면서, 특히 항배강급(項背强急)이 있는 병태
❷잡병의 어깨결림

### 적용질환

❶계지탕을 적용할 감기초기이면서 어깨결림이 심할 때
❷어깨결림

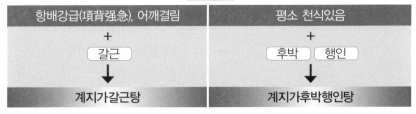

맥부(脈浮), 오풍(惡風), 자한(自汗)이 있는 경증 감염증

‖

계지탕

| 항배강급(項背强急), 어깨결림 | 평소 천식있음 |
|---|---|
| + | + |
| 갈근 | 후박    행인 |
| ↓ | ↓ |
| 계지가갈근탕 | 계지가후박행인탕 |

# 계지가후박행인탕(桂枝加厚朴杏仁湯)

『상한론(傷寒論)』

### 구성

계지 · 작약 · 생강 · 대조 · 감초 · 후박 · 행인

### 주치

「喘家, 作桂枝湯加厚朴杏子佳」『상한론(傷寒論)』

### 약능과 방의

❶계지탕……표허(表虛)인 열병 초기를 개선한다.

❷후박……기관지 경련을 완화한다.

❸행인……기도의 수(水)를 잡는다.

### 해설

한방에서 말하는 천(喘)이란, 호흡곤란과 천명을 말한다. 계지탕을 투여할 병태이면서 평소부터 천식을 가지고 있던 사람에게 투여한다.

표허자한(表虛自汗)을 보이는 사람에게 마황이 들어간 소청룡탕, 대청룡탕, 마행감석탕 등을 사용하면 탈한(脫汗)을 일으키며, 몸이 약해져 움직일 수 없게 된다. 이때 고방 중에서 이 타입의 소아천식, 기관지천식 등의 표허자한(表虛自汗)의 천(喘)에 계지가후박행인탕을 자주 사용한다.

### 적용병태

천식이 있는 사람이 표허(表虛)할 때

### 적용질환

표허(表虛) 열병초기이면서 천명, 호흡곤란이 있을 때

기관지천식

**8**

발한해표제(發汗解表劑)

329

# 마황탕(麻黃湯)

『상한론(傷寒論)』

**구성**

마황·행인·계지·감초

**주치**

「太陽病, 頭痛發熱, 身疼, 腰痛, 骨節疼痛, 惡風, 無汗而喘者, 麻黃湯主之」『상한론(傷寒論)』

**약능과 방의**

❶마황·계지……발한작용(發汗作用)

❷마황·행인·감초……이수작용(利水作用, 천명을 제거한다.)

❸마황·감초……기관지경련을 제거(치천작용〈治喘作用〉)하여, 경련성 기침을 없앤다.

**해설**

　감염증 발병초기 오한이 있을 때 사용하여, 발한(發汗)시켜 발한해표(發汗解表)하는 처방이다.

　마황은 발한작용이 있고, 마황탕은 마황에 계지가 배합되어 표한사(表寒邪)를 발한시켜 내좇아 표의 저림이나 통증을 제거한다. 계지탕보다 발한작용이 강하며 오한무한(惡寒無汗)일 때 사용하는 발한해표제(發汗解表劑)이다. 체력이 강한 사람에게 사용할 뿐 아니라, 병사(病邪, 한사〈寒邪〉)가 심해서 세게 발한시키지 않으면 사기를 내좇을 수 없는 상태에 사용한다.

**적용병태**

❶발한·오한·무한이 있는 감염증 초기(발한해표제로써)

❷신체부종, 관절수종, 기관지점막부종

❸기관지경련

**적용질환**

❶감염증 초기에 발열, 오한하며 무한(無汗)할 때

**8**
**발한해표제(發汗解表劑)**

330

**❷코막힘**

유아가 코막힘이 있어 우유를 먹지 못할 때 사용하면 한 번만 복용해도 코가 뚫린다. 부종이나 점막 충혈이 심하지 않은 경우에 좋다. 충혈발적이 심하면 마행감석탕을 적용한다.

**❸기관지천식**

기관지천식에는 따로 더 좋은 처방이 있다.

## 다음과 같은 경우에 「마황탕」 적용병태를 보인다

**❶**병사의 힘이 강하여, 갑자기 체온이 상승하고 오한이 심하며 무한(無汗)한 경우

**❷**외부환경의 한기가 심한 시기에 감염증에 이환된 경우

**❸**수습(水濕)이 정체된 사람이 감염증에 이환된 경우

---

### 「마황」의 작용

\*

마황에는 이수작용(利水作用)이 있으며, 이수작용을 통해 체내의 과잉된 수분을 제거하는 작용이 있다. 『금궤요략(金匱要略)』수기병편(水氣病篇)에 「裏水, 越婢加尤湯主之. 甘草麻黃湯亦主之」라 되어있듯 마황과 감초로 수분을 제거한다. 행인에도 이수작용이 있어, 신체부종이나 관절수종, 기도점막부종과 가래를 제거한다. '마황-행인' 조합은 이수작용이 강하여 신체수종을 제거한다. 행인에 진해작용은 따로 없다.

마황탕 적응증에 해당하는 환자는 아주 약간의 습(濕), 수체(水滯)가 있는 사람으로 감염이 생겨 발열·오한이 심하고, 좀처럼 오한이 잡히질 않으며, 발한도 잘되지 않는 경우이다.

여기에 신체통과 요통, 골관절통을 동반한다. 「관절마다 아픈 감기는 마황탕」이라고 하는 이유이기도 하다.

아주 약간의 수체가 있는 사람은 한사(寒邪)가 침입하면 오한이 잡히지 않고 발한이 잘되지 않으며, 관절통이나 신체통과 요통이 나타난다. 또한 습이 많으면 열이

높게 나지는 않지만, 자중(自重)이라 하여 몸이 무거워지는데, 이를 풍습(風濕, 풍한습〈風寒濕〉)이라 부르고, 여기에는 마황가출탕을 쓴다. 『금궤요략』 경습갈병편(痙濕暍病篇)에 「濕家, 身煩疼, 可與麻黃加朮湯. 發其汗爲宜, 愼不可以火攻之」라는 기록이 있다.

최근 일본에서는 비만인구가 증가하고 있기 때문에 풍습병(風濕病)이 많다. 풍습은 발한하면 풍은 제거되지만 습은 남는다. 동시에 이뇨를 통해 습도 제거해야만 한다.

또한 마황에는 기관지경련을 제거하는 작용이 있다.

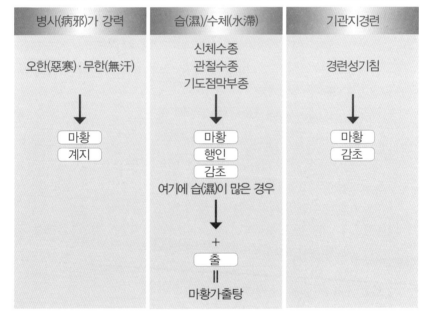

| 마황탕 |
| --- |
| 감염 발병초기……발열·오한·무한(無汗)에 사용하는 발한해표제(發汗解表劑) |

| 병사(病邪)가 강력 | 습(濕)/수체(水滯) | 기관지경련 |
| --- | --- | --- |
| 오한(惡寒)·무한(無汗) | 신체수종<br>관절수종<br>기도점막부종 | 경련성기침 |
| ↓ | ↓ | ↓ |
| 마황<br>계지 | 마황<br>행인<br>감초 | 마황<br>감초 |
| | 여기에 습(濕)이 많은 경우 | |
| | ↓ | |
| | +<br>출<br>=<br>마황가출탕 | |

# 갈근탕(葛根湯)

『상한론(傷寒論)』, 『금궤요략(金匱要略)』

## 구성

갈근·마황·계지·작약·생강·대조·감초

## 주치

「太陽病, 項背强几几, 無汗惡風, 葛根湯主之」『상한론(傷寒論)』

## 약능과 방의

❶마황·계지·생강……신온해표약(辛溫解表藥)

❷갈근……신량해표약(辛凉解表藥)

❸갈근·작약·대조·감초……근육긴장을 완화하여 항배강급(項背强急)에 작용

## 해설

갈근탕의 기본처방은 계지가갈근탕이다. 태양병(太陽病)이면서 오풍(惡風), 자한(自汗)이 있을 때 항배강급(項背强急)이 있으면 계지탕에 갈근을 추가하여 그 항배강급을 제거한다. 갈근·작약·감초·대조가 힘을 합쳐 작용하게 된다.

하지만 오한·무한(無汗)이 있으면 계지가갈근탕으로는 발한해표(發汗解表) 작용이 약하므로 마황을 추가하여 갈근탕으로 만드는 것이다. 발한력은 작약을 빼는 편이 더 좋지만, 항배강급에는 갈근과 작약–감초–대조 조합이 잘 듣기 때문에 작약을 빼지 않는다.

## 적용병태

❶**감염증 초기(태양병)이면서 무한(無汗)·오한(惡寒)·항배(項背) 근긴장이 있을 때**

신온해표제(辛溫解表劑)를 사용한다.

❷**근긴장성 어깨결림과 두통**

두통에는 갈근탕가천궁신이 쪽이 효과가 더 효과가 좋다.

**8**

발한해표제(發汗解表劑)

### 적용질환

**❶한증(寒證) 상기도염**

발병초기(태양병이라 불리는 시기)이면서 오한이 있고 무한(無汗)하며 항배강급이 있을 때 적용한다. 종합감기약이 아니라 발한해표제이므로 충분이 발한할 때까지 복용시킬 필요가 있다.

**❷눈, 피부 등 감염증 초기**

오한이 있으면서 무한(無汗)할 때 적용한다.

**❸근긴장성 어깨결림, 두통**

갈근탕으로 효과가 충분치 않을 때는 구어혈제(驅瘀血劑)를 합방한다.

───── 계지탕·갈근탕·마황탕은 "감기약"이 아니라 "발한제(發汗劑)"

열병 초기는 발한시켜서 치료해야 한다.

계지탕·갈근탕·마황탕 등은 발한제로 단순한 감기약은 아니다. 하루 3회 복용하는 방식으로 복용시켜서는 발한요법을 할 수 없다. 오히려 효과는 나지 않는다. 발한시켜 치료하기 위해서는 이를 환자에게 잘 교육해 두어야 한다.

───── 발한요법……어떻게 땀을 낼 것인가?

열병초기는 발한요법을 해야 한다. 발한시키는 것이 치료이다. 충분히 발한시켜야 한다. 『상한론(傷寒論)』에서는 계지탕을 예로 들어 발한요법을 다음과 같이 서술하고 있다.

「右五味, 㕮咀三味, 以水七升, 微火煮取三升, 去滓, 適寒溫, 服一升. 服已須臾, 歠熱稀粥一升餘, 以助藥力. 溫覆令一時許, 遍身漐漐微似有汗者益佳, 不可令如水流離, 病必不除. 若一服汗出病差, 停後服, 不必盡劑.

若不汗, 更服, 依前法. 又不汗, 後服小促其間, 半日許, 令三服盡. 若病重者, 一日一夜服, 周時觀之, 服一劑盡, 病證猶在者, 更作服. 若汗不出, 乃服至二三劑. 禁生冷, 粘滑, 肉麵, 五辛, 酒酪, 臭惡等物」

8
발한해표제(發汗解表劑)

앞에 적힌 것처럼 약(藥)을 복용하는 것뿐 아니라 다른 노력이 필요하다.

어떻게 발한을 시킬지, 구체적인 방법을 나열하자면 다음과 같다.

①죽을 먹어 약력(藥力)을 돕는다.

②따뜻하게 이불을 덮어 땀이 나게 한다.

③땀이 나지 않으면 땀이 충분히 날 때까지 다시 약(藥)을 추가로 복용한다.

④한번 복용하여 땀이 나서 병이 나아지면 더 이상 복용하지 않는다. 땀이 나지 않으면 땀이 날 때까지 복용한다.

이렇게 기억해두자.

하지만 전신에 축축이 땀이 날 정도가 좋은 것이지, 흐를 정도로 발한시켜서는 좋지 않다고 서술하고 있기는 하나, 실제, 속옷을 3번 정도 갈아입을 정도로 땀을 내는 것이 좋다. 『상한론』의 기록도 조금씩 보충이 필요하다.

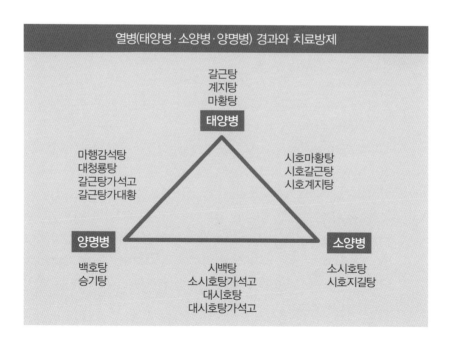

열병(태양병·소양병·양명병) 경과와 치료방제

<table>
<tr><td></td><td>갈근탕<br>계지탕<br>마황탕</td><td></td></tr>
<tr><td></td><td>태양병</td><td></td></tr>
<tr><td>마행감석탕<br>대청룡탕<br>갈근탕가석고<br>갈근탕가대황</td><td></td><td>시호마황탕<br>시호갈근탕<br>시호계지탕</td></tr>
<tr><td>양명병</td><td></td><td>소양병</td></tr>
<tr><td>백호탕<br>승기탕</td><td>시백탕<br>소시호탕가석고<br>대시호탕<br>대시호탕가석고</td><td>소시호탕<br>시호지길탕</td></tr>
</table>

# 갈근탕가길경석고(葛根湯加桔梗石膏)

### 구성

갈근·마황·계지·작약·생강·대조·감초·길경·석고

### 약능과 방의

❶석고……청열약(淸熱藥), 소염해열약(消炎解熱藥)

❷마황·계지·생강……발한해표약(發汗解表藥)

❸갈근……신량해표약(辛凉解表藥)

❹길경·석고……길경은 인통(咽痛)·거담(祛痰)·배농(排膿)에 효과가 있다. 석고는 화농염증에도 잘 듣는다. 콧물·객담이 농성 경향을 보일 때나 편도염 등에 농이 껴있을 때 좋다.

❺마황·석고·감초……삼출성 염증에도 잘 듣는다. 편도주위염이나 주위농양에도 좋다.

### 해설

  엑스제로는 갈근탕가길경석고는 없지만, 갈근탕과 길경석고를 합방하여 사용한다. 임상적으로 자주 쓰이는 형태이기 때문에 여기서 다루고 넘어간다. 갈근탕에 길경을 추가하면 '길경-감초' 조합이 되어 인후부 통증에 좋다. '길경-감초'와 '생강-대조'는 배농탕이 되기도 하여 거담(祛痰)·배농(排膿)·인통(咽痛)에 좋다. 석고는 강력한 항염증약이며 그 분량에 따라 강력한 소염해열작용을 보인다. 화농성염증, 비화농성염증 모두에 매우 잘 듣는다. 석고를 추가하면 풍열형(風熱型) 열병에 쓸 수 있으며, 청열효과가 강해진다. 해표작용은 신량(辛凉)보다 신온(辛溫)한 약물 쪽이 더 강하다. 하지만 석고를 추가하면서 신온해표약으로 표증을 제거하는 그 온성작용(溫性作用)을 석고로 억누르게 된다.

  갈근탕가길경석고는 풍열형 감염증을 보이는 급성편도염, 급성중이염, 급성비염과 부비동염, 유행성 이하선염, 마진(麻疹), 화농성 피부질환 초기, 상기도염, 기관지염까지 매우 폭 넓게 사용할 수 있다.

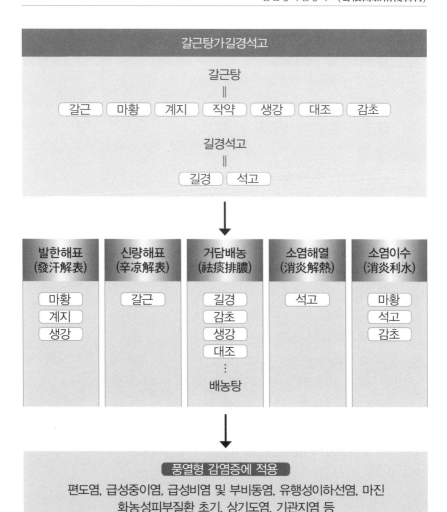

『상한론』은 풍한형 감염증 위주의 치료로 구성되어 있는데, 감염증이면서 풍열형인 것이 일본에 없었던 것이 아니라, 옛사람들도 그 치료를 했었다. 그때 갈근탕가길경석고나 구풍해독탕가길경석고 등을 사용하여 치료를 했던 것이다. 다만 온병(溫病)이라는 개념이 없어, 풍한형 풍열형이라는 분류만 없었던 것뿐이다.

**적용병태**

### ❶열증(熱證) 상기도염

갈근탕가석고 정도여도 괜찮겠지만, 엑스제로 쓸 때는 갈근탕가길경석고로 대용한다.

### ❷안면부 급성화농성염증

**적용질환**

### ❶급성비염, 급성부비동염

비염, 부비동염은 코막힘이 있을 때 신이를 넣는 것이 좋다. 갈근탕가천궁신이에 길경석고를 합방한다.

### ❷급성편도염·편도주위염·편도주위농양

### ❸급성이하선염

### ❹급성중이염

### ❺급성결막염

### ❻인두결막염, 구협염

학동기에 수영장에서 감염되어 유행한다. 고열 시, 구협부 소수포가 있으면 갈근탕가길경석고에 황련해독탕 및 반하사심탕을 합방한다.

### ⊙───「소시호탕가길경석고」와 「갈근탕가길경석고」

위장이 약하여 마황을 받아들이지 못하면 소시호탕가길경석고로도 비슷한 효과를 낼 수 있다. 일반적으로 갈근탕가길경석고는 표증(表證)이 심할 때, 또는 비염·부비동염·결막염 등 표(表), 곧 입구에 가까운 곳의 염증에 사용한다. 소시호탕가길경석고는 편도염부터 기관지염과 그 안쪽의 염증에 좋다. 하지만 각 부위에 대한 작용은 비슷하다.

# 갈근탕가천궁신이(葛根湯加川芎辛夷)

일본경험방

8

### 구성

갈근·마황·계지·작약·생강·대조·감초·천궁·신이

### 약능과 방의

❶마황·계지·생강……신온해표약(辛溫解表藥)

❷갈근……신량해표약(辛凉解表藥)

❸갈근·작약·대조·감초……근육긴장을 완화하여 항배강급(項背强急)에 작용한다.

❹천궁……배농작용, 두통을 멈추는 작용한다.

❺신이……비점막 염증성부종을 줄여 코막힘을 치료한다.

### 해설

갈근탕에 신이와 천궁을 가미한 처방이다. 신이는 비점막 염증성부종에 따른 코막힘, 천궁은 두통에 대해 배합된 것이다.

### 적용병태

❶상기도염으로 코막힘, 두통이 심할 때

❷급성비염

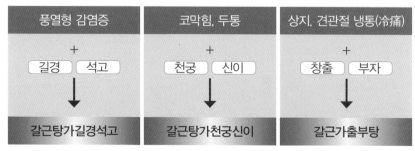

무한(無汗)·오한(惡寒)·항배부 근긴장이 있는 감염증 초기, 근긴장성 어깨결림, 두통

‖

갈근탕

| 풍열형 감염증 | 코막힘, 두통 | 상지, 견관절 냉통(冷痛) |
|---|---|---|
| + | + | + |
| 길경  석고 | 천궁  신이 | 창출  부자 |
| ↓ | ↓ | ↓ |
| 갈근탕가길경석고 | 갈근탕가천궁신이 | 갈근가출부탕 |

발한해표제(發汗解表劑)

# 갈근가출부탕(葛根加朮附湯)

『방기(方機)』

### 구성

갈근·마황·계지·작약·생강·대조·감초·창출·부자

### 약능과 방의

❶갈근·작약·대조·감초……근긴장을 완화한다.

❷창출……이수작용(利水作用)

❸부자……따뜻하게 하는 작용과 진통작용, 이수작용

### 해설

갈근탕은 신체상부의 근육긴장을 완화하며, 출부탕(朮附湯)은 체표(體表)의 한습(寒濕)을 잡아 통증을 완화한다.

### 적용병태

상지나 견관절 등이 냉하며 아픈 경우

### 적용질환

❶상완신경통
❷견관절주위염

**8**
발한해표제(發汗解表劑)

# 소청룡탕(小靑龍湯)

『상한론(傷寒論)』,『금궤요략(金匱要略)』

### 구성

마황·계지·작약·반하·오미자·세신·건강·감초

### 주치

❶「傷寒, 表不解, 心下有水氣, 乾嘔, 發熱而咳, 或渴, 或利, 或噎, 或小便不利, 少腹滿, 或喘者, 小靑龍湯主之」

❷「傷寒, 心下有水氣, 咳而微喘, 發熱不渴, 服湯已渴者, 此寒去欲解也, 小靑龍湯主之」이상『상한론(傷寒論)』

❸「咳逆, 倚息不得臥, 小靑龍湯主之」

❹「婦人, 吐涎沫, (醫反下之, 心下卽痞) 當先治其吐涎沫, 小靑龍湯主之」

❺「病溢飮者, 當發其汗, 大靑龍湯主之, 小靑龍湯亦主之」이상『금궤요략(金匱要略)』

### 약능과 방의

❶마황……발한작용(發汗作用), 이뇨작용(利尿作用), 치천작용(治喘作用, 기관지경련을 완화한다.)

❷마황·계지·세신……발한해표작용(發汗解表作用)

❸마황·세신·반하……화음(化飮), 이수작용(利水作用)

❹마황·반하·오미자·작약……진해거담작용(鎭咳祛痰作用)

❺마황·작약·감초……천식, 기관지경련을 멈춘다.

❻건강·계지·세신……따뜻하게 하는 작용(온폐작용〈溫肺作用〉)

### 해설

소청룡탕의 출전은『상한론(傷寒論)』과『금궤요략(金匱要略)』이다. 8가지 약물로 구성된 복합처방이므로 다양한 방의(方意)가 있다.

소청룡탕은 상한(傷寒)이라는 열병(熱病, 감염증)에 사용하는 경우와 감염증(열병)이 아닌 경우 2가지 적용병태가 있다. 곧 발한해표(發汗解表)와 이수(利水) 2가지 적용병태가 있는 것이다.

**8 발한해표제(發汗解表劑)**

341

주치 ❶과 ❷는 수체(水滯)를 동반한 감염증인 경우이며, ❷❸❹는 수체와 한(寒) 증상에 소청룡탕을 사용하고 있다. ❺는 부종이다.

### ① 수체(水滯)를 동반한 한증형(寒證型) 해표처방(解表處方) (화음해표제〈化飮解表劑〉)

주치 ❶❷는 상한(傷寒) 즉, 감염증 발병초기이다. 체질적으로 수체인 사람이 감염증에 이환된 경우이다. 상한표증(傷寒表證)이 있는 시기에는 주로 발한해표법(發汗解表法)을 시행하여 치료하는 것이 원칙이다. 마황탕·계지탕·갈근탕이 대표처방이다. 소청룡탕도 발한해표제이지만, 마황탕·계지탕·갈근탕과 발열·오한·두통·요통 등 발열에 동반되는 일반증상(표증)이 있다는 것은 다르지 않은데, 몸에 수체(부종)가 있고, 소변량은 적으며, 설사하거나, 천명음이 그르렁거리기도 하며, 콧물, 재채기가 나고, 맑은 가래가 그르렁거린다는 점이 다르다. 평소 수체(내음〈內飮〉)가 있는 환자가 감기 같은 외감병에 걸리면, 단순히 해표제만으로는 부족하여, 해표(解表)와 동시에 정음(停飮)을 제거해야만 한다. '마황–계지–세신' 조합으로 발한(發汗)하고, '마황–세신' 조합으로 이수(利水)하며, 건강으로 따뜻하게 하고, '반하–오미자' 조합은 진해거담(鎭咳祛痰)을 위해 배합되어 있다. 작약은 '마황–계지–세신'에 의한 발한과다가 생기지 않도록 하기 위해 배합되어 있다.

❷의 「服湯已渴者, 此寒去欲解也」는 한(寒)과 수체가 있으면 발열하더라도 갈증이 없어 물을 마시고 싶다는 생각을 하지 않는다는 의미이다. 소청룡탕을 복용하여 (발한시키거나, 소변이 다량 나옴에 따라 갈증이 생겨) 물을 마시고 싶어지면, 한과 습이 제거되었음을 의미하고, 호전되어 간다는 의미이다.

이상이 수체, 특히 한습체실(寒濕體質)인 사람이 상한에 걸렸을 때 사용할 수 있는 소청룡탕의 방의이다.

### ② 이수제(利水劑)로 사용할 경우

주치 ❸❹❺는 감염증은 아니다. 수체와 한(寒) 증상의 치료에 소청룡탕을 사용할 케이스이다. 소청룡탕의 이수작용(利水作用)을 적용할 병태는 폐의 수체와 사지의 수체, 2가지 경우이다.

ⓐ 폐(肺)에 수체(水滯)가 있어 기침과 숨참이 있는 경우(한증형〈寒證

**型〉진해거담제〈鎭咳祛痰劑〉로써)**

❸「咳逆, 倚息不得臥, 小靑龍湯主之」의 상태는 기침이 심하여 호흡곤란이 발생한 결과, 기좌호흡하고 있는 상태이다. 이 경우 소청룡탕을 적용할 병태는 폐한(肺寒)과 수체(水滯, 수양성 맑은 가래)에 따른 기침과 천명을 동반한 호흡곤란이 발생한 상황이다.

이 경우, '계지-세신-건강' 조합이 주로 몸을 따뜻하게 하여 한(寒)을 몰아내고, '마황-계지-세신' 조합은 이수작용(利水作用)이 있기 때문에 체내 수음(水飮)을 이뇨(利尿)를 통해 몰아낸다. '마황-감초-작약' 조합은 평천(平喘), 즉 기관지경련에 의한 기침을 멈추고, '반하-오미자' 조합은 진해거담(鎭咳去痰) 작용이 있다. 한습담(寒濕痰) 기침에 잘 듣는다. 또한 '마황-감초-작약' 조합은 진해작용과 함께 평활근 경련을 진정시키기 때문에 한증형 기관지천식이나 기관지경련성 기침에 효과가 있다.

❹「婦人, 吐涎沫, (醫反下之, 心下卽痞) 當先治其吐涎沫, 小靑龍湯主之」는 『금궤요략』 부인잡병편(婦人雜病篇)에 실려 있는 내용이다. 이것은 폐한(肺寒)과 수체(水滯) 증상이다. 이 경우 연말(涎沫)은 기관지나 코에서의 분비물로 옅고 하얀 가래나 물 같은 콧물이다. 평소 체질적으로 수체를 가지고 있던 사람이 한랭자극에 의해 이런 증상을 보이게 된다. 이때 소청룡탕은 폐를 따뜻하게 하여 수체를 없앤다는 방의이며, 폐중냉(肺中冷), 상초한(上焦寒)과 수분을 제거하기 위한 처방이다. 『금궤요략』 시대에는 「객담」이라는 개념이 없이, 입에서 나오는 타액, 점액, 객담, 연(涎) 등을 모두 연말(涎沫)이라 통칭했다. 부인이라고 명기는 하고 있으나, 꼭 여성에게만 한정되는 것은 아니다. 연(涎), 담(痰), 콧물 등이 멈추지 않는 것은 몸이 냉하기 때문이다. 몸이 냉할 때는 건강(乾薑이나 부자, 계지)으로 몸을 따뜻하게 하면 좋다. 가장 간단한 처방은 감초건강탕이다. 연말이 폐에서 나오는 맑은 객담이라면, 상초폐(上焦肺)가 냉한 '폐중냉'인 것으로 보아 소청룡탕, 영감강미신하인탕을 적용할 병태가 된다. 연말이 맑고 삼켜 넘기지 못하는 침이 되어, 입에서 나오면서 복통 설사를 보이는 것은 중초위(中焦胃)의 냉증으로 감초건강탕에 출과 인삼을 추가한 인삼탕이 대표처방이 된다. 하초냉(下焦冷)은 요냉병(腰冷病), 신착병(腎著病)으

로 복령과 출을 추가한 영강출감탕이 대표처방이다.

소청룡탕은 건강으로 이(裏)를 따뜻하게 하고, '마황–세신–계지' 조합의 이수작용을 배합한 것으로, 기관지나 인두, 코 등 기도의 수(水)를 제거하는 작용이 있다. '반하–오미자' 조합은 진해작용이 있다. 맑은 가래, 콧물, 재채기, 눈물 등이 나오고, 기도의 수담(水痰)이 많아 가래 끓는 소리가 그렁거릴 때, 천명을 동반한 소아천식이 있을 때 소청룡탕 및 소청룡탕가부자, 마황부자세신탕이 잘 듣는다. 중국에서는 소청룡탕을 현재 온폐화음탕(溫肺化飮湯)으로 부른다.

ⓑ **부종일 경우**

「病溢飮者, 當發其汗, 大靑龍湯主之, 小靑龍湯亦主之」이 ❺조문은 『금궤요략』 담음해수병편(痰飮咳嗽病篇)에 수록된 것으로, 소청룡탕의 일음(溢飮)에 대한 활용례를 제시하고 있다.

일음에 대해『금궤요략』에서는「飮水流行, 歸於四肢, 當汗出而不汗出, 身體疼重, 謂之溢飮」이라 정의하고 있다. 옛사람들은「물을 마시게 되면 위에 수납(受納)되며, 비(脾)의 운화작용을 통해 폐(肺)로 올라와 폐(肺)의 수도통조작용(水道通調作用)으로 전신에 수(水)를 분포시키는데, 사지로 분포된 물(水)은 땀구멍을 통해 몸 밖으로 나간다」는 생리관을 가지고 있었다. 덧붙여 내장(內臟) 쪽으로 향한 수(水)는 신(腎)의 기화작용(氣化作用)을 통해 방광으로 보내지며, 배뇨되는 것으로 생각해왔다.

여기서는「사지로 흘러들어간 수(水)는 땀이 되어 배출되어야만 한다. 그 수(水)가 땀으로 배출되지 못하고, 피부나 근육 등에 머물러, 몸이 무겁고 아프다」……는 병리상태를 일음(溢飮)으로 판단한 것이다. 이 조문은 일음, 즉「부종병」에 대한 설명으로 기침이나 가래와는 전혀 관계가 없다. 같은 처방으로도 적용할 수 있는 병태가 다른 것이다. 대청룡탕이나 소청룡탕으로 발한시키는 것이 좋다……고 지시하고 있다. 하지만 실제로 대소청룡탕을 복용하더라도 열이 없을 때는 발한(發汗)이 일어나지 않고, 이뇨를 통해 부종이 치료된다. 따라서 지금의 관점에서 이야기하자면, 꼭 발한이 일어나지 않아 부종이 발생했다고 생각할 필요는 없다. 대부분은 부종병의 이뇨장애로 보면 된다.

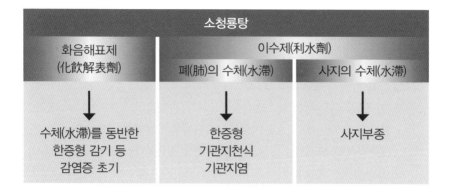

### 적용병태

❶체질적으로 수체(水滯)를 가지고 있는 사람의 상한초기(傷寒初期)

❷한증(寒證)인 기침·천식·수양성 가래 (한증의 진해거담제)

❸주로 사지부종(이수제)

### 적용질환

❶한증형(寒證型) 상기도염, 한증형 하기도염

❷한증형 기관지염(진해거담치천제)

표증이 없이 수체증상 위주로 나타난다. 천(喘), 기침, 한담(寒痰) 위주이다. 마황·작약·반하·오미자는 진해거담평천(鎭咳去痰平喘) 작용이 있는 약물이다. 오미자·세신·건강을 함께 쓰면 따뜻하게 하여 수(水)를 제거하기 때문에 한습담(寒濕痰)의 기침에 좋다. '마황–작약–감초' 조합은 진해작용과 동시에 평활근 경련을 진정시켜 천명(喘鳴)을 제거한다. 이 때문에 기관지염이나 기관지천식의 기관지경련에 의한 기침에 좋다. 소청룡탕은 표증(表證)이 없을 때는 발한작용을 보이지 않고 이뇨작용을 보인다. 만약 발한작용이 나타난다면 마황에 의한 탈한(脫汗) 가능성이 더 많다. 이것은 부작용이며, 주의가 필요하다.

마황을 사용할 수 없는 경우에는 영감강미신하인탕으로 처치한다. 또는 마황을 감량할 목적으로 소청룡탕합영감강미신하인탕 같은 형태로 대응할 수도 있다.

진해거담치천제로 사용할 경우에도 소청룡탕 단독으로 적용할 병태는 그다지 많지 않다. 실제 진료현장에는 한증형(寒證型)과 열증형

(熱證型)의 중간 또는 이행단계가 가장 많다. 따라서 엑스제로는 소청룡탕합마행감석탕으로 합방하여 쓰는 경우가 있다.

### ❸한증형 기관지천식

한습담(寒濕痰), 맑은 다량의 가래와 천명을 동반하며, 기관지경련에 따른 호흡곤란이 있는 기관지천식(한방적으로는 한증형) 병태에 적합하다. 반대로 가래는 적고, 기관지경련에 따른 호흡곤란 위주인 기관지천식(한방적으로는 열증형) 병태에는 마행감석탕이 적합하다. 소청룡탕이 적합한 한증형 기관지천식은 비교적 적은 편이다. 실제 임상에서는 한증형-열증형 이행형 또는 중간형이 가장 많다. 그 때문에 실제 임상에서는 소청룡탕가행인석고를 가장 많이 사용한다. 엑스제로는 소청룡탕합마행감석탕으로 사용한다. 소청룡탕과 마행감석탕의 배합비율은 한열의 정도에 따라 진행한다. 5대5, 6대4 등 다양하게 할 수 있지만, 임상경험에 따라야만 하며, 이것은 술(術)에 속하는 부분이다.

### ❹한증형 알레르기비염, 한증형 알레르기결막염

알레르기비염 발병 시 나타나는 점조도 옅은 콧물, 재채기, 눈물분출, 눈과 코의 소양감 등의 증상에도 사용할 수 있다. 이것은 한증형 알레르기비염이다. 한증형 알레르기비염은 소청룡탕 사용이 적합한 병태이지만, 그 효과가 그다지 만족스럽지 않다. 여기에 부자를 추가하면 현저한 효과를 볼 수 있다. 실제 임상에서는 마황부자세신탕이 가장 효과가 있다. '마황-세신-부자' 조합과 '마황-세신-건강' 조합에는 차이가 있다. 전자는 눈물이나 콧물처럼 몸 밖으로 흘러넘치는 것에 좋은데, 건강은 몸 내부를 따뜻하게 하는 작용이 있으나, 부자는 몸의 내외부 모두를 따뜻하게 한다. 야마모토 이와오 선생은 그 차이에서 두 조합의 차이가 생기는 것으로 설명했다. 그래서 소청룡탕도 부자를 추가하면 효과가 현저히 좋아진다.

하지만 알레르기비염도 만성화되면서 코막힘이 생기게 되고, 수양성 분비물의 점조도가 증가하여 밖으로 분비되기보다도 점막 내부에 머물러 부종 양상을 보이기 때문에, 비강이 좁아져 비폐형(열증형)으로 변해 간다. 그렇게 되면, 밤에 이불을 덮거나 전기난로로 따뜻하게 하면 코막힘이 더욱 심해진다. 이때 마황부자세신탕이나 소청룡탕가

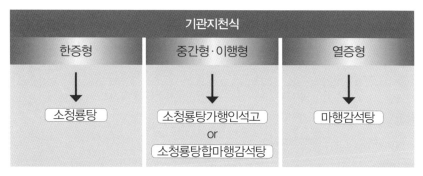

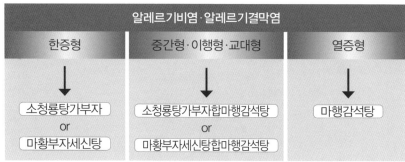

부자의 효과를 보기 어렵다. 비폐형은 한방적병태로 보면 열증이며, 마행감석탕을 적용해야 할 병태이다.

하지만 실제 임상에서는 한증형에서 열증형으로 변하지 않고, 추위 탐과 콧물, 재채기, 따뜻하면 코막힘 또는 콧물과 재채기와 코막힘이 동시에 나타나는 경우도 많다. 따라서 중간형, 이행형, 교대형 모두가 그 정도에 따라서 다양하게 나타난다. 엑스제로는 마황부자세신탕합 마행감석탕, 소청룡탕가부자합마행감석탕의 형태로 쓰게 된다. 한열 비율을 고려하여 대응하는 것이 좋겠다.

**❺부종**

부종, 특히 사지부종에 사용한다. 또한 부종이 명확하지 않아도 사 지에 수체(水滯)가 있어 몸이 무겁고 아프거나 저릴 때 사용한다. 이 경우도 소청룡탕 단독 사용보다는 소청룡탕가행인석고, 엑스제의 경 우 소청룡탕합마행감석탕의 형태로 사용하는 편이 효과가 더 좋다.

# 마행감석탕(麻杏甘石湯)

『상한론(傷寒論)』

### 구성

마황·석고·행인·감초

### 주치

「發汗後, 不可更行桂枝湯, 汗出而喘, 無大熱者, 可與麻黃杏仁甘草石膏湯」『상한론(傷寒論)』

### 약능과 방의

❶마황·감초……기관지 진경작용

❷마황·석고……청열이수작용(淸熱利水作用)이 있어 삼출성 염증을 치료한다.

❸행인……기도점막부종을 제거한다.

### 해설

❶외감병(外感病) 중 흉부에 염증이 있는 경우…곧 기관지염, 폐렴, 폐화농증 등에 사용한다.

외감병에서 태양병[오한(惡寒)·맥부(脈浮)·표증(表證)] 시기를 지나면 오한은 없어지며, 단지 열만 나면서 발한(發汗)하고, 갈증이 있는 양명병 쪽으로 들어가 고열이 나게 되고, 염증이 왕성해진다. 소염에는 석고나 지모를 사용한다. 곧 백호탕을 사용할 시기가 되는 것이다. 하지만 염증이 주로 흉부에 있으면서 기침·숨참·가래가 있을 때는 마행감석탕을 사용한다.

석고가 소염과 해열의 주약이며, '마황-행인' 조합에 감초를 추기하여 진해·거담·치천(治喘)의 효능이 있다.

본 처방은 주로 폐렴치료에 사용된다. 매우 잘 듣는다. 대엽성, 기관지성, 세균성, 바이러스성, 마이코플라즈마성을 불문하고, 특히 소아 폐렴에는 탁효가 있다. 감기나 인플루엔자에서 폐렴 이행이 의심될 때, 바로 사용하면 즉효가 나는 경우도 많다.

## ❷경련성 기침

「컹, 컹, 컹…」거리며 기침이 나고, 도중에 멈추지 못하는 경련성 기침에 잘 듣는다. 이것은 '마황-행인-감초'가 배합되어 있는 마황제의 공통된 특징이다.

## ❸기관지천식

기관지천식과 알레르기비염 모두 열증(熱證)과 한증(寒證)이 있다.

한증 기관지천식은 맑은 가래이면서 양이 많고, 그렁거리며 가래가 나오면서 천명(喘鳴)을 동반한다. 이 호흡곤란은 기관지에 수체(水滯)가 있는 증상 위주이다. 한랭인자를 만나면 더욱 악화된다.

열증 기관지천식은 호흡곤란이 심하며, 가래는 적고, 퓍!퓍!거리며 갈증이 있다. 얼굴에 진땀이 흐르고, 기관지경련에 의한 호흡곤란이 있다.

한증이면 소청룡탕, 소청룡탕가부자를 쓰며, 열증이면 마행감석탕 등이 대표처방이다. 하지만 실제 임상에서는 완전히 열천(熱喘)과 한천(寒喘)으로 나눠지는 경우는 드물다. 7:3으로 열이 우세하든지, 5:5, 3:7로 한증형과 열증형 사이 중간형이 가장 많다. 이 경우에는 엑스제로는 소청룡탕합마행감석탕의 형태로 사용한다. 양자의 비율은 다양하게 쓸 수 있다.

## ❹혈전성정맥염, 삼출성염증

마행감석탕은 혈전성 내치핵의 감돈(嵌頓)에 의한 부종을 제거하여 염증에 유효하다. 석고는 소염해열 효과가 있어, 치핵에 염증이 있는 경우에도 유효하며, 따라서 염증성 부종에는 특히 유효하다.

외치핵은 대부분 혈전에 의한 통증이 있다. 내치핵의 혈전에 의한 감돈통증에도 잘 듣는다. 하지만 원인요법은 아니며, 대증요법이다.

'마황-석고' 조합은 이수작용(利水作用)이 있어, 염증성부종·삼출성염증에 매우 잘 듣는다. 대조·생강·감초가 배합된 월비탕, 여기에 출을 추가한 월비가출탕 그리고 복령이나 부자를 추가한 월비가영출부탕 등은 신염이나 신증후군의 부종, 관절염의 관절내수종의 수(水)를 제거한다. 행인도 이수작용이 있어, 부종에 가미하는 경우가 있다. '마황-행인-석고'가 조합되어 폐나 기도의 부종을 제거하는 작용이 있어, 폐렴 등 염증성부종에도 유효하다.

### 적용병태

#### ❶삼출성염증, 혈전성정맥염

마황은 이뇨(利尿)와 발한작용(發汗作用)을 통해 체내 과잉된 수분을 제거한다. 마행감석탕은 마황감초탕에 행인·석고를 배합하여, 석고로 염증을 억제하고, 행인의 이수작용을 배합하여 삼출성염증을 치료한다. 행인은 이수약으로 부종에 좋아 기도점막의 부종이나 가래를 제거하는 작용이 있다.

#### ❷열증(熱證) 기관지천식, 경련성기침

평천작용(平喘作用)이 있다. 기관지경련을 완화하며 호흡곤란을 편하게 한다. 또한 컹컹거리며 연발하는 경련성 기침을 멈춘다.

### 적용질환

#### ❶기관지염, 폐렴

소청룡탕합마행감석탕을 사용할 병태가 가장 많다.

#### ❷열증형 기관지천식

소청룡탕합마행감석탕을 사용할 병태가 가장 많다.

#### ❸열증형 알레르기비염, 결막염

소청룡탕합마행감석탕가부자, 마황부자세신탕합마행감석탕 병태가 가장 많다.

#### ❹치핵의 감돈(嵌頓, 혈전성정맥염)

#### ❺혈전성정맥염(하지정맥류증후군의 혈전성정맥염)

---

### ◉─────「기관지천식」의 한열분류(寒熱分類)와 치료

기관지천식과 알레르기비염 모두 열증(熱證)과 한증(寒證)이 있다.

**한증 기관지천식**……맑은 가래, 양이 많고, 그렁거리며 가래가 나오고 천명을 동반한다. 한랭인자를 만나면 악화된다.

**열증 기관지천식**……호흡곤란이 심하며, 가래는 적고, 퓍!퓍!거리며 갈증이 있다. 얼굴에서 진땀이 흐르고 기관지경련에 의한 호흡곤란이 있다.

**한열착잡증(寒熱錯雜證) 기관지천식**……실제 임상에서는 이 형태가 많아, 딱! 열천과 한천으로 분류되지 않는다.

치료처방은 한천이면 소청룡탕가부자가 대표적이며, 열천이면 마행감석탕이 대표적이다.

하지만 실제 임상에서는 완전히 열천이나 한천으로 나누지 않고, 7:3으로 열이 우세하거나, 5:5, 3:7 또는 2:8……그리고 때로는 한천이었다가, 다시 때로는 열천인 경우가 많다. 따라서 일반적으로 한열 중간형에는 소청룡탕가행인석고(소청룡탕합마행감석탕)를 사용한다.

또한 상백피·소자를 추가해도 좋다. 석고분량은 열증의 정도에 따라 가감한다.

엑스제로는 마행감석탕과 소청룡탕, 한열을 판단하여 5:5라든지, 7:3으로 배합하는 것이 좋다.

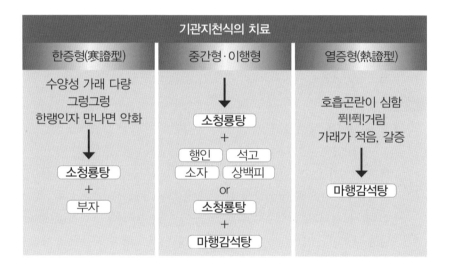

**기관지천식의 치료**

| 한증형(寒證型) | 중간형·이행형 | 열증형(熱證型) |
|---|---|---|
| 수양성 가래 다량<br>그렁그렁<br>한랭인자 만나면 악화<br>↓<br>소청룡탕<br>+<br>부자 | ↓<br>소청룡탕<br>+<br>행인  석고<br>소자  상백피<br>or<br>소청룡탕<br>+<br>마행감석탕 | 호흡곤란이 심함<br>퓍!퓍!거림<br>가래가 적음, 갈증<br>↓<br>마행감석탕 |

8

발한해표제(發汗解表劑)

# 마황부자세신탕(麻黃附子細辛湯)

『상한론(傷寒論)』

## 구성

마황·부자·세신

## 주치

「少陰病, 始得之, 反發熱, 脈沈者, 麻黃細辛附子湯主之」『상한론(傷寒論)』

## 약능과 방의

❶마황·세신……발한해표작용(發汗解表作用)

❷마황·부자·세신……화음(化飮) 이수작용(利水作用). 신체를 따뜻하게 하며, 진통작용

❸부자……몸을 따뜻하게 하며 원기(元氣)를 북돋는다.

## 해설

본 처방은 양허(陽虛)인 사람의 외감에 사용하는 해표처방(解表處方)이다. 양허는 기허(氣虛)에 한증(寒證)이 추가된 것이다. 양허한 사람은 원기가 없고 냉증이며, 추위를 잘 탄다. 이러한 사람들이 외감에 걸렸을 때 사용하는 처방이다. 체내에 수음(水飮)이 있는 자가 추위를 맞아 재채기, 콧물이 생기고 이것이 넘쳐나게 된다. 한사(寒邪)와 함께 내인인 수체(水滯)를 제거하는 처방이기도 하다.

## 적용병태

❶상한(傷寒) 소음병(少陰病) 초발, 표증이 있는 시기

❷내인으로 수체(水滯)가 있는 사람의 한습증(寒濕證)

❸한증(寒證) 통증

## 적용질환

❶외감병소음병(外感病少陰病)

❷한증형 상기도염

❸한증형 알레르기비염

**❹한증 통증……대상포진 후 신경통, 두통, 관절통, 근육통**

---

### 「마황부자세신탕」과 「소청룡탕」

*

정기(正氣)가 허한 사람은 감염증에 대한 투병력이 약해 발열이 없다. 이른바 소음병(少陰病)이면서 맥(脈)도 침(沈)하게 나타난다. 병 초기에 발열이 있고 부맥(浮脈)이 있는 경우도 있으나, 정기가 허해진 사람은 태양병으로 발병했다가도 바로 소음병에 빠진다.

발열이 있으며 부맥(浮脈)이 있다면 가볍게 발한(發汗)하는 것이 좋은데, 체력이 없으므로 강하게 발한하면 힘들어 견딜 수 없다. 그래서 부자로 신체를 따뜻하게 하며 원기를 북돋고, 마황·세신으로 가볍게 발한하기 위한 처방이 바로 마황부자세신탕이다.

하지만 한증형 상기도염 등으로 콧물, 재채기, 그렁거리는 천명이 나타나며, 해표(解表)와 화음(化飮)을 목적으로 마황부자세신탕을 사용하고자 할 때, 그 증상이 소청룡탕과 매우 비슷하여 감별이 어려운 경우가 있다.

마황부자세신탕은 양허(陽虛), 곧 기허(氣虛)+한(寒)에 적용하는 처방이기 때문에 언제나 기운이 없다. 부자를 배합하여 신체를 따뜻하게 하고 원기를 북돋는 처방이다.

반면, 소청룡탕은 비슷하게 해표와 화음을 하더라도 폐한(肺寒)을 따뜻하게 하는 처방으로 한증이 있더라도 건강하다.

하지만 그래도 감별이 어려운 경우도 있는데, 이때는 두 처방 중 무엇을 쓰더라도 효과가 나기는 한다.

# 마행의감탕(麻杏薏甘湯)

『금궤요략(金匱要略)』

### 구성

마황·행인·의이인·감초

### 주치

「病者一身盡疼, 發熱, 日晡所劇者, 名風濕. 此病傷於汗出當風, 或久傷取冷所致也. 可與麻黃杏仁薏苡甘草湯」『금궤요략(金匱要略)』

### 약능과 방의

❶마황……해표작용(解表作用)

❷의이인……소염성이수(消炎性利水), 소염배농작용(消炎排膿作用), 피부각화억제작용

❸마황·행인·의이인……이수작용, 체표 부종을 제거한다.

### 해설

주치의 조문은 「전신이 아픈데 열은 오후가 되면 심해진다. 이것은 풍습(風濕)이라는 병이다. 땀이 날 때 바람을 맞거나, 차가운 곳에 오래 머물러 이 병에 걸리게 된다」는 내용이다.

"습(濕)"과 그 치료법에 대해『금궤요략(金匱要略)』경습갈병편(痙濕暍病篇)에 다음과 같은 조문이 있다.

「風濕相搏, 一身盡疼痛, 法當汗出而解. 値天陰雨不止, 醫云, 此可發汗, 汗之病不愈者, 何也. 蓋發其汗, 汗大出者, 但風氣去, 濕氣在, 是故不愈也. 若治風濕者, 發其汗, 但微微似欲出汗者, 風濕俱去也.」

풍습치료 시 대량으로 발한시켜봐야 풍만 사라질 뿐 습은 남아버리게 된다. 그래서 조금씩 발한시켜야만 한다고 서술하고 있다. 하지만 이것은 「땀을 내며, 소변을 통하게 해야 한다」의 오류인 것 같다. 풍습치료는 발한과 이뇨를 동시에 해야만 한다.

그리고 풍습이라는 것은 몸에 습이 있는 사람, 곧 비만한 사람이 감기에 걸린 것을 이야기하는 것이다. 체질적으로 습이 있는 사람이

**8**

**발한해표제(發汗解表劑)**

감기에 걸렸을 때, 중풍(中風)이 되지 않고 풍습(風濕) 또는 풍수(風水) 양상을 보이는 경우가 많다.

의이인의 약성은 한(寒)이며 이수(利水)와 청열(淸熱) 작용이 있다. 마황·행인·감초와 함께 이수작용을 강화한다. 의이인은 소염성이뇨제로 관절과 근육의 수(水)를 잡는다. 본 처방의 적응증은 염증이 있으며 열이 나는 시기로 따뜻하게 하여 발한시켜야만 하는 것은 아니다. 의이인으로 이수하며 열을 잡고, 따뜻하게 하여 발한시키는 계지를 빼두었다. 풍사로 한기(寒氣)가 없이, 발열하며 열은 오후에 심하고, 습 때문에 몸 속이 아프다. 특히 관절통·근육통이 있는 사람에게 사용하는 처방이다.

마황은 발열이 있을 때 발한작용이 있다. 열이 없을 때는 이뇨작용만 나온다. 그 때문에 잡병의 관절종창, 통증에 응용한다.

엑스제는 없지만, 마황가출탕은 한습(寒濕) 처방으로 오한이 있고, 신체가 아프며 부종이 있고, 소변불리(小便不利)한 사람에게 적용한다. 마황가출탕은 풍·한·습에 적용하며, 마행의감탕은 풍·열·습에 적용한다.

## 적용병태

❶풍습(風濕) 감기

❷습이 많은 사람의 관절염, 관절종창과 염증이 주로 나타나는 관절염

❸사마귀(의이인은 발표약과 함께 쓰는 편이 더 유효하다.)

## 적용질환

❶관절통

❷심상성 사마귀, 편평사마귀(의이인을 가미한다.)

# 의이인탕(薏苡仁湯)

『기효양방(奇效良方)』

### 구성

의이인·당귀·작약·마황·계지·감초·창출

### 주치

「薏苡仁湯. 治 中风手足流注疼痛, 麻痹不仁, 難以屈伸」『기효양방(奇效良方)』

### 약능과 방의

❶마황·계지·창출……발한(發汗) 이뇨작용(利尿作用)

❷의이인……소염이뇨작용(消炎利尿作用)

❸창출……관절과 근육 및 소화관 내 과잉수분을 제거한다.

❹당귀·작약…보혈작용

### 해설

사지·관절·근육 등의 수습(水濕)에 의한 통증·부종·수종·운동마비 등에 거습(祛濕)·이뇨(利尿)·진통(鎭痛)하는 처방이다. 소염작용은 약하다. 본 처방은 풍습(風濕)에 혈허(血虛)·혈조(血燥)가 추가된 경우 사용된다. 곧 피부와 근육의 수분대사장애로 인해 일어나는 통증을 치료하는 마황가출탕, 마행의감탕의 방의(方意)에 당귀·작약을 추가하여 혈행장애 개선을 강화한 것이다. 근육 관절부에 일어난 통증이면서 환부에 약간의 열감 종창이 있고, 아급성기 만성기가 된 경우로, 통증 그 지체는 그다지 극심하지는 않으며, 목욕하거나 따뜻하게 해도 딱히 통증에 변화가 없는 경우가 많고, 피부는 건조한 경향이다.

### 적용병태

수체(水滯)에 의한 관절이나 사지의 저림, 통증에 혈허(血虛) 증상이 겸해진 경우

### 적용질환

관절종통에 혈허증상을 동반한 경우, 운동장애

# 향소산(香蘇散)
『화제국방(和劑局方)』

### 구성
소엽·향부자·진피·감초 (이상에 생강, 총백을 추가하여 탕전)

### 주치
「治 四時瘟疫, 傷寒」『화제국방(和劑局方)』

「四時傷寒, 瘟疫頭疼, 寒熱往來, 及治內外兩感之症, 春月得病, 宜用 此方」『수세보원(壽世保元)』

### 약능과 방의
❶소엽·생강……발한해표작용(發汗解表作用) (약함)

❷향부자·소엽……항우울작용

❸소엽·진피·생강·감초……건위작용(健胃作用) 지구작용(止嘔作用)

### 해설

#### ❶발한해표제(發汗解表劑)로써

본 처방은 소엽·진피에 생강과 총백을 배합한 발한해표(發汗解表) 처방이라 할 수 있다. 하지만 이 약재는 발한해표 작용이 약하다. 중증 열병에는 계지·마황·갈근·세신 같은 발한해표약을 추가하여 그 작용을 강화해야만 한다. 향소산의 이러한 특징 때문에 발한을 그다지 심하게 하지 않아도 되는 봄의 처방이라고도 불리는데, 겨울처럼 추위가 심하지 않고, 환자도 오한이나 발열이 심하지 않을 때 사용하는 발한해표제이다. 위가 약한 사람에게도 적합한 감기약으로 소엽·진피·생강 같은 위장약이 들어가 있다. 게다가 오심·구토가 낫지 않을 때는 반하·백출·축사를 추가해도 좋다. 마황탕, 갈근탕을 배합하면 위장 상태가 나빠지지 않고 감기를 치료할 수 있기도 하다.

#### ❷항우울제로써(경증 우울증에 대해)

소엽과 향부자 배합은 기울(氣鬱)을 흩어주며 기를 가볍게 하는 작용이 있어, 경증 항우울증약으로 사용할 수 있다. 두통, 두모(頭冒), 어지럼, 이명, 식욕부진, 월경장애 등의 증상을 호소하는 환자에게 사용한다. 「이 처방은 기체(氣滯) 감기가 아니면 효과가 없다」고 적힌 곳도 있는데, 대부분의 책에 기체 감모, 기울 감모에 사용한다고 적혀있다. 하지만 기체 감모란 도대체 무엇인가? 감모는 감모이고, 기울이나 기체와는 별도라고 봐야하지 않을까? 그리고 이 처방에는 진해거담 약물은 들어있지 않다. 향소산을 보다 폭넓게 사용하기 위해서는 이대로만 사용할 수 없고, 『중방규거(衆方規矩)』에 나와 있듯 가감하여 사용해야 한다. 휘발성분이 날라 갔을 수 있는 엑스제 같은 표준처방만으로 구성된 향소산으로는 유효범위가 협소하여 효과가 내기 어렵다. 이러한 점, 유의해서 처방을 활용하는 것이 좋겠다.

### 적용병태

**❶경증 감기(봄철 감기)**

본 처방은 발한해표작용이 약하기 때문에 그다지 발한을 강하게 하지 않아도 될 봄철 감기(경증 감기)에 사용된다. 겨울철, 오한이 심한 감기에는 '마황·강활·천궁·오약·지각'을 추가한 행기향소산을 사용한다. 엑스제로는 향소산합갈근탕을 사용한다. 어깨결림, 근육통을 동반했을 때는 오약·건강을 추가한다(정기천향탕). 감기 후 이관협착에 소시호탕합향소산을 사용한다.

**❷경증 우울증**

기울(氣鬱)에 의한 두중(頭重), 심하비(心下痞), 흉복부 통증, 월경통, 월경불순 등을 동반한 경우 사용한다. 예를 들어 반하후박탕합향소산의 형태로 사용한다.

**❸위장약으로 사용(건위지구작용⟨健胃止嘔作用⟩)**

기허(氣虛)하며 위연동운동이 저하된 사람에게는 육군자탕합향소산(향사육군자탕의 방의)의 형태로 사용한다.

**❹두드러기**

어패류 중독에 따른 토사(吐瀉), 복통, 두드러기에 사용한다.

### 적용질환

**❶약독성(弱毒性) 바이러스에 의한 경증 감기**
**❷경증 우울상태**
**❸이완성 기능성소화불량(위하수)……건위약으로**
**❹어패류중독의 두드러기**

## 「소엽」의 약능
*

**❶발한해표작용(發汗解表作用)**

계지나 마황처럼 강하지 않다. 단독으로는 효과가 좋지 않다. 생강·방풍·형개·백지·천궁 등을 추가하면 더욱 몸이 따뜻해져 발한효과를 내기 좋다. 감기처럼 가벼운 열병에는 괜찮겠지만, 전염병 같은 중증 열병에는 이 처방만으로는 효과를 내기 어렵다. 또한 소엽은 오래되면 휘발성분이 빠져 효과가 나지 않는다.

**❷건위작용(健胃作用)**

열병으로 식욕이 없어졌을 때나 평소부터 위가 약해 식욕이 없는 사람이 감기에 걸렸을 때 갈근이나 마황 등은 위에 좋지 않다. 소엽에는 이기관중(理氣寬中), 지구작용(止嘔作用)이 있어 식욕을 늘리고 상복부를 편하게 하며, 메슥거림을 줄여줄 수 있다. 임산부의 오심, 구토에는 소경(蘇梗)이 좋고, 사인·진피 등과 함께 사용한다.

**❸해독(解毒, 식독〈食毒〉)작용**

어패류 중독에 의한 토사(吐瀉), 복통, 두드러기에는 생강을 배합하여 30g 정도를 물에 달여 복용하면 좋다.

## 「향부자」의 약능
*

**❶항우울작용**

감정우울, 정신적 긴장을 완화하며, 정신적 스트레스를 억눌러, 정신적 스트레스로 인한 월경불순에 효과가 있어 부인의 성약(聖藥)이라고 불린다.

옛 여성들은 지위가 낮아, 항상 꾹꾹 참으면서 풀지 못하며, 고민을 다른 사람들에게 이야기하지도 못해 고민이 많았던 경우에 사용해왔다.

**❷진경진통작용(鎭痙鎭痛作用)**

위염, 위십이지장 상복부통, 오심, 구토, 협통 등이 있을 때 사용한다. 정신적 스트레스에 의한 협통에 잘 듣는다.

8 발한해표제(發汗解表劑)

# 천궁다조산(川芎茶調散)

『화제국방(和劑局方)』

## 구성

천궁·백지·세신·강활·방풍·형개·박하·향부자·감초·세다(細茶)

## 약능과 방의

❶방풍·형개·백지·세신·강활……발한해표작용(發汗解表作用)

❷천궁·백지·세신·강활·박하·향부자……두통을 치료한다.

## 해설

본 처방은 오한을 동반한 감염증 두통에 대한 처방이다. 오한이 있는 감염증 초기에 사용한다.

## 적용병태

❶두통을 동반한 감염증(발한해표제〈發汗解表劑〉)

❷풍습비 사지 동통성질환(거풍습제〈祛風濕劑〉)

## 적용질환

❶감염증 초기

❷일반 두통, 스루더 신경통(Sluder neuralgia)

신이를 추가하면 더욱 효과적이다.

❸사지의 신경통

도홍사물탕가대황

# 9 사하제(瀉下劑)

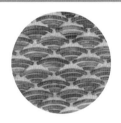

# 대승기탕(大承氣湯)

『상한론(傷寒論)』, 『금궤요략(金匱要略)』

### 구성

대황·후박·지실·망초

### 주치

「상한(傷寒), 양명병(陽明病), 조열(潮熱), 오한하지 않고, 복만(腹滿), 수족즙연(手足濈然)의 형태로 땀이 나며, 섬어(譫語), 독어(獨語)하며 귀상(鬼狀)을 본듯하며, 사람을 알아보지 못하고, 순의모상(循衣摸床) 등의 뇌증을 보이며 조시(燥屎)가 있을 때」

### 약능과 방의

❶대황·망초……장 연동운동을 항진시켜 장내용물을 배설시킨다. 동시에 항염증작용이 있어 해열시킨다.

❷지실……대황의 사하작용(瀉下作用)은 보통 6시간이 필요하나, 장 연동운동을 빠르게 하여 2시간 만에 효과가 나게 한다. 장관마비에 유효하다.

❸후박……장관에 진경작용(鎭痙作用)이 있어 대황으로 인해 발생하는 복통을 제거한다. '작약-감초' 조합과 그 효과는 비슷하나, 작약감초탕은 사하발현을 늦춘다. 작약은 진경진통작용이 강하나 오히려 연동항진을 억제하는 작용이 있다.

'대황-망초' 조합의 사하작용을 빠르게 하기 위해 지실을 추가했으나, 복통을 억제하기 위해 후박을 추가한 처방이다.

### 해설

고열이 지속되면 장내수분이 소실되어 대변이 굳어진다. 장관마비가 일어나 변비가 되며, 가스로 인해 복부팽만이 발생한다. 이 시기에는 양명병(陽明病)이 극성한 시기로 항염증해열, 사하작용이 있는 '대황-망초' 조합에 장연동을 촉진하는 '지실-후박' 조합을 배합한 대승기탕을 필두로 한 승기탕류(承氣湯類)로 하법(下法)을 시행한다. 장관마비가 있으며 고열과 섬어가 나타날 경우에는 일각을 다투므로 대황의 사하효과를 촉진하기 위해 지실을 배합할 필요가 있다.

**적용병태**

**❶변비**

**❷장내 부패변**

**❸양명병 실증(陽明病 實證)**

**적용질환**

**❶변비(사하통변〈瀉下通便〉)**

대승기탕은 일종의 하제(下劑)이다. 대변을 통하게만 할 목적이라면 감초나 작약을 추가하는 것이 좋다.

**❷장내 부패변 배출**

변비는 아닌데, 설사변이면서 악취가 있고 색은 옅고, 부패한 변을 배출하는 상황이다. "열결방류(熱結傍流)"라고 하며, 대변 덩어리(조시〈燥屎〉)가 배출되지 않고, 악취가 강한 수양변이 그 덩어리는 장내에 그대로 둔 채 방류(傍流)하여 배출되는 것으로, 이 경우, 그 부패된 내용물을 사하시켜 배출시키면 병이 낫게 된다. 감염성 대장염일 때 이 사고방식을 응용하여 대승기탕으로 사하시켜 치료한다.

**❸양명병(陽明病)이면서 조시(燥屎)가 있을 때**

소염·해열·사하작용으로 치료할 수 있는 경우가 있다.

**⊙────하법(下法)에 대해**

하법(下法)이란, 대변을 통하게 하여 병을 치료하는 방법으로 "팔법(八法)"[5) 중 하나이다. 하법의 효과, 주요 작용은 다음과 같다.

**❶통변(通便)**

변비로 배변이 되지 않을 때, 사하약 및 윤장약(潤腸藥)으로 대변을 배출한다.

---

5) 팔법(八法): 한방 치료방법의 대강(大綱)으로 음양(陰陽), 표리(表裏), 한열(寒熱), 허실(虛實)에 따른 기본 치료법이다. 구체적으로 한법(汗法), 토법(吐法), 하법(下法), 화법(和法), 온법(溫法), 청법(淸法), 소법(消法), 보법(補法) 8가지 치료방법을 말한다. 한법은 발한해표법(發汗解表法), 토법은 구토시켜 배출시키는 방법, 하법은 사하(瀉下)시켜 치료하는 방법, 화법은 화해법(和解法)과 조화(調和), 온법은 따뜻하게 하는 치료, 청법은 청열법(淸熱法), 소법은 소식도체법(消食導滯法) 등 보법은 보익하는 치료법이다.

### ❷한하(寒下)

'대황–망초' 조합처럼 한성하제(寒性下劑)를 사용하여 장내용물을 사하시켜 열증(熱證)을 치료한다.

#### ①양명병 실증(陽明病 實證)

조열(潮熱), 복만(腹滿), 복통, 변비가 있으며, 고열 때문에 섬어(譫語), 광조(狂躁), 경련 등을 보일 때는 장관마비가 일어나게 된다. 승기탕류로 사하시켜 열병을 치료한다.

#### ②열독(熱毒)을 내린다

감염증 열병 중 고열, 번조(煩躁), 의식장애 등이 있을 경우나 출혈, 출혈반, 화농성염증 등이 나타날 때 대황과 청열약을 배합하여 치료한다. 사심탕류, 대황목단피탕 등을 사용한다.

#### ③신체상부의 염증을 치료한다

안면부 열감, 구설·치은·인후 등의 종통화농(腫痛化膿), 안목적종(眼目赤腫) 등과 같은 특히 상부염증에 사하하는 대황과 청열해독하는 약물을 배합하여 치료한다. 방풍통성산 등을 사용한다.

### ❸온하(溫下)

몸이 차며 변비, 복창(腹脹), 복만(腹滿)이 있으며 설사하더라도 적체(積滯)가 있을 때 사용한다. 일반적으로 대황 같은 한하약(寒下藥)에 부자·건강·세신·계지 등의 열약(熱藥)을 배합하여 치료한다. 대황부자탕, 온비탕 등을 사용한다.

### ❹축수(逐水)

울혈성심부전에 의한 부종, 폐수종 및 흉수, 복수, 관절수종 등이 있을 때 견우자·빈랑자·감수 등을 사용하여 대소변을 뺀다.

### ❺구어혈(驅瘀血)

어혈을 제거하기 위해 사용한다. 외상의 내출혈, 여성 월경관련, 기타에 대해 '대황–망초' 조합에 도인·홍화·삼릉·아출 등을 배합하여 치료한다. 도핵승기탕, 통도산 등을 사용한다.

### ❻담즙배출

'대황–망초' 조합은 담즙배출을 원활하게 하며, 인진호·산치자·울금·금전초·지실·목향 등을 배합하여 치료한다. 인진호탕 등을 사용한다.

# 방풍통성산(防風通聖散)

『선명론방(宣明論方)』

## 구성

방풍·마황·박하·형개·연교·산치자·황금·활석·대황·망초·석고·길경·감초·백출·생강·당귀·천궁·작약

## 약능과 방의

❶방풍·마황·형개·박하……해표약(解表藥)으로 표사(表邪)를 발한(發汗)시켜 쫓아 내보내는 발표약물이다.

❷대황·망초·감초(=**조위승기탕**)……중초사열(中焦邪熱)을 배출하는 하법약물이다.

❸활석·산치자……하초열사(下焦熱邪)를 소변을 통해 배출하는 약물이다.

❹석고·길경·황금·연교·산치자……사열(邪熱)을 청열(淸熱)한다. 즉 소염·해열·거담 약물이다.

❺백출·생강·감초……소화기, 위장장애를 예방하는 배합이다.

❻당귀·작약·천궁……신체상부의 혈행을 호전시키며, 천궁은 마황·박하 등과 함께 두통에 효과가 있다.

이 처방은 안면이나 피부의 표증과, 상중하(上中下) 삼초(三焦)의 이실열(裏實熱)을 함께 제거하는 발표공리(發表攻裏)하는 복합처방이다.

## 해설

'대황-망초-감초' 조합은 조위승기탕으로 중초실열(中焦實熱)을 사(瀉)하는 처방이다. 석고·길경·연교·황금·산치자는 상초실열(上焦實熱)을 사(瀉)한다. 산치자에 활석이 추가되면 하초실열(下焦實熱)을 사(瀉)한다.

종합하자면, 상초·중초·하초의 이삼초실열(裏三焦實熱)을 사하는 배합이 된다. 그리고 마황·방풍·형개·박하는 발한해표(發汗解表)를 통해 표사를 배출하는 약물이다. 이 조합이 모두 아우러져 발표공리(發表攻裏)하는 처방이 된다. 따라서 주치에 서술된 대로 안면이나 피

부의 표증과 상중하초의 이실열(裏實熱)에 함께 작용하는 처방이라 할 수 있다.

### 적용병태

**표리(表裏), 상·중·하 삼초(三焦)의 실열(實熱)**

방풍통성산(防風通聖散)=발표공리(發表攻裏)하는 처방

| 표증 | 방풍 마황 형개 박하 | 발한해표(發汗解表)하여 표사를 땀으로 배설 | 이증 | 상초실열 | 석고 길경 연교 황금 산치자 | 소염해열(消炎解熱) 거담(祛痰) |
| | | | | 중초실열 | 대황 망초 감초 = 조위승기탕 | 변을 통해 열사를 배설 |
| | | | | 하초실열 | 활석 산치자 | 소변으로 열사를 배설 |

당귀 작약 천궁 = 보혈활혈작용(補血活血作用)
백출 생강 감초 = 건위작용(健胃作用)

### 적용질환

❶열병……단독(丹毒), 고열이 지속되는 경우
❷일관당(一貫堂) 장독체질(臟毒體質) 개선(생활습관병 체질개선)
❸메니에르병
❹보중익기탕 대용

방풍통성산을 소량(엑스제로 3~6g/일) 투여하여 조금씩 사하시키

9 사하제(瀉下劑)

는 정도로 사용하면 효과가 있다. 정기(正氣)의 반발력을 이끌어 내는 치료이다.

## 방풍통성산과 생활습관병

일관당 장독체질(臟毒體質)이란 졸중체질이다. 젊은 때는 건강하며 그다지 병도 걸리지 않지만, 중년 이후 고혈압, 동맥경화, 뇌졸중에 걸리게 되는 체질이다. 그런 내인적 체질이라는 소인(素因)을 가진 사람의 식독(食毒, 미식·과식·과음 등)에 의한 질병 예방을 목적으로 방풍통성산을 사용한다. '대황-망초-지실' 조합은 담즙배설을 개선시키며, 대변으로 장내 오염물을 배출하고, '활석-산치자' 조합은 소변을 통해 독을 빼낸다. '마황-형개-방풍-박하' 조합은 발한을 통해 독을 배출한다. 또한 산치자는 담즙분비와 담낭수축을 촉진한다.

요즘 같이 '미식'이라는 말이 유행할 정도이면서, 여기에 운동부족까지 더해져 식독이 넘쳐나는 시대에는 오염물을 체내에 쌓이지 않게 배출시켜야만 한다.

9
사하제(瀉下劑)

# 마자인환(麻子仁丸)

『상한론(傷寒論)』, 『금궤요략(金匱要略)』

## 구성

마자인·행인·후박·지실·작약·대황

## 약능과 방의

❶마자인·행인……인약(仁藥)으로 유성분(油成分)이 많아 장관을 윤택하게 한다.

❷후박·지실·대황……장관 연동운동을 항진시켜 배변시킨다.

❸작약……발한(發汗)을 막는다.

## 해설

마자인환은 일시적인 탈수, 특히 발한과다나 배뇨가 많아 발생한 장의 조결(燥結)이 원인이 된 변비에 좋다. 발열성질환 후 변비가 있을 경우 적용한다.

## 적용병태

일시적인 상음(傷陰)에 의한 조결(燥結) 변비

## 적용질환

조결(燥結) 변비

| 서양의학에서 잘 해결하지 못하는 타입의 「변비」 | | |
|---|---|---|
| 변비는 다양하다. 이 중, 다음 타입의 변비는 서양의학적 처치로 잘 호전되지 않는다. 모두 고령자에게 많은 타입이다. | | |
| 이완성변비 | 조결(燥結) 변비 | |
| 장관근육이 이완성 상태가 되어 운동이 나빠져 대장통과에 시간이 필요한 변비 | 발열, 발한에 의해 일시적으로 장관 내 수분이 적어져 생기는 변비 | 혈허(血虛), 음허(陰虛) 체질(고령자에게 많음) 때문에 체내수분이 적어져 발생한 변비 |
| ↓ | ↓ | ↓ |
| 보중익기탕 | 마자인환 | 윤장탕 |

9
사하제(瀉下劑)

# 윤장탕(潤腸湯)

『만병회춘(萬病回春)』

## 구성

지황·당귀·행인·도인·마자인·황금·지실·후박·대황·감초

## 약능과 방의

❶당귀·지황……체내를 윤택하게 하며 장내도 윤택하게 한다. 대변이 물러진다.

❷마자인·행인·도인……장을 윤택하게 하여 대변을 물러지게 한다. 윤장작용이 있다.

❸대황·지실·후박……장관을 자극하여 연동운동을 항진시킨다.

❹감초……복통 예방

## 해설

조결(燥結) 변비에 사용한다. 조결 변비란 장관 내 수분부족에 의한 건조와 체내수분부족이 있어 장관 내 수분부족도 일어난 형태, 2가지가 있다. 마자인환은 전자, 윤장탕은 후자에 쓴다.

윤장탕은 당귀·지황으로 체내를 윤택하게 하며, 마자인·행인·도인 같은 인약으로 장관 내를 윤택하게 한다. '대황−지실−후박' 조합으로 장관 연동운동을 항진시켜 배변시킨다. 감초는 사하(瀉下)로 인한 복통을 예방한다.

조결에 의한 변비라는 사고방식은 서양의학에는 없다. 하지만 마른 체형의 고령자에서 이런 변비를 자주 볼 수 있다.

## 적용병태

**조결(燥結) 변비로 체내 및 장관 내 수분부족에 의한 변비**

## 적용질환

마른 체형의 고령자에서 많은 변비형태이다. 이 형태의 변비는 마지인환으로도 대변을 보게 할 수 있으나, 약을 끊으면 다시 변비가 된다. 마자인환은 장관 내 건조에만 대응할 뿐, 체내 수분부족에는 대

응하지 못하기 때문이다. 앞으로 만나게 될 고령사회, 보중익기탕을 쓸 이완성변비와 함께 고령자 변비에 쓸 이 처방이 주목을 받을 것으로 생각한다.

**9**

**사하제(瀉下劑)**

# 대황감초탕(大黃甘草湯)

『금궤요략(金匱要略)』

**구성**

대황·감초

**주치**

「食已卽吐者, 大黃甘草湯主之, 又治吐水」『금궤요략(金匱要略)』

**약능과 방의**

❶대황……사하작용(瀉下作用)

❷감초……대황의 사하작용에 동반되는 복통을 예방한다.

**해설**

장기간 변비가 있어 대변을 보지 못했을 때, 먹으면 구토를 하기도 한다. 대변을 통하게 하면 구토가 치료된다. 대황은 사하작용이 있으며, 감초는 장내 수분을 축적하며, 복통을 완화시킨다.

**적용병태**

**단순변비**

**적용질환**

**변비**

습관성변비가 되면 도핵승기탕 같은 다른 사하제를 사용하는 것이 좋다.

9 사하제(瀉下劑)

# 본초색인

## 【마】

## 【바】

본초색인

## 【사】

본초색인

# 처방색인

## 【가】

## 【아】

## 【자】

# 편집후기

은사이신 후쿠토미 토시아키 선생이 서거한지 7개월이 지났다. 하지만 아직도 토요일 오후가 되면 슬픔이 찾아와 머릿속이 하얗게 변하는 무서울 정도의 상실감과 무념에 사로잡힌다. 2015년 봄 후쿠토미가(家) 저택에서 함께 보았던 벚꽃은 2016년에도 피었을까? 돌이켜보면 후쿠토미 선생과의 만남은 10년 전으로 거슬러 올라간다. 후쿠토미 선생이 2006년부터 개최한 「야마모토 이와오 의학을 배우는 모임=오고리한방학원」에 참가했을 때였다.

당시 편자는 쇼와한방이나 중의학 등 다양한 한방연구회에 참가해 보았으나, 재현성이 부족하여 실망하던 차, 다행히도 이 한방학원에서 공부할 기회를 맞이했고, 그 내용이 알기 쉽고, 딱딱 눈에 떨어진다고 생각했다. 곧 바로 후쿠토미 선생의 야마모토 이와오 의학 강의내용에 매료되었다. 또 한 번 행운이 찾아와, 8년 전부터 개원하기까지, 매주 토요일 오후, 후쿠토미의원에서 실제 진료를 견학할 수 있었는데, 그 무엇보다 내게 귀중한 보물과 같은 경험이었다. 후쿠토미의원 환자대기실은 서양의학으로는 해결되지 않아, 멀리서부터 내원한 난치병 환자들이 많아, 마치 난치병 환자들이 몰려든 절 같은 느낌이었다. 그리고 후쿠토미 선생은 난치병을 서서히 낫게 했고, 그 환자들이 다시 환자를 소개하게 하는 카리스마가 있는 명의였다.

후쿠토미 선생은 수십 년에 걸쳐 먼 거리에 있는 오사카의 야마모토 이와오 선생에게 사사, 서양의학적 병태진단에 기초한 한방요법을 연구해 왔다. 생애사업이 된 오고리한방학원은 직접 제작한 자료를 사용하였고, 9년에 걸쳐 지속되었는데, 서일본 각지에서 40명 전후의 의사, 약사가 참가하여, 통합의학을 목표로 후진 학원생 지도에 매진했다. 또한 명저로 일컬어지는 반도 쇼조 선생과의 공저 『야마모토 이와오의 임상한방』 출판을 계기로, 전국각지에서 초빙강연 등을 통해 한방의학의 근대화에 공헌한 업적은 헤아릴 수 없을 정도다. 「명 스승은 규거(規矩)를 가르치지, 준승(準繩)을 가르치지 않는다」고들 하는데, 후쿠토미 선생은 학문과 기술 모두 싫은 얼굴 하나 없이 바쁜 와중에도 내게 친절히 하나하나 지도해 주었다. 명의의 실제 진찰을 보고 공부한 덕에 편자도 울지도 날지도 못하는 하급의사에서 제대로 병을 치료할 수 있는 닥터G로 성장할 수 있었다고 생각한다. 또한 어느 새 야마모토 의학의 보급 활동에 도움을 줄 수 있을 정도로 성장할 수 있었기에 너무도 감사드린다.

주마등처럼 후쿠토미 선생과의 만남이 스쳐간다. 그중에도 가장 인상적인 에피소드는 3년 전 가고시마에서 개최된, 편자가 강사였던 제약회사 주최 한방세미나 3회 시리즈 때이다. 매회, 후쿠토미 선생이 좌장을 맡아주었으며, 선생은 의원을 휴진까지 하면서 편자를 위해 도움을 주셨다. 가고시마까지 왕복하는 신칸센에서 야마모토 이와오 선생과의 해후 이야기, 산천어 낚시이야기, 골프이야기 등을 끝도 없이 말씀하셨다. 마지막 편자의 강연이 종료되자 안도하는 모습으로 기뻐하면서 흡연실을 향해 걸어가시던 그때의 맑은 미소는 결코 잊을 수가 없다.

우리 학원생들은 선생님이 구축하신 한방요법의 학문화, 근대화 위업을 「제3의학연구회IN후쿠오카」라는 형태로 오고리한방학원을 계승하고, 더욱 발전시켜 가려한다. 후쿠토미 선생은 분명 천국에서 야마모토 이와오 선생과 함께 우리 학원생들을 지켜봐 주실 것이라 확신한다.

이번에 한방엑스제의 서양의학적 적용병태 및 한방의학적 적용병태를 알기 쉽게 해설한 실천적 한방치료 서적을 후쿠토미 선생의 유작원고로 상재 (上梓)하게 되었다. 선생은 병상에 있으면서도 우리들을 위해 열심히 본 서적을 집필하셨다. 후미에 부인에 따르면, 선생은 병 상태가 좋지 않은 상황 속에서도, 야마모토 이와오 의학을 계승 발전시키기 위해 처방해설서로서 본 저서가 출판되길 내심, 희망하셨다고 한다. 생전에 편자에게 내용 부족 부분에 대해 커버해줄 것을 부탁하셨는데, 편자 자신은 천학(淺學)이기도 하거니와 선생의 유고 완성도만으로도 충분하다고 생각하여 거의 정정, 교정하는 수준의 교정만 했음을 천국에 계신 선생께서 허락해 주시길 희망한다.

마지막으로 메디컬유콘 사장 카키모토 카즈노리 씨의 따뜻한 지원이 없었다면 이 책은 상재(上梓)되지 못했을 것이라고 생각한다. 깊은 감사의 인사를 올린다.

후쿠토미 토시아키 선생의 명복을 빈다.

편자 야마가타 유지

# 역자후기

　"한방 123처방 임상 해설-야마모토 이와오 선생의 가르침"을 번역하여 여러분께 소개하게 되어 영광입니다. 이 책은 제 은사이신 조기호 교수님께서 이전에 번역하신 "질환별 한방치료의 실제(군자출판사, 반도 쇼조 저)", "한방44철칙(물고기숲, 반도 쇼조 저)"과 맥을 같이 하는 일본 한방의 한 유파 '야마모토류 한방' 관련 서적입니다.

　앞서 번역된 두 서적의 저자인 반도 쇼조 선생과 본 서적의 저자인 후쿠토미 토시아키 선생은 모두 야마모토 이와오 선생의 직전 제자로 현대에까지 '야마모토류 한방'을 직접 계승함과 동시에 문하에 여러 임상의들을 두어 현대에까지 전승될 수 있게 노력하였습니다. 이전에 국내에 번역 출간된 "한방 44철칙"은 '야마모토류 한방의 병태생리, 약재배합'과 관련된 내용이었으며, "질환별 한방치료의 실제"는 '야마모토류 한방의 실전 매뉴얼'에 해당합니다. 그리고 이번에 번역된 "한방 123처방 임상 해설"은 이전 두 서적의 간극을 매울 '야마모토류 한방 방제학 서적'이라 볼 수 있습니다.

　최근 일본동양의학회에 참석하면, 증례보고나 교육 강연 모두에서 처방선택의 과정을 설명하며 "야마모토류 한방에 따르면…" 이라는 단서를 붙여 설명하는 것을 자주 보곤 합니다. 이 책의 도입부에 설명되어 있듯, '야마모토류 한방'의 특징은 현대의학적 병태생리의 관점을 위주로 하며, 여기에 전통한방의학적 병태인식의 툴을 도입하는 방식으로 환자가 호소하는 증상의 병태를 파악하고, 처방을 선정해가는 것입니다. 한방의학을 주 전공으로 하지 않는 일본의사들에게 아무래도 가장 받아들이기 편하고, 재현성이 높은 방식으로 인정받아 최근 가장 각광받고 있는 것 같습니다. 그렇다보니 많은 연자들이 이 방식에 따른 처방운용과 그 결과를 보고하고 있습니다.

　국내에서도 이미 이 '야마모토류 한방'에 대한 관심이 뜨거운 것 같습니다. 이전에 발간된 두 서적 모두 스테디셀러로서 많은 한의사들에게 읽히고 있는 것을 잘 알고 있습니다. 이번에 출간될 이 책이 그러한 '야마모토류 한방'에 관심이 있는 한의사들의 학문적 갈증에 조금이나마 도움이 되길 희망합니다.

  '마치며'와 '편자후기'에 적힌 내용을 번역하다 울컥한 마음을 감출 수 없었습니다. 임종을 앞둔 상황에서도 끝까지 집필을 거두지 않은 스승과 스승의 원고를 갈무리한 제자의 모습이 아무래도 저를 감동시킨 듯합니다. 야마가타 선생은 스승의 유지를 받들어 이 책을 출간하였다고 합니다. 국내에도 '야마모토류 한방' 서적을 처음 번역하여 소개해 주신 은사 조기호 교수님의 작업에 이어, 앞선 서적의 내용을 뒷받침할만한 이번 책을 제가 번역하여 출간하게 되었다는 점에서 감회가 남다릅니다. 은사님의 업적에 제가 훼방될만한 일을 한 것이 아니길 바랍니다. 많은 임상 한의사들에게 읽히고 도움이 되길 바랍니다.

역자 권승원

# 주요참고문헌

야마모토 이와오 저, 동의잡록(東醫雜錄), 권1~3, 료겐쇼텐, 1983~1985
메구로 도타쿠 저, 찬영관요치잡화(餐英館療治雜話), 제3의학연구회, 1991
코야마 세이지 저, 고전에 살아있는 엑스 한방방제학, 메디컬유콘, 2014

# 한방 123처방 임상 해설

2021년 6월 15일  1판1쇄 발행

저자著者   후쿠토미 토시아키
편자編者   야마가타 유지
역자譯者   권승원

발행인  최봉규
발행처  청홍(지상사)
출판등록  1999년 1월 27일 제2017-000074호

주소   서울 용산구 효창원로64길 6(효창동) 일진빌딩 2층
우편번호   04317
전화번호   02)3453-6111  팩시밀리   02)3452-1440
홈페이지   www.cheonghong.com
이메일   jhj-9020@hanmail.net

한국어판 출판권 ⓒ 청홍(지상사), 2021
ISBN   979-11-91136-06-7   93510

# 새로 보는 **방약합편**方藥合編 〈전4권〉

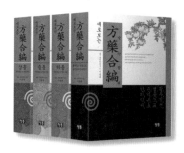

### 황도연 원저 / 이종대 편저

조선 말기 1885년 간행된 황도연 선생의 《방약합편》은
지금까지 임상가들이 가장 많이 활용하는 한의학 편람
서이다. 《새로보는 방약합편》은 기존의 《방약합편》에
서 간명하게 기록한 부분을 현재의 시각으로 자세하게
설명하고 실제로 처방을 활용한 사례를 수록하였다.

값 320,000원 국배판(210*297)  3400쪽
ISBN978-89-90116-47-5(세트)  2012/3 발행

---

# 새로 보는 **방약합편**方藥合編**상통**上統

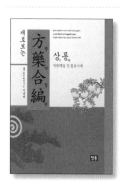

### 황도연 원저 / 이종대 편저

《새로보는 방약합편》의 제1권 상통은 주(主)로 보익(補益)하는 처방
이다. 상통은 123종의 처방으로 구성되어 있으며, 총 2천44개의 사례
중 1천351개가 치험례의 구체적인 설명이 있다. 처방설명은 임상활용
에 초점을 맞추었다. 흔히 사용할 수 있는 병증을 나열했다.

값 80,000원  국배판(210*297)  912쪽
ISBN978-89-90116-48-2  2012/3 발행

---

# 새로 보는 **방약합편**方藥合編**중통**中統

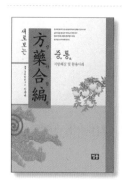

### 황도연 원저 / 이종대 편저

제2권 중통은 주(主)로 화해(和解)하는 처방이다. 중통은 181종의 처
방으로 구성되어 있으며, 총 1천571개의 사례 중 1천94개가 치험례의
구체적인 설명이 있다. 예전에 활용하지 않은 병증이라도 약성에 의
거하여 현재 활용도가 높아졌다면 충분하게 설명했다.

값 80,000원  국배판(210*297)  912쪽
ISBN978-89-90116-49-9  2012/3 발행

## 새로 보는 **방약합편**方藥合編**하통**下統

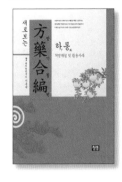

**황도연 원저 / 이종대 편저**

제3권 하통은 주(主)로 공벌(攻伐)하는 처방이다. 하통은 163종의 처방으로 구성되어 있으며, 총 1천202개의 사례 중 875개가 치험례의 구체적인 설명이 있다. 이러한 병증이 발생하는 기전과 해당 처방의 치료기전과 부작용이 발생한 예도 설명하고 있다.

값 80,000원  국배판(210*297)  840쪽
ISBN978-89-90116-50-5  2012/3 발행

## 새로 보는 **방약합편**方藥合編**활투침선**活套鍼線 **외**

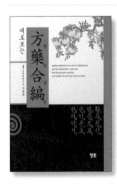

**황도연 원저 / 이종대 편저**

조선 말기인 1885년 황도연 선생의 뜻에 따라 출간된 《방약합편》은 세월이 지날수록 수많은 임상가에게 애용되는 처방집이다. 실용성, 간결성, 임상활용의 편리성에서 볼 때 그 유(類)를 찾아볼 수 없는 특출하며, 《새로보는 방약합편》은 설명하는 것에 중점을 두고 있다.

값 80,000원  국배판(210*297)  736쪽
ISBN978-89-90116-51-2  2012/3 발행

## 응급질환 한방진료 매뉴얼

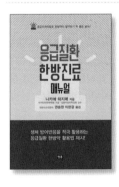

**나카에 하지메 / 권승원 이한결**

저자도 지금까지 오랜 기간 응급의료에 종사하였는데, 서양의학만으로는 해결할 수 없었던 증상을 한방치료 단독 혹은 병용으로 해결했던 경우가 헤아릴 수 없이 많다. 그렇게 모아 온 한방치험례도 이제 5000례를 넘었다. 그래서 이 책을 세상에 내놓게 되었다.

값 29,000원  신국판(153*225)  174쪽
ISBN 978-89-90116-99-4  2020/9 발행

## 약징藥徵

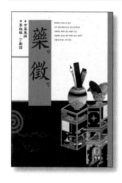

### 요시마스 토도(吉益東洞) / 이정환 정창현

1700년대에 활약한 일본의 대표적인 한의학자 요시마스 토도는 일본 의학을 중국 의학으로부터 탈피시켜 일본류의 의학으로 완성시키고, 맥진을 버리고 일본의 독창적인 진단법인 복진을 확립시켰으며, 복잡한 중국 의학을 간략한 일본식 한의학으로 변화시켰다.

값 35,000원 사륙배판(188*254) 252쪽
ISBN978-89-90116-25-2 2006/10 발행

## 임상침구학臨床鍼灸學

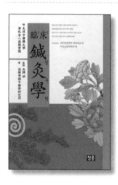

### 天津中醫藥大學, 學校法人後藤學園 / 손인철, 이문호

각종 질환을 치료하는 데 탁월한 침구가 치료할 수 있는 병의 가짓수도 상상 이상으로 많아서 거의 모든 병에 적용이 가능할 정도다. 《임상침구학》은 《황제내경》부터 현대의 저작에 이르는 역대의 수많은 의학서와 의가의 학설을 수용하여 새롭게 편집된 책이다.

값 70,000원 사륙배판(188*254) 744쪽
ISBN978-89-90116-46-8 2012/3 발행

## 경락경혈經絡經穴 14경+四經

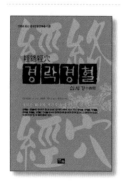

### 주춘차이 / 정창현 백유상

경락은 우리 몸을 거미줄처럼 엮어 기혈의 흐름을 조절해 주고 있는데, 우주 변화의 신비가 그 속에 축약되어 있고 실제적이면서 철학적인 체계를 갖고 있음은 최근 여러 보도를 통해 확인된 바 있으며 실제로 일반인이 일상생활 속에서 쉽게 행할 수 있는 질병치료의 수단이 되어 왔다.

값 22,000원 사륙배판변형(240*170) 332쪽
ISBN978-89-90116-26-0 2005/10 발행

## 내과 한방진료

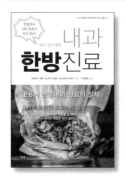

**이와사키 코우 노가미 타츠야 요시자와 마사키 / 권승원**

이 책은 되도록 최신 근거를 소개하면서도 실제 진료는 주로 경험론으로 구성했다. 저자 스스로의 경험이 기본이나 이번에는 《야마모토 이와오의 임상한방》에 큰 신세를 졌다고 했다. 한방 명의이나 한방을 서양의학의 언어로 이해하는 독자적인 길을 걸었기 때문이다.

값 28,000원  신국판(153*225)  162쪽
ISBN978-89-90116-01-7  2020/7 발행

## 현대 임상 온병학

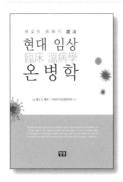

**張之文 楊宇 / 대한한의감염병학회**

이 책은 역대 의학자들의 감염성 질병 관련 학술이론과 질병치료 경험을 계승 발굴하고 현대 임상치료 중 얻은 새로운 경험과 지식을 결합하여, 감염성 질병의 변증론치와 이법방약을 체계적으로 기술함으로써 현대 감염성 질병의 치료를 효과적으로 이끌어 나가는 데 있다.

값 95,000원  사륙배판(188*257)  1120쪽
ISBN 978-89-90116-57-4  2013/12 발행

## 한의학 입문

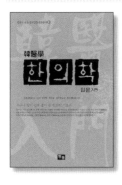

**주춘차이 / 정창현 백유상 장우창**

한의학만큼 오랜 역사 속에서 자신의 전통을 유지하면서 지금까지 현실에 실용적으로 쓰이고 있는 학문 분야는 많지 않다. 지난 수천 년의 시간 속에서도 원형의 모습을 고스란히 간직하면서 동시에 치열한 임상 치료의 과정 중에서 새로운 기술을 창발 또는 외부로부터 받아들였다.

값 22,000원  사륙배판변형(240*170)  352쪽
ISBN978-89-90116-26-0  2007/2 발행

## 플로차트 한약치료

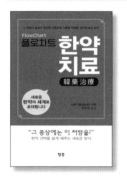

**니미 마사노리 / 권승원**

이 책은 저자의 의도가 단순하다. 일단 실제 임상에서 정말로 한약을 사용할 수 있게 하기 위한 입문서다. 그래서 한의학 이론도 한의학 용어도 일절 사용하지 않았다. 서양의학 치료로 난관에 부딪힌 상황을 한약으로 한번쯤 타계해 보자는 식의 사고방식이다.

**값 17,700원  사륙변형판(112*184)  240쪽**
**ISBN978-89-90116-77-2  2017/8 발행**

## 플로차트 한약치료2

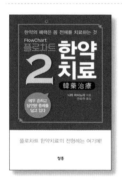

**니미 마사노리 / 권승원**

기본 처방에 해당되는 것을 사용하면 될 것을 더 좋은 처방이 없는지 고민한다. 선후배들이 그런 일로 일상 진료에 고통을 받는 것을 자주 목격했다. 2권은 바로 매우 흔하고, 당연한 증례를 담고 있다. 1권을 통해 당연한 상황에 바로 낼 수 있는 처방이 제시되었다.

**값 19,500원  사륙변형판(120*188)  256쪽**
**ISBN 978-89-90116-87-1  2019/2 발행**

## 한방내과 임상 콘퍼런스

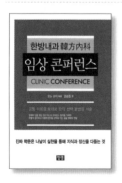

**오노 슈지 / 권승원**

한방의학은 이 종합진료과와 유사한 의료 진단 치료 행위를 가지고 있다. 여러 질환이 병존하여 특정 전문진료과 만으로 대응하기 어려울 때 이 종합진료과가 존재 의의를 가지기 때문이다. 또한 종합진료과는 '불명열'처럼 원인을 잘 모르는 질병 치료에 장점이 있다.

**값 28,000원  국판(150*210)  334쪽**
**ISBN978-89-90116-80-2  2018/4 발행**

# 간단 **한방처방**

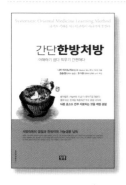

### 니미 마사노리 / 권승원

과학이 발전하고 진보했어도 과거 한의학의 지혜나 예술적인 지혜를 아직 수치화할 수 없다. 서양의학적인 진료에서는 환자를 보지 않고 검사치나 진단리포트를 보는 경우가 많다. 저자는 체험을 통하여 아주 논리적으로 한의학은 좋은 양생 중에 하나라는 것을 납득시켜는 책이다.

값 18,000원  신국판(153*225)  200쪽
ISBN978-89-90116-64-2  2015/1 발행

---

# 간단 **한방철칙**

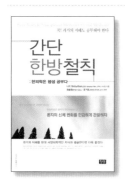

### 니미 마사노리 / 권승원

저자는 복용하던 양약은 부디 끊지 마라. 그렇지 않으면 증상이 악화되었을 때, 한방처방이 악영향을 미친 것인지, 양약 중단이 증상을 악화시킨 것인지 판단할 수 없다는 것이다. 한약과 양약 그리고 한방의 소소한 이야기 195가지를 아주 쉽게 풀어 쓴 책이다.

값 18,000원  신국판(153*225)  221쪽
ISBN978-89-90116-68-0  2015/10 발행

---

# 고령자 **한방진료**

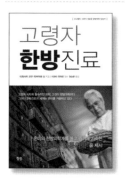

### 이와사키 코우 외2 / 권승원

서양의학의 사고방식과 우열을 비교하거나 서로 공존할 수 없는 것이라고 생각하지 않는다. 그렇지만 한방진료의 미래에도 이 책이 매우 중요한 역할을 하리라 생각된다. 고령자 한방진료는 최첨단 서양의학을 공부해 온 독자 여러분들이 이 책을 꼭 읽어보면 좋겠다.

값 18,500원  신국판(153*225)  176쪽
ISBN978-89-90116-83-3  2018/10 발행

# 알기 쉽게 풀어 쓴 **황제내경**黃帝内經

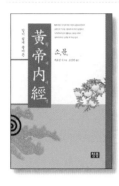

**마오싱 니 / 조성만**

동양 최고의 의학서이자 철학서로 오늘날에도 한의학을 공부하는 사람들의 바이블이며, 그 명성에 걸맞게 내용도 훌륭하다. 다만 매우 난해하여 한의학을 전공하는 이들에게도 쉽지 않다는 점이 아쉽다. 황제내경은 동양의학의 관점을 이해하기 위해서는 반드시 읽어야 하는 책이다.

**값 48,000원 사륙배판변형(240*170) 672쪽**
**ISBN978-89-90116-52-9 2012/7 발행**

# 脈診術맥진술

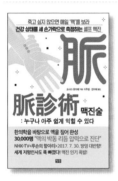

**오사다 유미에 / 이주관 전지혜**

사람들이 일상생활 속에서 스스로 혈류 상태를 확인할 수 있는 단 한 가지 방법이 있다. 그것은 바로 '맥진'이다. 맥진으로 맥이 빠른지 느린지, 강한지 약한지 또는 깊은지 얕은지를 알 수 있다. 이 책의 목적은 맥진으로 정보를 읽어 들이는 방법을 소개한 책이다.

**값 14,700원 국판(148*210) 192쪽**
**ISBN978-89-90116-07-9 2019/9 발행**

# 만지면 알 수 있는 **복진 입문**

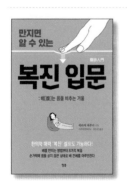

**히라지 하루미 / 이주관 장은정**

한약을 복용하는 것만이 '한의학'은 아니다. 오히려 그에 앞선 진단과 그 진단에 대한 셀프케어에 해당하는 양생이 매우 중요하다. 이러한 한의학 진단 기술 중 하나에 해당하는 것이 바로 복진이다. 이 책은 기초부터 복증에 알맞은 한약 처방까지 총망라한 책이다.

**값 15,800원 국판(148*210) 216쪽**
**ISBN978-89-90116-08-6 2019/8 발행**

## 공복 최고의 약

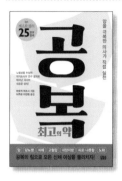

### 아오키 아츠시 / 이주관 이진원

저자는 생활습관병 환자의 치료를 통해 얻은 경험과 지식을 바탕으로 다음과 같은 고민을 하게 되었다. "어떤 식사를 해야 가장 무리 없이, 스트레스를 받지 않으며 질병을 멀리할 수 있을까?" 그 결과, 도달한 답이 '공복'의 힘을 활용하는 방법이었다.

값 14,800원  국판(148*210)  208쪽
ISBN978-89-90116-00-0  2019/11 발행

## 영양제 처방을 말하다

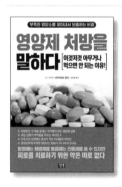

### 미야자와 겐지 / 김민정

인간은 종속영양생물이며, 영양이 없이는 살아갈 수 없다. 그렇기 때문에 영양소가 과부족인 원인을 밝혀내다 보면 어느 곳의 대사회로가 멈춰 있는지 찾아낼 수 있다. 영양소에 대한 정보를 충분히 활용하여 멈춰 있는 회로를 다각도에서 접근하여 개선하는 것에 있다.

값 14,000원  국판(148*210)  208쪽
ISBN978-89-90116-05-5  2020/2 발행

## 60대와 70대 마음과 몸을 가다듬는 법

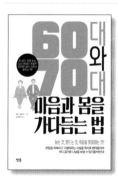

### 와다 히데키(和田秀樹) / 김소영

옛날과 달리 70대의 대부분은 아직 인지 기능이 정상이며 걷는 데 문제도 없다. 바꿔 말하면 자립한 생활을 보낼 수 있는 마지막 무대라고도 할 수 있다. 따라서 자신을 똑바로 마주보고 가족과의 관계를 포함하여 80세 이후의 무대를 어떤 식으로 설계할 것인지 생각해야 하는 때다.

값 15,000원  국판(148*210)  251쪽
ISBN979-11-91136-03-6  2021/4 발행

## 한의학 교실

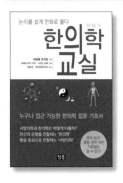

**네모토 유키오 / 장은정 이주관**

한의학의 기본 개념에는 기와 음양론 오행설이 있다. 기라는 말은 기운 기력 끈기 등과 같이 인간의 마음 상태나 건강 상태를 나타내는 여러 가지 말에 사용되고 있다. 행동에도 기가 관련되어 있다. 무언가를 하려면 일단 하고 싶은 기분이 들어야한다.

**값 16,500원  신국판(153*224) 256쪽**
**ISBN978-89-90116-95-6  2019/9 발행**

---

## 치매 걸린 뇌도 좋아지는 **두뇌 체조**

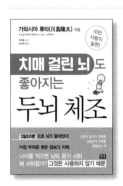

**가와시마 류타 / 오시연**

이 책을 집어 든 여러분도 '어쩔 수 없는 일'이라고 받아들이는 한편으로 해가 갈수록 심해지는 이 현상을 그냥 둬도 될지 불안해 할 것이다. 요즘 가장 두려운 병은 암보다 치매라고 한다. 치매, 또는 인지증(認知症)이라고 불리는 이 병은 뇌세포가 죽거나 활동이 둔화하여 발생한다.

**값 12,800원  신국판변형(153*210)  120쪽**
**ISBN978-89-90116-84-0 2018/11 발행**

---

## 치매 걸린 뇌도 좋아지는 **두뇌 체조 드릴**drill

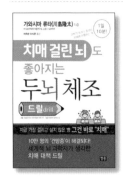

**가와시마 류타 / 이주관 오시연**

너무 어려운 문제에도 활발하게 반응하지 않는다. 단순한 숫자나 기호를 이용하여 적당히 어려운 계산과 암기 문제를 최대한 빨리 푸는 것이 뇌를 가장 활성화한다. 나이를 먹는다는 것은 '나'라는 역사를 쌓아가는 행위이며 본래 인간으로서의 발달과 성장을 촉진하는 것이다.

**값 12,800원  신국판변형(153*210)  128쪽**
**ISBN978-89-90116-97-0 2019/10 발행**

## 침구진수鍼灸眞髓

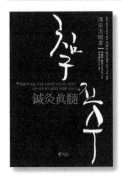

### 시로타 분시 / 이주관

이 책은 선생이 환자 혹은 제자들과 나눈 대화와 그들에게 한 설명까지 모두 실어 침구치료술은 물론 말 한 마디 한 마디에 담겨 있는 사와다 침구법의 치병원리까지 상세히 알 수 있다. 마치 사와다 선생 곁에서 그 침구치료법을 직접 보고 듣는 듯한 생생한 느낌을 받을 수 있을 것이다.

값 23,000원  크라운판(170*240)  240쪽
ISBN978-89-6502-151-3  2012/9 발행

---

## 무릎 통증은 뜸을 뜨면 사라진다!

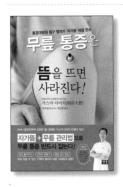

### 가스야 다이치 / 이주관 이진원

뜸을 뜨면 그 열기가 아픈 무릎을 따뜻하게 하고, 점점 통증을 가라앉게 해 준다. 무릎 주변의 혈자리에 뜸을 뜬 사람들은 대부분 이와 비슷한 느낌을 털어놓는다. 밤에 뜸을 뜨면 잠들 때까지 온기가 지속되어 숙면할 수 있을 뿐 아니라, 다음날 아침에도 몸이 가볍게 느껴진다.

값 13,300원  신국변형판(153*210)  128쪽
ISBN978-89-90116-04-8  2020/4 발행

---

## 뜸의 권유 :1회의 뜸으로 몸이 좋아진다

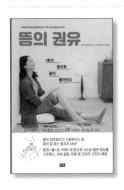

### 뜸을 보급하는 모임 / 이주관(한의사) 오승민

자연환경과 체질에 안성맞춤인 것이 바로 작은 자극으로도 몸을 은근하게 데우는 뜸이다. 한군데에 열기를 가하여 효율적으로 온몸에 열을 순환시켜 몸안에서부터 증상을 개선한다. 뜸이 오래도록 사랑을 받아온 이유는 그만큼 효과가 확실하기 때문이다.

값 14,900원  신국판(153*225)  134쪽
ISBN979-11-91136-04-3  2021/5 발행

## 경락경혈 103, 치료혈을 말하다

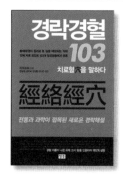

**리즈 / 권승원 김지혜 정재영 한가진**

경혈을 제대로 컨트롤하면 일반인들의 건강한 생활을 도모할 수 있음을 정리하였다. 이 책은 2010년에 중국에서 베스트셀러 1위에 올랐을 정도로 호평을 받았다. 저자는 반드시 의사의 힘을 빌릴 것이 아니라 본인 스스로 매일 일상생활에서 응용하여 건강하게 살 수 있다.

값 27,000원  신국판(153*225)  400쪽
ISBN978-89-90116-79-6  2018/1 발행

## 상한금궤 약물사전

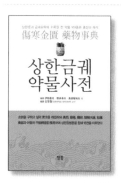

**伊田喜光 根本幸夫 鳥居塚和生 외 / 김영철**

한의학의 주요 원전인 《상한론》과 《금궤요략》의 처방에 사용된 약물 하나하나의 기원, 성분, 별칭, 성질 등을 광범위하게 조사 연구하고, 쓰임새에 따라 정리한 해설서다. 단순한 약물해설서가 아니라 상한금궤 두 고전에 초점을 맞추어 조사한 서적이다.

값 45,000원  사륙배판(188*254)  384쪽
ISBN978-89-90116-39-0  2011/3 발행

## 상한傷寒, 갈등과 해소의 이론

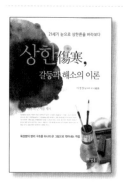

**이정찬**

현대적 시각에 맞게 실용적인 새로운 개념을 정립하는 것을 목표로 했으며, 따라서 상한론에 관한 제가설을 떠나서 독자적인 해석을 통해 전체 흐름을 정리하고자 했다. 또한 음양오행이나 영위기혈, 오운육기 등은 비록 황제내경으로부터 출발한 한의학 개념들이지만…

값 55,000원  국전대판(170*240)  752쪽
ISBN978-89-90116-62-8  2014/11 발행

# 오운육기의학보감五運六氣醫學寶鑑

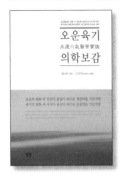

### 김장생(한의학박사)

우리나라의 운기의학은 조선시대 영조 때 윤동리의 『초창결草窓訣』
을 시원으로 전승되어 오다가, 조원희의 『오운육기의학보감』에 이르
러 육십갑자에 따른 운기방약편으로 실용화되었다. 『오운육기의학보
감』은 우리나라 최초의 실용 운기서적이면서, 운기방약의 활용법이
기술되어 있다.

값 60,000원  사륙배판(188*257)  608쪽
ISBN978-89-90116-59-8  2014/6 발행

# 황제내경黃帝內經 소문편素問篇

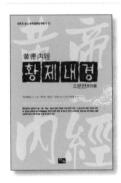

### 주춘차이 / 정창현 백유상 김경아

황제내경은 동양의학의 이론서 중 가장 오래된 책이며, 가히 동양의
학의 원류라고 불러도 부족함이 없는 고전이다. 〈소문〉은 천인합일
설, 음양오행설을 바탕으로 하여 오장육부와 경락을 통한 기혈의 순
행으로 생명 활동을 유지해 나간다. 《내경》이라고도 하며, 의학오경
의 하나이다.

값 22,000원  사륙배판변형(240*170)  312쪽
ISBN978-89-90116-18-5  2004/1 발행

# 황제내경黃帝內經 영추편靈樞篇

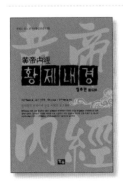

### 주춘차이 / 정창현 백유상

황제내경은 중국의 전설상의 제왕인 황제와 황제의 신하였던 기백,
뇌공 등 6명의 명의와 대화를 빌어 인간의 생명과 건강의 비밀을 논
하고 있다. 〈영추〉는 81편으로 구성되어 있으며, 자법(刺法: 침놓는
법) 및 기(氣), 혈(血), 영(榮), 위(衛) 등을 계통적으로 자세히 설명하
고 있다.

값 22,000원  사륙배판변형(240*170)  320쪽
ISBN978-89-90116-19-8  2004/11 발행

## 세상에서 가장 쉬운 **통계학 입문**

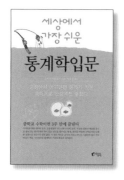

**고지마 히로유키 / 박주영**

이 책은 복잡한 공식과 기호는 하나도 사용하지 않고 사칙연산과 제곱, 루트 등 중학교 기초수학만으로 통계학의 기초를 확실히 잡아준다. 마케팅을 위한 데이터 분석, 금융상품의 리스크와 수익률 분석, 주식과 환율의 변동률 분석 등 쏟아지는 데이터…

값 12,800원  신국판(153*224) 240쪽
ISBN978-89-90994-00-4  2009/12 발행

## 세상에서 가장 쉬운 **베이즈통계학 입문**

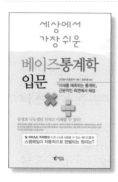

**고지마 히로유키 / 장은정**

베이즈통계는 인터넷의 보급과 맞물려 비즈니스에 활용되고 있다. 인터넷에서는 고객의 구매 행동이나 검색 행동 이력이 자동으로 수집되는데, 그로부터 고객의 '타입'을 추정하려면 전통적인 통계학보다 베이즈통계를 활용하는 편이 압도적으로 뛰어나기 때문이다.

값 15,500원  신국판(153*224) 300쪽
ISBN978-89-6502-271-8  2017/4 발행

## 만화로 아주 쉽게 배우는 **통계학**

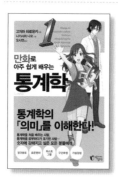

**고지마 히로유키 / 오시연**

비즈니스에서 통계학은 필수 항목으로 자리 잡았다. 그 배경에는 시장 동향을 과학적으로 판단하기 위해 비즈니스에 마케팅 기법을 도입한 미국 기업들이 많다. 마케팅은 소비자의 선호를 파악하는 것이 가장 중요하다. 마케터는 통계학을 이용하여 시장조사 한다.

값 15,000원  국판(148*210) 256쪽
ISBN978-89-6502-281-7  2018/2 발행

## 경매 교과서

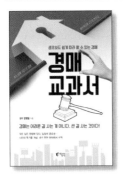

### 설마 안정일

저자가 기초반 강의할 때 사용하는 피피티 자료랑 제본해서 나눠준 교재를 정리해서 정식 책으로 출간하게 됐다. A4 용지에 제본해서 나눠준 교재를 정식 책으로 출간해 보니 감회가 새롭다. 지난 16년간 경매를 하면서 또는 교육을 하면서 여러분에게 꼭 하고 싶었던…

값 17,000원  사륙배판(188*257)  203쪽
ISBN978-89-6502-300-5  2021/3 발행

## 부동산 투자術술

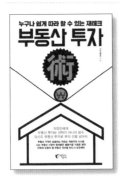

### 진우

자본주의 시스템이 의해 자산과 물가는 계속 오르고 있지만 상대적으로 소득은 매년 줄어들어 부익부 빈익빈 상태가 전 세계적으로 더욱 심화되고 있기 때문이다. 물론 돈과 물질적 풍요가 우리 삶의 전부가 아니며, 그것만으로 인간의 진정한 행복과 만족감…

값 16,500원  신국판(153*225)  273쪽
ISBN978-89-6502-298-5  2021/2 발행

## 월급쟁이 초보 주식투자 1일 3분

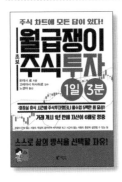

### 하야시 료 / 고바야시 마사히로 / 노경아

무엇이든 시작하지 않으면 현실을 바꿀 수 없다는 것을 깨닫고 회사 업무를 충실히 수행하면서 주식을 공부해야겠다고 결심했다. 물론 주식에 대한 지식도 경험도 전혀 없어 밑바닥에서부터 시작해야 했지만, 주식 강의를 듣고 성과를 내는 학생들도 많았으므로 좋은 자극을 받았다.

값 12,700원  사륙판(128*188)  176쪽
ISBN978-89-6502-302-9  2021/4 발행

## 주식투자 1년차 교과서

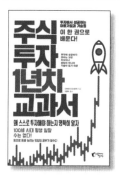

**다카하시 요시유키 / 이정미**

오랫동안 투자를 해온 사람 중에는 지식이 풍부한 사람들이 있다. 그러나 아쉽게도 지식이 풍부한 것과 투자에 성공하는 것은 서로 다른 이야기다. 투자에서는 '잘 안다'와 '잘 한다' 사이에 높은 벽이 있다. 이 책에서는 '잘할' 수 있도록, 풍부한 사례를 소개하는 등 노력하고 있다.

값 15,800원 국판(148*210) 224쪽
ISBN978-89-6502-303-6 2021/5 발행

## 주식의 神신 100법칙

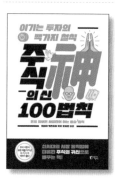

**이시이 카츠토시 / 오시연**

당신은 주식 투자를 해서 좋은 성과가 나고 있는가? 서점에 가보면 '주식 투자로 1억을 벌었느니 2억을 벌었느니' 하는 책이 넘쳐나는데, 실상은 어떨까? 실력보다는 운이 좋아서 성공했으리라고 생각되는 책도 꽤 많다. 골프 경기에서 홀인원을 하고 주식 투자로 대박을 낸다.

값 15,500원 국판(148*210) 232쪽
ISBN978-89-6502-293-0 2020/9 발행

## 주식의 차트 神신 100법칙

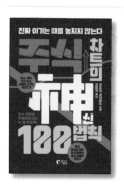

**이시이 카츠토시 / 이정은**

저자는 말한다. 이 책은 여러 책에 숟가락이나 얻으려고 쓴 책이 아니다. 사케다 신고가를 기본으로 실제 눈앞에 보이는 각 종목의 움직임과 조합을 바탕으로 언제 매매하여 이익을 얻을 것인지를 실시간 동향을 설명하며 매매전법을 통해 생각해 보고자 한다.

값 16,000원 국판(148*210) 236쪽
ISBN978-89-6502-299-2 2021/2 발행